看護師の判断が患者を救う!!

急性症状・外傷の
初期対応

編集／増山純二

Initial response to
Emergency nursing for
Acute symptoms and
Trauma

メヂカルフレンド社

編集にあたって

　救急看護の知識・技術は，看護基礎教育でのボトムアップも難しく，臨床現場で培うことしかできない．しかし，臨床現場でのOJTは難しい環境である．それは，患者の生命が優先され，教育は二の次という現実があるためである．その結果，看護というより，業務優先の医療の現場になっていることは否めない．

　そこで本書では，「救急看護ができる」ということを具現化し，OJTができない環境，迅速性が求められる環境を考慮して，事例を用いて看護過程を展開していく．患者の情報の分析，患者の事象をとらえること，つまり，異常値を示している原因は何か，その結果どのような病態が予測できるのか，そして，看護問題を統合し，どのような介入が必要なのか，看護過程について，事例をとおして皆さんと一緒に考えていきたい．

　編集にあたり，「急性症状・外傷の初期対応の学習目的」を，「防ぎえた死を予防するために，救急初療の看護，急変対応の看護の強化を図る」こととした．また，救急初療の看護過程展開として，ICM（教授カリキュラムマップ）を作成し（**図**），そのうえで，総論から4章までの学習目標（**表**）を明確にし，編集を行った．救急看護のポイントとして，アセスメントを中心に，患者情報の分析や緊急度判断の根拠，看護問題抽出，看護介入の根拠について述べている．そのため，学習のレディネスは少し高めとし，救急病態やフィジカルアセスメントの基本は習得している看護師を対象に設定した．読み方としては，まず総論を読んでいただき，今回の編集や救急看護のコンセプトを理解したうえで，第1章，第2章，第3章，第4章と進んでいただきたい．なお，救急看護を熟知している看護師であれば，総論を読んでいただいた後は，どの章から着手されても，十分理解できるものである．また，知識を活用させる勉強の方法として，各事例の解説を読む前に，各事例の症例紹介から，まずは，ご自身で「緊急度の判断」「看護過程展開」を行い，それから解説を読んでいただきたい．そうすることで，自身の課題を明確にすることができ，かつ，問題解決能力の向上を図ることができる．

長崎みなとメディカルセンター　増山純二

表　本書の学習目標

総論		救急初療，患者急変時の看護の概念とその役割について説明できる
1章	Part 1	救急初療における看護過程の概念について説明できる
	Part 2	各症候の看護過程展開ができる
2章	Part 1	外傷初期診療における看護過程の概念について説明できる
	Part 2	外傷初期診療における看護過程展開ができる
3章	Part 1	多様な特徴のある患者のアセスメントのポイントについて説明できる
	Part 2	多様な特徴のある患者の看護過程展開ができる
4章		救急場面における家族への対応のアセスメントのポイントについて述べることができる

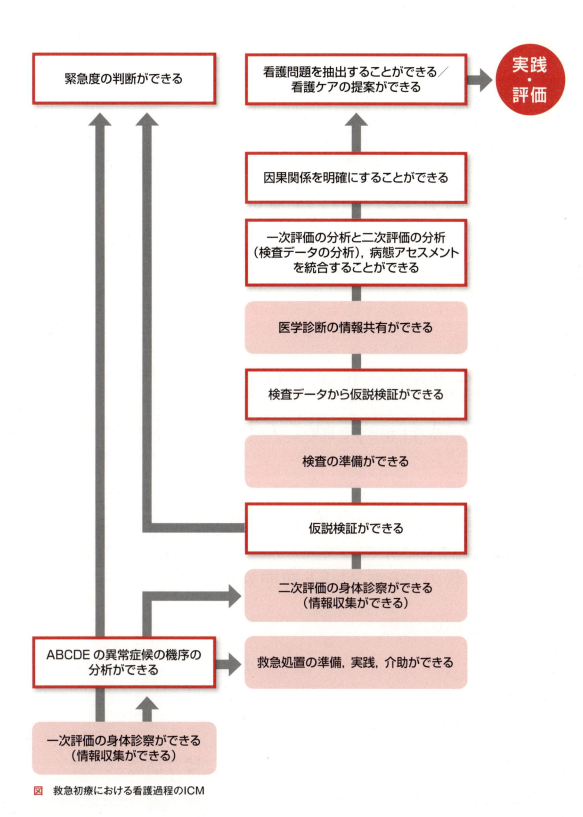

図　救急初療における看護過程のICM

目次

看護師の判断が患者を救う!!

急性症状・外傷の初期対応 編集／増山純二

編集にあたって 2

| 総論 | 看護師に求められる
救急看護実践とアセスメント／増山純二 .... 8 |

第1章 急性症状の初期対応

1. 急性症状のアセスメントと初期対応／小池伸享 14

2. 初期対応の実際

① 頭痛／末永一祝 23

② 胸痛／中尾和恵 33

③ 腹痛／本田弘志 42

④ 呼吸困難／笠井有希 51

⑤ 意識障害／斉藤大介 61

⑥ 失神／宮脇奈央 71

⑦ めまい／日高志州 79

⑧ 吐血／松尾照美 86

⑨ 発熱・腰背部痛／田尻雄三 94

第2章 外傷の初期対応

1. 外傷のアセスメントと初期対応／伊藤敬介 ……… 104

2. 初期対応の実際

① 頭部外傷／大村正行 ……… 113
② 顔面・頸部外傷／坂田司 ……… 122
③ 胸部外傷／伊藤恵美子 ……… 129
④ 腹部外傷／大瀧友紀 ……… 136
⑤ 骨盤骨折／宮田佳之 ……… 143
⑥ 脊椎・脊髄外傷／合原則隆 ……… 152
⑦ 四肢外傷／辻俊行 ……… 159

第3章 多様な特徴のある患者への初期対応

1. 多様な特徴のある患者のアセスメントと初期対応／清末定美 ……… 168

2. 初期対応の実際

① 高齢患者／中里さかえ ……… 177
② 妊娠中の患者／下野怜美 ……… 184
③ 小児患者／橋本真美 ……… 191
④ 精神疾患をもつ患者／薬物中毒の患者/自殺企図者／作永江里 ……… 198
⑤ 虐待を疑う患者／吉川英里 ……… 204
⑥ 飲酒患者／深梅圭二 ……… 212

第4章 救急場面における家族への対応

救急場面における家族への対応／山本小奈実 ……… 220
索引 ……… 225

表紙デザイン／スタジオダンク
本文デザイン／スタジオダンク, コンデックス
本文イラスト／イオジン

執筆者一覧

編集
増山純二 —— 長崎みなとメディカルセンター　救急看護認定看護師

執筆者一覧（掲載順）

増山純二

小池伸享 —— 前橋赤十字病院高度救命救急センター　救急看護認定看護師

末永一祝 —— メディケア訪問看護リハビリステーション　救急看護認定看護師

中尾和恵 —— 大分市医師会立アルメイダ病院　救急看護認定看護師

本田弘志 —— 霧島市立医師会医療センター　救急看護認定看護師

笠井有希 —— 地方独立行政法人広島市立病院機構 広島市立広島市民病院　救急看護認定看護師

斉藤大介 —— 独立行政法人国立病院機構 北海道医療センター 救命救急センター　救急看護認定看護師

宮脇奈央 —— 国家公務員共済組合連合会 新別府病院　救急看護認定看護師

日高志州 —— 医療法人真成会 ゆずりは訪問看護ステーション　管理者，救急看護認定看護師

松尾照美 —— 佐賀大学医学部附属病院　救急看護認定看護師

田尻雄三 —— 国家公務員共済組合連合会 浜の町病院　救急看護認定看護師

伊藤敬介 —— 高知県・高知市病院企業団立 高知医療センター 救命救急センター　看護科長，救急看護認定看護師

大村正行 —— 岡山赤十字病院　救急看護認定看護師

坂田司 —— 徳島赤十字病院　救急看護認定看護師

伊藤恵美子 — 前橋赤十字病院　救急看護認定看護師

大瀧友紀 —— 聖隷三方原病院　救急看護認定看護師

宮田佳之 —— 長崎大学病院　救急看護認定看護師

合原則隆 —— 久留米大学病院 高度救命救急センター　主任看護師　救急看護認定看護師

辻俊行 —— 岐阜大学医学部附属病院 高度救命救急センター　副看護師長，救急看護認定看護師

清末定美 —— 社会保険 大牟田天領病院 看護部　救急看護認定看護師

中里さかえ — 福岡赤十字病院　救急看護認定看護師

下野怜美 —— 熊本赤十字病院　救急看護認定看護師

橋本真美 —— 地方独立行政法人北九州市立病院機構 北九州市立八幡病院 救命救急センター 小児救急・小児総合医療センター　救急看護認定看護師

作永江里 —— 独立行政法人国立病院機構 熊本医療センター 救命救急センター　副看護師長，救急看護認定看護師

吉川英里 —— 飯塚病院　救急看護認定看護師

深梅圭二 —— 福岡徳洲会病院　ER 師長，救急看護認定看護師

山本小奈実 — 山口大学大学院医学系研究科 保健学領域臨床看護分野　助教，急性・重症患者看護専門看護師

総論

看護師に求められる救急看護実践とアセスメント

総論

看護師に求められる救急看護実践とアセスメント

　救急初療や患者急変時の対応において，患者を迅速かつ的確に評価し，適切な初期対応を行うことは重要であり，その対応を一つでも間違えると患者の生命が脅かされる．しかし，看護学において，その初期対応のために必要な知識を得ることは，医学における蘇生学や症候学，診断学などのように学問として成り立っていないため，臨床現場でしか学べない看護の一つでもある．症状を訴えている患者の緊急度を判断することは救急看護に特有な看護であり，見逃してはいけない病態をアセスメントし対応することは，「防ぎえた死」をなくす看護につながる．

　救急看護における看護師の役割特性として，「迅速性」「綿密な観察力」「少ない情報からのアセスメント能力」「予測性」「問題解決能力」などがあげられる．これらは，患者の救命のために必要とされる能力である．救急初療において看護師が実施する看護行為は，酸素投与や点滴確保，気管挿管の準備や介助，採血，12誘導心電図，バイタルサイン測定とモニタリングなど，診療の補助といわれる行為が多くを占める．これらは医師の指示のもとで行われる行為であるが，これらの実践は本当に看護といえるのだろうか．何を根拠に検査，処置を行っているのだろうか．患者の情報をアセスメントして問題点を明確にし，そのうえで看護実践を行ってこそ看護として認められる．ルーティンや経験で行うことは看護ではなく，業務にすぎないのである．本書では，救急初療や急変対応時の看護実践における救急看護師の役割を明らかにするとともに，症状の特性を踏まえた観察と判断，そして，実践の解説だけではなく，救急看護の枠組みのなかで看護過程を展開するためのアセスメントのポイントについて述べていく．

救急場面における看護師の役割

　『保健師助産師看護師法』の第五条には，「厚生労働大臣の免許を受けて，傷病者若しくはじよく婦に対する療養上の世話又は診療の補助を行うことを業とする」と記されている．救急看護師の役割には，救急処置の実施，医療行為の介助，トリアージ，救急医療物品の整備と準備などの診療の補助があり，加えて，生活行動援助，患者・家族への精神的ケア，倫理的配慮などの療養上の世話がある．そのほかに，医療チームの調整，環境調整などの役割を担う（**図1**）．**表1**は救急初療での心筋梗塞患者の看護記録である．救急初療では経

看護師に求められる救急看護実践とアセスメント

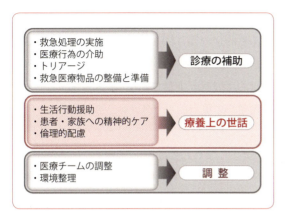

図1 救急看護師の役割

表1　看護記録の一例

70歳，男性．救急外来で「急性心筋梗塞」と診断され，心臓カテーテル検査となる．そのときの救急初療での看護記録を以下に示す

本日17時頃，突然胸痛が出現して救急車搬送となる．病院到着時 8/10 程度の痛み
バイタルサイン
右 BP 128/62mmHg，　左 BP 126/58mmHg，HR 112回/分（整），RR 22回/分，SpO₂ 96%（RA），BT 36.7℃，JCS I-1
トリアージ判定：緊急
17：35　心電図実施・心エコー実施
17：43　左前腕へルート 20G 確保，ソルデム®3A 開始
18：03　バイアスピリン®2T，エフィエント®4T 内服
18：10　胸部 X 線（ポータブル）実施
18：13　生食 500mL ＋ヘパリン1万単位側管より開始
18：20　Ⅱ，Ⅲa，aVF，ST 上昇認め，ニトロール®2.5mg 静注
18：27　心臓カテーテル室へ移動

時的に記録している．この記録からも，「救急処置の実施」「医療行為の介助」「トリアージ」を行っていることが明確であるが，これは看護師が書いた医療の記録であり，看護記録としては成り立たない．

アメリカ看護師協会（american nurses association；ANA）は「看護とは実在または潜在する健康問題に対する人間の反応を診断し治療することである」と述べており，アメリカ救急看護師協会（emergency nurses association；ENA）は「救急看護実践とは，様々な状況で発生する実在的／潜在的，かつ，突発的／緊急に発生する，主として一次的で急激な身体的，心理・社会的問題に対する人間の反応について，アセスメント，分析，看護診断，目標設定，計画，介入実践，評価をすることである」と述べている[1,2]．図2に示すように，看護は**アセスメント**，**看護診断**，**計画**，**実践**，**評価**の看護過程を展開することで成り立つ．表1の記録においては，看護師の役割は実践のみを取り上げて記録されている．これは，図2の--▶が示しているような思考過程となっており，情報から実践に移行している．この思考過程はルーティンワークもしくは経験知での実践としてとらえることができる．われわれに求められている救急看護実

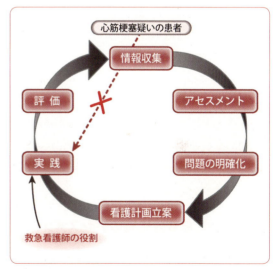

図2 看護の問題解決プロセス

践においては，少ない情報から迅速に患者の病態を予測し，緊急度を判断し，患者の問題点を明確にして実践に移ることが重要とされる．

総論

救急看護における
アセスメント

看護師が行うアセスメント

　アセスメントとは看護特有のものではなく、ごく一般的に行われている。情報を収集・分析して原因となる問題を統合し、問題を明確にしていくことを指す。医療者によるアセスメントにはヘルスアセスメントがある。ヘルスアセスメントとは、看護師のほかに、医師、理学療法士、作業療法士、管理栄養士などが、健康状態を評価するものである。

　看護師のヘルスアセスメントは、対象者の健康に関する看護の情報を系統的に収集し、分析（解釈）、統合に基づいて看護問題を抽出することである。看護情報を系統的に収集するツールとして、「V. ヘンダーソン（Virginia Henderson）の基本的看護の構成要素14項目」「M.ゴードン（Marjory Gordon）の機能的健康パターン」「NANDA（north american nursing diagnosis association）インターナショナルによって開発された分類13領域」などがある。これらのツールには基本的に、健康歴、フィジカルアセスメント、メンタルヘルスアセスメントの3つの情報収集方法が含まれている。

救急初療, 急変対応時のアセスメント

　救急初療で行われるアセスメントは、系統的に情報収集を行っているあいだに、患者の状態が悪化する危険性があるため、迅速な対応が求められる。その方法として、重点的アセスメント（フォーカスアセスメント）がある。それは、特定の問題に焦点を当てて情報収集し、問題の原因・関連因子・対処方法についてアセスメントする方法である。

　アセスメントツールは、その領域での看護問題が必然的に分類されるため、アセスメントする方向性が明確になっている。しかし、救急初療では、系統的に情報収集ができるアセスメントツールを使用せずに重点的アセスメントを行うため、焦点を当てるべき特定の問題がはっきりしていないことがある。そのため、救急初療での看護の目的を明確にしたうえで看護問題を決定し、情報収集を行っていく必要がある。救急初療でのアセスメントの方向性は、呼吸不全、循環不全、脳神経障害に関連した看護問題が顕在的であるか、あるいは潜在的であるかをアセスメントし、看護問題を判断することである。つまり、身体的ニーズ充足を優先し、救命するための看護問題を解決していくことを目的としている。

臨床推論

　看護問題を抽出するにあたって、医学診断は重要な情報である。救急初療や患者急変対応時には、その医学診断が決定されないなかで看護を提供しなければならない。そのため看護師であっても、医学診断を予測しながら患者の情報を分析し、予測的にアセスメントをする必要がある。救急初療での臨床推論では、仮説演繹法を用いて医学診断が決定される。仮説演繹法とは、❶主訴を中心とした手掛かりとなる情報の収集、❷仮説となる疾患の想起、❸想起した疾患に関連した情報の収集と解釈、❹仮説の検証、を行う。図3を例にとると、次のように推論できる。

❶胸痛を訴える78歳男性、既往歴に高血圧がある
❷胸痛の見逃してはいけない疾患として、「急

看護師に求められる救急看護実践とアセスメント

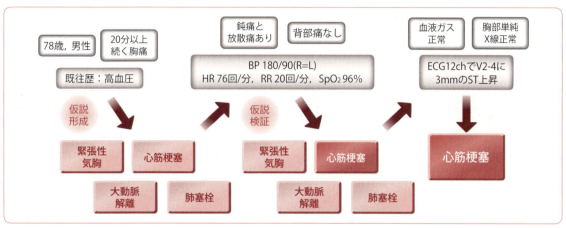

図3　仮説演繹法

性心筋梗塞」「急性大動脈解離」「急性肺塞栓」「緊張性気胸」を想起する
❸ 背部痛はなく，鈍痛と放散痛あり，血圧に左右差がなく，検査結果として，血液ガス，胸部X線正常，ECG12chでV2-4に3mmのST上昇がみられる
❹「急性心筋梗塞」の診断となる

このように，仮説演繹法を取り入れながら，看護問題を明確にしていかなければならない．

緊急度の判断

緊急度の判断は，救急初療や急変対応時における看護師の重要な役割である．また，アセスメントとして，情報を収集し看護問題を抽出するためのアセスメントだけではなく，緊急度の判断を行うためのアセスメントをすることは，救急初療特有のアセスメントである．そのためには，患者の情報の解釈（分析）が重要となる．
表2に症例を2つ示している．この2つの症例を比較すると，心拍数，SpO₂，呼吸数は同じ値で

表2　症例

A 症 例	B 症 例
☑患者：70歳，男性	☑患者：70歳，男性
☑主訴：呼吸困難・発熱	☑主訴：呼吸困難・吐血
☑バイタルサイン：	☑バイタルサイン：
BP 110/70mmHg	BP 110/70mmHg
HR 115 回/分	HR 115 回/分
SpO₂ 94%（RA）	SpO₂ 94%（RA）
RR 28 回/分	RR 28 回/分
BT 39.5℃	BT 36.5℃

あり，正常値から逸脱している．この情報を解釈するとはどういうことなのか．これらの原因を考えた場合，Aは発熱によるもの，Bは出血によるものである．このように原因を考えてみると，明らかにBの緊急度の高さを示唆していることがわかる．
このような単純なものばかりではないが，情報を分析するという基本的なアセスメントは，緊急度の判断を行ううえで重要なアセスメントである．

救急初療における看護過程

看護過程とは，図2に示したように，情報収集

総論

とアセスメント，看護診断，計画，実践，評価のサイクルである．救急初療で看護過程を展開することは時間的に難しいため，違和感を覚える概念かもしれない．しかし，救急看護実践の定義として前述しているように，救急看護実践は看護過程なしには成り立たないのである．

医学診断は，救急初療での診察と検査を経て医学診断が明確となり，入院後に治療が開始される．救急看護も同様に，救急初療での看護を展開し，その結果，看護問題が明確になる．そして，その看護問題に対する看護がICUや病棟で提供される．このプロセスが救急初療における看護過程の展開である．救急初療における看護過程とは，表3に示すように，情報を分析し疾患（病態）を予測するなかで緊急度の判断を行い，看護問題を抽出し，看護実践の根拠を示していくものである．

医学診断が決定されるまでに，診察，検査を行う．そのあいだ，バイタルサインを測定し，気道，呼吸，循環，脳神経の安定化を図るための評価を行い，必要時には気管挿管の準備，酸素投与，点滴ルートの確保を行う．これは看護問題を明確にするための看護実践であり，一つの情報としてとらえることができる．また，急性心筋梗塞と診断されることは，看護としてのゴール（結果＝看護問題）ではなく，看護情報（看護問題の要因）の一つである．急性期において，看護問題が顕在化しているものか，潜在化しているものか，という視点でアセスメントすることは重要であり，特に救急初療では，顕在化した問題は悪化させない，潜在化した問題は顕在化させない介入が必要とされる．

救急看護実践や救急看護師の役割は，その背景に隠れたアセスメントがあるからこそ成り立つもの

表3　救急初療における看護過程

- 看護問題に関連した,陽性・陰性所見の情報収集ができる
- 生理学的情報がもつ意味の解釈（分析）ができる
- 仮説演繹法を使って,仮説疾患を列挙できる
- 仮説の検証ができ,疾患の予測ができる
- 緊急度の判断ができる
- 医学診断のもと,検査データと病態アセスメントができる
- 生理学的徴候のアセスメントと病態アセスメントを統合し,因果関係を明確にできる
- 看護問題の抽出ができる
- 根拠に基づいたケアの提案ができる
- ケアの実施と実施後の評価ができる

である．救急初療では，そのプロセスが早い時間経過のなかでアセスメントを行いながら，看護過程を展開しなければならない．

救急初療の看護記録に看護実践として看護過程を反映させることは困難であり，臨床の現場で明確にできない現状がある．本書では救急初療で行うアセスメントに着目し，内因性の疾患，外傷，そして多様な特徴のある患者を対象に，実際の症例を用いて，臨床推論のポイント，緊急度の判断，看護実践の根拠，救急初療の経過のまとめとして看護問題（看護診断，共同問題）を抽出し，その根拠について解説する．

引用文献
1) The Emergency Nurses Association(ENA): Emergency nurses association scope of emergency nursing practice.
 https://www.nysena.org/library/documents/scopePracticeNursing.pdf
 （accessed 2019-5-1）
2) 山勢博彰：救急看護学〈系統看護学講座 別巻〉．第5版，医学書院，2013．p.4．

第1章

急性症状の初期対応

1. 急性症状のアセスメントと初期対応 ………………… 14

2. 初期対応の実際

① 頭痛 ……………………………………………… 23

② 胸痛 ……………………………………………… 33

③ 腹痛 ……………………………………………… 42

④ 呼吸困難 ………………………………………… 51

⑤ 意識障害 ………………………………………… 61

⑥ 失神 ……………………………………………… 71

⑦ めまい …………………………………………… 79

⑧ 吐血 ……………………………………………… 86

⑨ 発熱・腰背部痛 ………………………………… 94

第1章 急性症状の初期対応

1. 急性症状のアセスメントと初期対応

臨床推論

　臨床推論とは，医師が「診断」や「治療」を行う際の思考過程である．医師に普遍的に求められる最も重要な能力であり，診断の過程でどのような論理展開がなされているかという思考プロセスである．臨床推論の能力は，診断に至るプロセス（clinical reasoning）であるといえる．臨床推論には，パターン認識，診断基準／アルゴリズム，仮説演繹法，徹底的検討法の4つのパターンがある．それぞれのパターンにはメリットとデメリットがあり，時間軸，症例，知識・技術によって使い分けることでプロセスが異なる．

　臨床推論は，①診断仮説が生まれる，②診断仮説を繰り返し見直す，③検査を行う（確率論的アプローチ），④因果推論を使う，⑤診断を検証する，という5つの過程に沿って行われる（図1）．この各過程について解説していく．

①診断仮説が生まれる

　「診断仮説が生まれる」には，脳内にある経験的な情報から想起しやすい事柄や事項を優先し，評

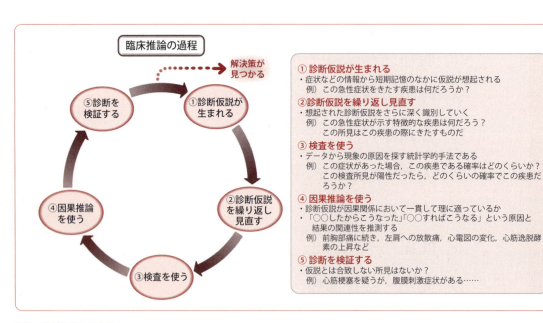

図1　臨床推論の過程

価しやすい意思決定プロセスをたどるヒューリスティックな方法と，疾患の有病率などの確率データを基に診断を想起する方法がある．これらの方法からいくつかのコンテクストができる．コンテクストが定まることで，その先のプロセス（追加の問診，検査）を引き出すことができる．コンテクストとは，疾患群，症候群，問題空間などフレームワークといえる．

②診断仮説を繰り返し見直す

「診断仮説を繰り返し見直す」とは，①で想起された診断仮説をさらに深く識別していくことである．コンテクストの特徴として，人は脳内に蓄積された知識にアクセスし，何が"らしく"て，何が"らしく"ないかをある程度絞り込んでから識別していく．また，脳内に蓄積された知識は，ルールとスクリプトとして考えることができる．

ルールとは，"呼吸困難ならば左心不全を考える"という"if 〜，then……"のようなパターン認識ともいえる．これは，あらかじめもっている知識が十分な場合，直感的に診断へ至ることができる．

スクリプトとは，経験したことの詳細な叙述であり，過去の似たような事例と比較することが含まれる．仮説診断の見直しの過程で，疾患が成り立つコンテクスト，臨床像，機能不全の説明，疾患のもたらしうる結果を比較し，このスクリプトでよいのか確認する．これは，典型的な例の場合もあれば特別な例の場合もある．エキスパートは疾患や症候群の特徴をより多く知っており，多様性もあり，体験がある．しかし，自分のなかにあるスクリプトがうまく合致しないときに，コンテクストや病態生理学を用いる．これは，人間が長期記憶を取り出すのに時間がかかることを意味する．

③検査を使う（確率論的アプローチ）

「検査を使う（確率論的アプローチ）」とは，ベイズの理論を用い，データから現象の原因を探す統計学的手法である．具体的には，症状・検査の尤度（ある症状やデータの"もっともらしさ"）を事前分布や事後分布，事前Odds，事後Odds，感度，特異度，尤度比などの確率から求めることである．具体的な解釈は他稿に譲る．

④因果推論を使う

「因果推論を使う」とは，診断仮説が因果関係において一貫して理に適っているか，患者の所見が疑われる疾患における既知の病態生理学的な所見と合致しているか，ということである．所見やイベントが予測を超えていた場合は，新たな情報収集や解釈を要するコンテクストを生み出す．

⑤診断を検証する

「診断を検証する」とは，節約の原理として，すべての所見を説明する最もシンプルな説明か否か，反証として，仮説とは合致しない所見はないか否か，検証を行うことである．

これらのプロセスをたどり，医師は医学診断を行い，疾患に対して治療を行う．看護師はこの医学診断を重要な一つの情報として患者の情報を分析し，仮説演繹法を取り入れながら看護問題を明確にしていく必要がある．

第1章 急性症状の初期対応

緊急度の判断

　緊急度の判断は，総論で述べられているように，救急外来や急変対応時における看護師の重要な役割である．緊急度とは，重症度を時間的に規定した概念であり，重症度を分類していくなかで重みづけされるものである．原則として，生理学的評価による異常が最も緊急度が高く，次に解剖学的評価による異常，その他症状などによる異常の順になる．急性症状の初期対応時における緊急度判断は，患者の生理学的評価，非生理学的評価を行い，緊急度をアセスメントすることが求められる．

　救急外来で行われる緊急度判定と，急変対応時に行われる緊急度判断に大きな差異はなく，患者と接した数秒間にsickかnot sickかを判断し，初期対応を行う（図2）．次に，応援が必要なのか，自分が対応するだけでよいのかを判断し，sickと判断した症状はどんな原因なのか重点的にアセスメントを進める初期対応へステップアップする．

緊急度判断の方法

　具体的な方法として，発見者は，患者に接した最初の数秒で患者の全体的な状態を視覚・聴覚・触覚・臭覚を使って評価する．これを第一印象という．評価の結果，「意識がない」「呼吸がない」「循環がない」場合には早急に院内の救急システムを発動する．また，生理学的な異常として「意識レベルの低下がある」「呼吸に異常がある」「ショック症状がある」場合でも応援を要請する必要がある．さらに，患者の訴え・表現も重要となる．患者のどんな言葉が緊急度を告げているか，「今まで経験したことのない頭痛」「胸が痛い」「呼吸がし

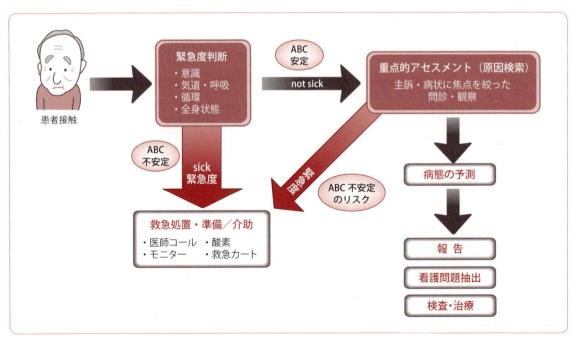

図2　急性症状のアセスメントフローチャート

にくい」「息ができない」「背中が痛い」「手足が急に動かなくなった」などのキーワードの裏に隠れている疾患などを察知する能力が求められる.

第一印象・一次評価

全体の印象をまず把握する. 意識状態, 呼吸状態, 循環状態に大きな異常があった場合には, その後の対応を考えたときに一人では対応困難なため, 応援（ほかの看護師や医師など）を呼ぶ必要がある（第一印象をみる）.

一次評価は視診・聴診・触診でみる. A (airway；気道), B (breathing；呼吸), C (circulation；循環), D (disability；神経学的障害), E (exposure；体温) の生理学的特徴に大きな異常がないかどうかを迅速に調べる.

■ A（airway；気道）

気道の開通状況を評価する. 会話ができていれば気道は開通しているとおおまかに判断することができる. しかし, 急速に声が出づらくなっている場合や, 頸部が急速に腫脹している場合などは気道閉塞の所見であり, 要注意である.

■ B（breathing；呼吸）

換気（呼吸）状態を評価する. まずは呼吸数, 呼吸音, 呼吸様式, 視診, 打診, 聴診などの理学的所見をとる. 呼吸様式のなかで, 陥没呼吸, シーソー呼吸, 呼吸補助筋の使用や異常呼吸は緊急度の高い所見である.

また, 第一印象では数秒で観察するため, 患者が呼吸しているかどうかを観察することが重要である.

■ C（circulation；循環）

循環状態を評価する. 皮膚の状態（冷感, 冷汗, チアノーゼの有無）, 脈拍の強さ・速さを確認しながら, CRT（毛細血管再充填時間：爪を5秒ほど押さえた後に元に戻るための時間で, 2秒以内が正常）も参考にする. それと同時に, 循環動態に影響するような出血の有無を確認する.

■ D（disability；神経学的障害）

意識レベルの評価をする. 意識レベルが低下している場合には脳自体の問題, 脳への酸素供給が低下した状態が考えられる. 低酸素状態やショックであれば脳自体に問題がないこともある. つまり, ABCの問題を解決したうえで, 意識レベルの低下や呼吸調節機構の異常がある場合には脳自体の異常を疑う.

■ E（exposure/environmental control；体温）

低体温や高体温はそれだけでも代謝に影響を及ぼし, ひいては呼吸数・症状に影響を及ぼす. 処置として, 低体温であれば保温が, 高体温であればクーリングが必要である. また, 明らかな出血などの外傷を示唆する所見がないかを観察する.

重点的アセスメント（二次評価）

患者の緊急度が高く, sickであると判断した場合は応援要請を行う. その後, 緊急度判断を行った際に観察した生理学的評価（バイタルサイン）の再評価に加え, 解剖学的な観点から重点的アセスメントを行う. ここでは, 患者の呈している症状・所見がどのような理由により生じているのか推論し, 緊急度の判断とともに看護問題を抽出することが求められる.

第 **1** 章　　急性症状の初期対応

患者の呈している症状や所見，さらに主訴から，仮説となる疾患を想起し，想起した疾患に関連する情報を系統的に収集したうえで，情報の解釈，仮説の検証を行い，看護問題の抽出を図っていく．意図的に情報を収集するためには，問診，視診，聴診，触診，打診のフィジカルイグザミネーション技術が重要である．これは，一般的な入院時に行われるフィジカルアセスメントの一環としてのフィジカルイグザミネーションではない．仮説を検証するためには想起した疾患または見逃してはいけない疾患を識別するためにイグザミネーションを実施し，収集した情報を解釈することが必要であり，意図的な観察が求められる．そのためには，見逃してはいけない疾患などの病態知識がなければ観察することはできない．フィジカルイグザミネーション技術の視診，聴診，触診，打診については専門書を参考にされたい．ここでは，仮説の検証時に行う問診について解説する．

重点的アセスメントを行うには，生理学的評価（バイタルサイン）やフィジカルイグザミネーションで得た所見に加えて，問診も意図的に行っていく必要がある．意図的に網羅する方法として，SAMPLER法（**表1**）やOPQRST法（**表2**）などの簡易的な方法がある．SAMPLER法は問診を正確かつ簡潔に行うためにまとめられた方法である．OPQRST法は，痛みに対して問診を進める際に使用するテクニックである．この頭文字に沿って問診を進めることで，どの臓器のどういった疾患の可能性があるのかが絞られてくる．

患者はいくつかの症状を抱えている場合がほとんどである．上記のような問診のポイントを押さえておくことで，複数ある症状からより適切な疾患を特定することができる．その結果，病態予測から緊急度の判断と経過のなかで看護問題を確実

表1　SAMPLER法

- S：Signs/Symptoms
  主訴，症状
- A：Allergies
  アレルギーの有無，何によるアレルギーか
- M：Medications
  薬の服用の有無
- P：Pertinent past medical history
  既往歴（かかっている病気，手術歴など）
- L：Last oral intake
  最後に食事を摂取した時間，食事量
- E：Events leading to the injury or illness
  現病歴（何をしていたか，いつからか）
- R：Risk factor
  危険因子

に抽出することができる．

ERにおける看護過程展開

ERでの看護過程の展開は，緊急度判断，初期対応から得られた情報・仮説からの看護問題の抽出・予測，看護ケアの実施，実施したケアの評価，再評価・看護ケアの修正・実施と，常にこのサイクルをたどる．患者の看護問題には，顕在化している現在の問題と，今後起こるかもしれない潜在化した問題がある．ERの看護師は，顕在化している問題だけでなく，潜在化した問題に対しても，予測性・準備性をもった観察能力，アセスメント能力，対応能力が必要である．

様々な検査，処置が患者に行われ，医学診断が明確となり，入院後に治療が開始される．看護師はこれらのプロセスで得られた患者の情報，反応から抽出・予測した看護問題を精錬し，入院後に行われる継続看護へとつなぐ役割がある．

ERにおいて医学診断が決定されるまでに診察・検査が行われ，そのあいだに患者の生理学的に不

1. 急性症状のアセスメントと初期対応

表2 OPQRST法

- O（onset）：発症様式
  「何をしているときに痛み出しましたか?」
- P（palliative/provocative）：増悪・寛解因子
  「いつ痛みだしましたか?」
  「突然痛くなりましたか? それとも徐々にですか?」
  「痛みに波はありますか? それとも持続する痛みですか?」
  「息を大きく吸うと痛みは良くなったり，悪くなったりしますか?」
  「何か痛みを和らげたり，悪くしたりするものがありますか?」
  「何か痛み止めは飲みましたか? それは効きましたか?」
- Q（quality/quantity）：症状の性質・ひどさ
  「どんな痛みですか? 鋭い痛みですか，鈍い痛みですか?」
  「一番痛い痛みを10とすると，今の痛みはどのくらいですか?（痛みの10段階評価）」
- R（region/radiation）：場所・放散の有無
  「どこが痛いですか?」
  「痛みはどこに放散しますか?」
- S（associated symptom）：随伴症状
  「痛かったとき，汗をかきましたか?」
  「悪心がありましたか? 吐いたりしましたか?」
- T（time course）：時間経過
  「どのくらい続いていますか?」

安定な部分に対して蘇生処置が行われる．看護師は顕在化した問題や潜在化した問題に対応するためにバイタルサインを測定し，常に患者の気道・呼吸・循環・意識といった生命維持のしくみを観察し，異常の早期発見に努め，異常に対して迅速な対応が行えるよう準備しておく必要がある．

看護実践（初期対応）

生理学的徴候に沿った生命維持のしくみに対する観察とアセスメントのポイントを次に述べる．これらの視点から患者を観察し，異常に対しては蘇生処置を実施，または介助を行い，得られた情報から看護問題を精錬する．

ABC 安定化のための実践

重要なのは，まずバイタルサインおよび身体所見より生理学的異常徴候の有無を判断し，生命を最も脅かしている病態に対して迅速な治療蘇生行為を行い，生理学的に安定させることである．続いて解剖学的異常徴候の有無を検索し，根本治療の必要性を判断する．まず患者の意識・呼吸様式・循環徴候をすばやく観察し，重症であるか否かの第一印象をつかむ．続いてA（気道），B（呼吸），C（循環），D（意識），E（体温管理）の観点から，極力同時に観察を進め，ABCの順に処置を進める．

■ A（気道）

患者の発声の有無より気道の開通性を判断し，

19

リザーバー付きマスクで10L/分以上の100％酸素投与を行う．気道閉塞，重症ショック，高度意識障害時は気管挿管が必要である．高度の顔面外傷や口腔内出血などで気道確保が困難なときは，輪状甲状靱帯切開などによる外科的気道確保を躊躇なく行う．

■ B（呼吸）

視診・聴診・触診により呼吸状態の評価を行う．呼吸回数，SpO_2を測定し，必要に応じて人工呼吸管理を開始する．

■ C（循環）

血圧よりも，湿潤・冷汗などの皮膚性状や脈の性状から早期にショックを認知する．ショック時には静脈路を確実に確保し，加温したリンゲル液を成人では2L，小児では20mL/kgを急速投与する初期輸液療法を開始する．初期輸液療法にてショックを離脱できない症例は，non-responderであり，緊急止血術を要する．嫌気性代謝に対して戦略的な循環サポートが必要となる．

■ D（意識）

低酸素・低換気・ショックなどによる二次的脳損傷を回避するため，GCS（Glasgow Coma Scale）が8点以下の状態や，瞳孔不同などの切迫脳ヘルニア徴候が認められる症例では，確実な気道確保とともに，バイタルサインが安定していることを前提として頭部CTを急ぐ．

■ E（体温管理）

低体温は心機能障害，凝固異常などを増悪させ，患者の治療上の阻害因子となるため，輸液の加温，初療室の保温，ブランケットによる被覆などの体温管理を実施する．

これらAからEのPS（primary survey；一次評価）と蘇生によって生理学的に安定すれば，既往歴の聴取と各身体部位の詳細な観察を開始する．いずれの段階においても，各個別臓器の確定診断や治療に固執していたずらに時間を浪費することなく，常に時間と治療優先順位を十分考慮し，自施設の診療能力を凌駕する場合は，必要な処置の後，速やかな転送を決断することも重要である．

モニタリングと観察

■ 呼吸の観察

呼吸回数，SpO_2を測定し，頸静脈の怒張，気管の偏位，頸部・胸部の皮下気腫の有無，呼吸音の左右差，胸郭運動，胸壁打診による鼓音の有無を観察する．緊張性気胸を疑えばただちに胸腔穿刺または胸腔ドレナージが必要になるため準備を行う．心タンポナーデを疑えば心エコーで心囊液貯留を確認し，心囊穿刺または心囊開窓術が施行できるよう準備をする．呼吸状態を観察・把握することは重要であり，平穏な呼吸を行っている患者は問題ないが，呼吸回数の増加や呼吸パターンの異常は，呼吸器自体の異常のほか，発熱，心不全，代謝異常，中枢神経系の異常などを表す指標となる．

■ 循環の観察

脈拍の触知でおよその血圧値を予測できる．頸動脈が触知できない場合は一次救命処置を開始する．

徐脈はAdams-Stokes（アダムス・ストークス）症候群や頭蓋内圧亢進などでみられ，頻脈は熱性感染症，ショックなどの血圧低下でみられる．急

激な血圧上昇は高血圧性脳症，椎骨・脳底動脈血栓・塞栓による脳幹部の虚血などでみられ，急激な血圧低下はショック，バルビタール，アルコール中毒，糖尿病性昏睡などを考慮する．

■ 意識レベルの評価

　意識のアセスメントはバイタルサインの確認後に行うことが望ましい．これは，呼吸不全や循環不全などがみられる場合，それが意識状態の変調を起こしている原因として考えられるからである．しかし，救急外来ではバイタルサインの確認を終えるまで患者に対して何もしないということはなく，患者の観察や処置を同時進行で行っているため，患者の状態を総括し，意識状態を把握する．気道・呼吸・循環の異常がみられた場合は，その安定化を最優先させる．安定させた後に意識の確認を行い，意識障害の有無を確認する．

　意識の評価を行う場合はスケールを用いることができる．代表的なスケールにはJCS（Japan Coma Scale）とGCSがある．どちらも急性期の意識障害を評価するスケールである．

　JCSは，覚醒の有無と程度を判断することが可能で，覚醒軸を中心とした単軸尺度で軽快・増悪が一目瞭然なため，救急隊が現場で用いることが多く，救急外来でも広く使用されている．GCSは，開眼・最良運動反応・最良言語反応の3項目から，覚醒度，高次機能，運動反応のそれぞれを具体的に評価することが可能である．また，除脳硬直と除皮質硬直を区別できることが利点である．

　意識の測定をするときは，まずは自然な状態をみる．そして，聴覚や触覚の刺激を与えて，それに対する反応や行動を観察する．

■ 体温

　体温はバイタルサインの1つだが，呼吸・循環の異常への対応が優先されるため後回しにされがちである．体温異常は，体内熱産生の異常，末梢循環の変化，発汗や異常環境温への曝露などが原因となっている可能性が高いため，体温のメカニズムを理解しておくことはとても重要である．体温異常は重篤な病態が潜んでいる可能性があるため，高体温あるいは低体温に至った原因を鑑別する必要がある．

　高体温・低体温は，早急に適切な対応をしなければ患者の全身状態を悪化させることにつながる．フィジカルアセスメントを実施するなかで体温の異常を素早く発見する．

予測と対応の成り行き

バイタルサイン：呼吸数，脈拍数，血圧のおよその数値と変化

　ショックは，循環血液量減少や心拍出量の減少など様々な原因により，組織への灌流障害をきたす状態である．このような事態に対して，脳などの重要臓器の血流を維持するために生体は代償機構をはたらかせる．たとえば，間質にある細胞外液移動による循環血液量の維持，レニン・アンジオテンシン・アルドステロン系の活性化，交感神経系の緊張，カテコラミン分泌増加などがある．そのため，出血性ショックでは，全血液量の30％を超えるまでは血圧が維持され，臨床的にも無症状であることが多い．したがって，収縮期血圧低下は必ずしも失血量の指標にならない．皮膚蒼白，皮膚温低下，冷汗といった血管収縮による皮膚所見や頻脈の存在をいち早く認知することが重要で

第 1 章　急性症状の初期対応

表3 臨床推論で予測した疾患とバイタルサインの変化の予測

バイタルサインの変化の予測	予測した疾患
低血圧	各種のショック（心原性，低容量性，感染性，アナフィラキシー，閉塞性など），体質性低血圧
高血圧	頭蓋内疾患（脳血管障害，頭部外傷，高血圧性脳症など），心肺疾患，急性腎不全，子癇，疼痛など
徐脈	急性心筋梗塞，高 K 血症，心筋炎，ジギタリス中毒，脳圧亢進など
頻脈	不整脈，ショック，発熱，低 O_2 血症，薬物中毒など
低換気	CO_2 ナルコーシス，重症ショック，重症心不全，重症喘息，薬物中毒など
過換気	低 O_2 血症，中枢神経疾患，ショック，高体温
低体温	寒冷環境への曝露，意識障害，薬物中毒など
高体温	感染症，高温環境への長期曝露，運動，薬物中毒（覚せい剤），痙攣など
意識障害	中枢神経疾患，代謝性意識障害（低血糖，肝性，腎性など），薬物中毒，ショック，CO_2 ナルコーシス，低体温，高体温など

ある．血圧低下は代償作用の限界を意味し，重篤なショックの状態では数分で心停止に至る．

視診：悪化の進み具合，臨床推論で予測した疾患とバイタルサインの変化の予測

　臨床推論によって予測した疾患は，バイタルサインの変化により，潜在化から顕在化する変化の予測としてとらえることができる（**表3**）．

参考文献

1）奥寺 敬編著：EMERGENCY CARE 2010年夏季増刊　患者さんのどんなサインも見逃さない！救急外来トリアージ実践マニュアル，メディカ出版，2010．p.8-19．
2）藤井清孝監：脳神経疾患病棟のバイタルサインマスターブック，メディカ出版，2006
3）ポリー・ガーバー・ジマーマン，ロバート・ヘル著，卯野木 健監：トリアージ・ナーシング入門，エルセビア，2007．
4）日本救急医学会，日本救急看護学会，日本臨床救急医学会監：緊急度判定支援システム CTAS2008日本語版／JTASプロトタイプ，へるす出版，2010．
5）ヴァレリーG.Aグロスマン著，髙橋章子監訳：ナースのためのトリアージハンドブック，医学書院，2001．
6）田中和豊著：問題解決型 救急初期診療，医学書院，2008．p.54-58．

2. 初期対応の実際

① 頭痛

症例紹介

◆ **患者** 65歳, 女性

◆ **救急隊情報** 本日, 夕方より突然の激しい頭痛と嘔吐があったため救急要請する.

◆ **第一印象** 意識レベル低下（＋）, 苦悶表情（＋）, 顔色蒼白（＋）, 発語（＋）

◆ **一次評価**

【A】気道開通（＋）

【B】頻呼吸（－）, 頸静脈怒張（－）, 呼吸補助筋の使用（－）, 気管偏位（－）, 皮下気腫（－）, 呼吸音左右差（－）, 呼吸副雑音（－）

【C】顔色蒼白（＋）, 橈骨動脈触知（＋）, 頻脈（－）, 徐脈（－）, 皮膚蒼白・冷感（－）, 皮膚湿潤（－）

【D】JCS Ⅱ-10, GCS 13（E3 V4 M6）, 瞳孔/対光反射（L＝R 3.0/＋）

【E】低体温（－）, 外傷（－）

◆ **バイタルサイン** BP 191/90mmHg, HR 71回/分, SpO$_2$ 99%, RR 16回/分, BT 36.9℃

◆ **二次評価 ― 問診**

【主訴】激しい頭痛

【現病歴】午後4時頃にソファーで休みテレビを見ていたとき, 突然激しい頭痛と嘔吐が出現した. 30分ほど様子をみるが症状が軽減しないため救急車を要請する. 緩解因子, 増悪因子ははっきりせず, 痛みの程度は NRS（numerical rating scale）8/10, 悪心は持続し, ぐったりしている.

【既往歴】1年前に検診で高血圧を指摘されたが, 病院を受診していない.

【内服薬】常用薬なし

【喫煙・飲酒】タバコ20本/日・焼酎2杯/日

【家族歴】父親が高血圧と脳梗塞, ADL：自立

◆ **二次評価 ― 身体所見**

【顔面・頸部】打撲痕（－）, 眼症状（眩しさ, 見にくさなど；－）

【胸部】呼吸副雑音（－）, 呼吸リズム異常（－）, 心雑音（－）

【腹部】悪心・嘔吐（＋）, 腹痛（－）, 腹部膨満（－）

【脳神経】バレー徴候・ミンガッツィーニ徴候, 四肢麻痺（－）, 項部硬直（＋）, ケルニッヒ徴候（－）

◆ **検査結果**

【胸部X線】CTR 52.4%, 明らかな浸潤影なし

【頭部CT】くも膜下腔の高吸収あり

【採血検査】異常所見なし

◆ **診断** ＃くも膜下出血

第1章 急性症状の初期対応

臨床推論

主訴を中心とした手掛かりとなる情報の収集

①年齢／性別

女性は閉経後，急激に総コレステロール値が増加する．また，妊娠を契機に中性脂肪が増加する．その結果，動脈硬化が起こりやすくなる．

②既往歴／生活背景

喫煙などによる血管の老化やストレスなどによる交感神経の緊張は高血圧の主な危険因子である．また，高血圧症を指摘されているが治療を受けていない．

③症状のonsetや経過

突発性の激しい頭痛が持続している．頭痛における見逃してはいけない症候について次に示す．

- ・人生初の，もしくは最悪の頭痛
- ・突発する頭痛
- ・しだいに悪化する頭痛
- ・神経学的異常を伴う
- ・発熱や項部硬直などの説明不能な全身徴候
- ・頭痛に先行する嘔吐・55歳以上での初発 など

①〜③の情報より，「65歳女性」「高血圧・喫煙」「突然の激しい頭痛・嘔吐」をキーワードとしてあげる．

仮説となる疾患の想起

「突然の激しい頭痛」「65歳女性」「高血圧・喫

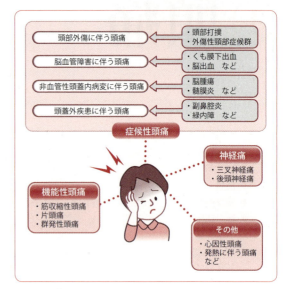

図1 頭痛の原因

煙」は脳血管疾患の危険因子である．

■ 頭痛の原因

救急受診患者の約2.5％が頭痛を訴え，そのうち重症なものは1〜5％である．頭痛の鑑別疾患を図1に示す．頭痛は，片頭痛や緊張型，頭痛など病変に起因しない一次性（機能性）頭痛と，頭蓋内器質性病変などによる二次性（症候性）頭痛に大別される．一次性頭痛は直接生命にかかわらない頭痛であり，二次性頭痛は直接生命にかかわることがある．

■ 頭痛の疾患頻度と緊急度・重症度

「突然の発症」がカギである．脳卒中や中枢神経感染症は緊急性が高く，見逃してはいけない疾患を理解しておく．そこで，常に疫学を考慮し，①頻度の高い疾患を考える軸，②まれだが見逃してはいけない病態を考える軸，の2つの軸を頭に描いて対処することが重要である（図2）．危険な頭

2. 初期対応の実際 ①頭痛

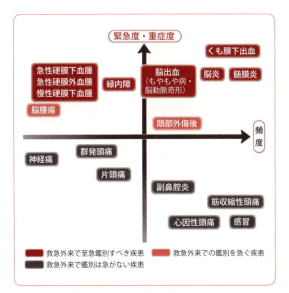

図2 頭痛の疾患頻度と緊急度・重症度

表1 頭痛の発症様式と予測できる疾患の鑑別

症状・経過	関連する疾患
1. 急性の激しい頭痛	
1）突然（分の単位）	くも膜下出血，脳出血
2）頭部外傷（時間や日の単位）	外傷性頭蓋内血腫
3）髄膜刺激症状，発熱あり	髄膜炎，脳炎
4）うっ血乳頭，悪心・嘔吐あり	脳腫瘍
5）高血圧の既往，麻痺あり	脳内血腫
2. 亜急性に進行する頭痛 　（週や月の単位）	慢性硬膜下血腫， 脳腫瘍
3. 反復する急性の強い頭痛	片頭痛，群発頭痛， 神経痛
4. 慢性に経過する反復性の頭痛 　（年の単位）	緊張型頭痛

痛をきたす疾患には，くも膜下出血，脳出血，髄膜炎，緑内障などがある．また，頭部外傷は頻度も高く，そのなかには頭蓋内血腫など緊急度・重症度が高いものも存在する．

■ 発症状況や強さ，持続時間

頭痛の発現状況によって関連する疾患も様々である（**表1**）．患者は分秒単位のonsetであり，血行障害に関連した疾患が予測できる．

■ 疾患の想起

急性発症の頭痛の徴候において最も重要な所見は，初めて経験する頭痛か，発熱があるか，神経症状を伴うかである．髄膜炎においては，発熱，項部硬直，意識障害が古典的3徴であるが，揃うのは2/3程度である．また，15歳以上で3徴がすべてなければ，感度100％で否定できるといわれている．緑内障に関しては，悪心・嘔吐を伴う頭痛を主訴として来院することが多い疾患の一つで

ある．特徴として，視力障害や眼痛，網膜の充血がある．対応が遅れることで失明の危険性がある．頭部打撲など外傷に伴う頭蓋内血腫も考慮し，その既往も確認しておく．

前述の患者情報から，「くも膜下出血」「脳出血」「緑内障」「頭部外傷」を想起する．

■ 想起した疾患に関連した情報の収集と解釈，仮説の検証

収集した情報を以下に示す．

- 症状：突発性の激しい頭痛と嘔吐
- 身体所見：瞳孔不同なし，眼症状（眩しさ・見にくさなど）なし，麻痺なし，外傷なし
- バイタルサイン：BP 191/90mmHg，HR 71 回/分，SpO$_2$ 99 ％，RR 16 回/分，BT 36.9℃，JCS Ⅱ-10，GCS 13（E3 V4 M6）
- 検査所見：血液検査異常なし，胸部X線異常なし，頭部CTでくも膜下腔の高吸収あり

第1章 急性症状の初期対応

表2 疾患別の症状の比較

疾患名／症状	片麻痺	構音障害	失語	意識障害	頭痛	悪心・嘔吐
くも膜下出血	×	×	×	◎	◎	◎
脳出血	◎	○	▲	◎	▲	▲
脳梗塞	◎	○〜◎	×〜○	×〜◎	×	×

症状の頻度 ◎：20％以上 ○：10〜20％ ▲：7〜10％ ×：7％未満
（田中耕太郎監：病気がみえる vol.7 脳・神経. メディックメディア, 2011, p.62. より一部改変）

　脳血管疾患においては，疾患によって出現しやすい症状が異なる（**表2**）．本症例で想起したくも膜下出血においては，意識障害・頭痛・嘔吐の割合が高く，推論の根拠となる．突発する激しい頭痛を主訴にするのは約80％といわれ，髄膜刺激症状は発症数時間以内では認めないことが多い．また，項部硬直がみられる患者は21〜86％と差があり，感度59％，特異度は94％である．さらに，患者の情報（高血圧，喫煙）から脳卒中の危険因子に該当する要因もあり，推論を支える根拠となる．以上の仮説形成と検証の繰り返しと確定診断までの過程をまとめる（**図3**）．

緊急度判断のための アセスメント

初療室入室直後の患者状況

　「頭が痛い．今まで経験したことがない痛みです」と激しい疼痛を訴えている．苦痛表情で顔色も悪い．患者との接触時の状態を整理する（**表3**）．

一次評価とバイタルサイン

■ A，B

　発語あり，気道は開通しており，現時点では問題ないと判断できる．しかし，意識障害を呈する場合，舌の緊張が低下し舌根沈下を招き，吐物により気道が閉塞することがある．よって，吸引・気管挿管などによる気道確保，人工呼吸器などの準備を考慮する．

■ C

　理学的所見では問題はないと判断できる．しかし，血圧は高値であることから，高血圧緊急症であれば，ただちに降圧薬療法を開始しなければならない．

■ D

　中等度の意識障害があると判断できる．意識レベルは常に変動するため，初診時には軽度であっても，時間経過で急激に意識状態が悪化する可能性があるため注意する．

　以上から，生理学的評価においてはDに異常があると判断できる．

緊急度判断

■ JTASレベルの判断

　GCS 13は中等度の意識障害であり，また，症状では突然発症の頭痛・嘔吐を伴う顔面蒼白があ

2. 初期対応の実際 ①頭痛

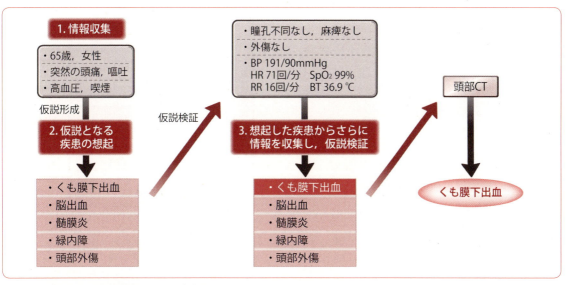

図3 本症例における仮説演繹法による臨床推論

表3 本症例における接触時の状態

項目	観察内容	バイタルサイン
A	会話可能	SpO₂ 99% RR 16 回/分
B	呼吸浅い，努力様呼吸なし	
C	顔色は悪く，橈骨動脈は触知できる．脈拍の緊張は強く，明らかな頻脈や徐脈，不整もない．また，外傷もない	BP 191/90mmHg HR 71 回/分
D	苦悶表情，コミュニケーションはとれる．症状が強く，ぐったりしている	JCS II-10 GCS 13 （E3 V4 M6）

ることから，JTASレベルII（緊急）と判断できる（**表4**）．

■ 頭痛の鑑別

多忙な実地臨床においては，頭痛の鑑別を効率的に行い，かつ危険な頭痛である二次性頭痛を除外しなければならない（**図4**）．スクリーニングの結果から，本症例の症状はすべてに該当し，危険な頭痛の可能性が高いと判断できる．

看護実践の根拠

来院後から仮説と検証を繰り返し考えるなかで，くも膜下出血を予測できる．くも膜下出血の初期治療の目的は再出血の予防と頭蓋内圧の管理および全身状態の改善である．再出血は，24時間以内の再出血率は9〜17％で，そのうちの40〜87％は発症6時間以内に起こっていることが報告されている[7]．このため，発症直後は安静を保ち，侵襲的な検査や処置を避けることが必要である．そこで，次の4項目について看護の根拠を示す．

気道管理（呼吸の観察と異常時の備え）

意識障害を呈すれば舌の緊張が低下し舌根沈下を招き，吐物による誤嚥や窒息を引き起こすおそれがある．また，呼吸は脳幹にある呼吸中枢によって調節されるため，脳組織の直接的な損傷や頭蓋

27

第1章 急性症状の初期対応

表4 JTAS頭痛トリアージ簡単早見表

レベルⅠ (蘇生)	・昏睡状態 ・舌根沈下など気道確保がされていない ・ショック状態
レベルⅡ (緊急)	・意識障害があるが, 気道は確保されている ・突然発症の激しい頭痛 ・冷汗・嘔吐を伴う／顔面蒼白 ・麻痺や歩行障害などの神経学的異常を認める ・発熱があり, SIRSの基準を満たす ・視力低下や激しい眼痛がある
レベルⅢ (準緊急)	・発熱（SIRS基準を満たさない） ・血圧の異常高値（循環動態は安定） ・痛みの程度が中程度で新たに発症した頭痛
レベルⅣ (低緊急)	・痛みの程度が軽度で新たな頭痛 ・慢性頭痛の増悪

（日本救急看護学会監, 日本救急看護学会トリアージ委員会編：看護師のための院内トリアージテキスト, へるす出版, 2012, p.50-51. より引用）

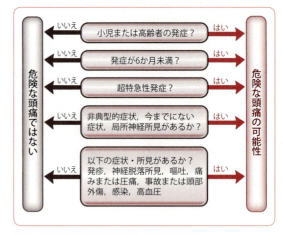

図4 危険な頭痛の簡易診断アルゴリズム
（日本神経学会, 日本頭痛学会監：慢性頭痛の診療ガイドライン2013, 医学書院, 2013, p.24. より引用）

内占拠性病変によっては脳容積の変化により脳血流量が減少し, 呼吸パターンに変調をきたす可能性もある. したがって, 呼吸数, 呼吸様式, 呼吸パターン, 呼吸リズムや呼吸音の左右差, 副雑音の有無, 呼吸補助筋の有無, SpO_2 などを経時的にモニタリングすることが重要である. 軽症から中等症の脳卒中の患者に対してルーティンに酸素投与することは, 科学的根拠がないので勧められない[1]. しかし, くも膜下出血では, 発症時の頭蓋内圧亢進による交感神経の興奮から多量のカテコラミンが分泌され, 末梢血管抵抗が上昇し, 肺内血液量の増加や毛細血管透過性の亢進が起こり肺水腫を合併するおそれがある. 低酸素血症に至ることで脳組織の壊死と脳浮腫を助長するおそれもある. 以上から, 急変時に備え気道確保, 酸素投与, 人工呼吸管理を考慮しておく必要がある.

血圧管理（降圧療法, 鎮静・鎮痛の考慮）

くも膜下出血の場合, 発症後一時的にフィブリンにより止血されていたところに血圧や頭蓋内圧が上昇すると, 再破裂が起こる. また, 血圧が高いと脳血流量が増加し, 反対に低いと脳血流量が減少し, 脳血流量は不安定になる. 脳血流には自動調節能が備わっており, 脳灌流圧［＝平均血圧（MAP）－頭蓋内圧（ICP）］が60～150mmHg, 平均血圧が60～150mmHgの範囲であれば, 脳血流量は一定に保たれる. 平均血圧が上昇すれば脳灌流圧も上昇し, 脳灌流圧が150mmHgを越えると, 小動脈や毛細血管は拡張して脳血流量が増加するため, 脳浮腫が進行する. 脳浮腫が進行することで頭蓋内圧が上昇し, 病態の悪化を招くおそれもある. 本症例は, 入室時より血圧が高値であることから降圧薬療法が必要である. また, 血圧上昇の要因として疼痛が予測される. これは,

交感神経の興奮により多量のカテコラミンが分泌されることで末梢血管抵抗が上昇し，血圧上昇と頻脈を招く．交感神経が亢進し，さらなる血圧上昇を招くため，鎮痛・鎮静薬を使用してその効果を評価する．また，薬剤使用に伴い呼吸抑制や循環障害も生じる可能性があるため，継続的にモニタリングを行う．

体位保持・安静（ヘッドアップ，安静の必要性の説明，静かな環境の整備）

体位保持

体位変換で頭位を下げることは脳血流量を増加させ，頭位を上げることは脳血流量を減少させる．頭位を15〜30度挙上することで脳から心臓に血液が戻りやすくなり，脳内の血流が減少することで頭蓋内圧を低値に保つとして推奨されている．

安静

侵襲的な検査や処置は避け，かつ安静が必要である．患者へ安静の必要性について説明を行い，理解を得る．外部環境によるストレスを軽減できるように部屋の照明を消し，静かな環境を整える．また，膀胱留置カテーテルの挿入などの侵襲的な処置をするときは，鎮痛・鎮静薬の効果を判断しながら実施していく．

調整（家族への状況説明，環境調整）

患者本人だけでなく，家族も突然の急性疾患の発症により，心理的危機状態にあると推測できる．今後，入院費などの経済的負担，介護役割の出現，患者の生命危機など様々な心理的負担を生じるおそれがある．また，患者が入院することで家族の活動は制限され，外部との接触が少なくなることが予測される．

本症例の場合，現段階では患者自身の病態や予後に対する不安がうかがえ，情報や保証に対する欲求が高いと予測される．したがって，家族の言動・行動などを観察し，面会時などでは状況説明を行い，家族への情報提供を行う．また，病状説明に関しては，医師と相談し時間調整を図っていく必要性がある．

第 **1** 章　急性症状の初期対応

救急初療の看護サマリー

◆ **医学診断**　#くも膜下出血
◆ **看護診断**　#くも膜下出血に伴う非効果的脳組織循環リスク状態
◆ **患者目標**　再破裂による出血や脳ヘルニア，その他潜在する合併症を起こさず経過する．
◆ **患者情報**

【主訴】激しい頭痛

【現病歴】本日，PM4 時に突然の激しい頭痛と嘔吐があって救急搬送される．

【既往歴／内服薬】高血圧を1年前に検診で指摘されたが，病院を受診していない／なし

◆ **身体所見**

【バイタルサイン】BP 191/90mmHg, HR 71 回/分, SpO$_2$ 99%（酸素2L/分），RR 16 回/分，
BT 36.9℃

【一次評価】気道開通（＋），顔色蒼白（＋），JCSⅡ-10,GCS 13（E3 V4 M6），
瞳孔／対光反射（L＝R 3.0/＋）

【二次評価】項部硬直（＋），悪心・嘔吐（＋）

◆ **検査**

【頭部 CT】くも膜下腔の高吸収あり

【血液検査】異常なし

【胸部 X 線／心電図】CTR 52.4%，明らかな浸潤影なし／ QT 延長・T 波異常・ST 上昇なし

◆ **看護の実際**

【アセスメント】頭痛の発症様式,その他病歴,所見から,緊急度・重症度が高いくも膜下出血が疑われた．状況から,脳動脈瘤の破裂により動脈血がくも膜下腔に流れ込むことで脳が圧迫される状態となり，頭蓋内圧が短時間で亢進する状態である．その他，頭蓋内圧亢進の要因として，呼吸パターンの変調から PaCO$_2$ が上昇し，脳血管拡張が起こる．さらに血管が拡張することで脳血流量が増加し，脳浮腫に至る可能性がある．頭蓋内圧が亢進し，それに気づかず時間が経てば,脳ヘルニアへ移行するおそれもある.脳ヘルニアをきたすと不可逆的な状態になり，生命を維持することが困難になる．したがって，脳ヘルニアに移行しないように継続した観察を行い，頭蓋内圧亢進の徴候を早期にとらえ対処する必要がある．また，出血の増悪があれば頭蓋内圧亢進症状を呈する可能性もあるため，これらを念頭に置いて観察も行う．

　本症例では，血圧は上昇傾向にあり，やや落ち着きのない状態であったが，意識レベルや瞳孔には変化を認めなかったため，頭蓋内圧亢進をきたしていても，程度は低い初期の段階と考える．急性期では，出血部位が完全に止血されるまでは再出血のリスクがある．看護診断として，「#非効果的脳組織循環リスク状態」をあげる．再出血の予防として，急激な血圧の上昇を避けるための環境調整や，薬物による血圧・鎮静コントロールが重要である．出血の増大によって頭蓋内圧は亢進し，進行すれば対光反射の消失や瞳孔散大が生じる．この状況は非代償期であることを意味し，患者の予後にも影響する可能性がある．以上から再出血，脳ヘルニアのリスクを優先的に問題としてあげ，介入していく必要性がある．

　経過によって鎮静，人工呼吸器による呼吸管理，薬物療法による循環管理を行っていく可能性がある．日常的な動作が行えないことから，安静を保持するためにも活動のサポートを行う必要性がある．また，患者の呼吸・循環に対する侵襲の少ないケアを考慮していく必要性がある．以上を総合して，療養上の世話を含めた活動耐性の低下も含め問題として考える．さらに緊急手術を控えているため合併症を起こさず処置に臨めることを最初の目標とする．生体侵襲が加わることで処置後も様々な状態の変化が予測されるため，鎮静・血圧コントロールを行い，バイタルサイン・理学的所見の観察を行い，異常の早期発見に努める．

【看護計画／看護実践】

・O-P：

①モニター／呼吸・循環・意識状態／瞳孔の継続観察

②薬剤投与によるバイタルサイン／鎮静・鎮痛の変化

③頭部 CT／血液検査／血液ガス／胸部 X 線

④ Cushing 現象（自覚的：頭痛／嘔吐／うっ血乳頭，他覚的：収縮期血圧上昇／脈圧増大／徐脈）

・T-P：

①呼吸管理セット・人工呼吸器の準備

②循環作動薬や鎮痛・鎮静薬の準備と管理

③静かな環境調整

④酸素投与

⑤体位調整

⑥外科的手術の準備

⑦チームの連携・共有

・E-P：

①安静の必要について説明する

②処置，ケアの前にはわかりやすく説明する

③身体状況の変化があった場合は，知らせるように説明する

引用・参考文献

1）日本脳卒中学会，脳卒中ガイドライン委員会編：脳卒中ガイドライン 2015，共和企画，2015，p.4-18，p.24-38，p.182-204.

2）宮内隆政：急性期，脈拍と血圧はこう使う，救急看護トリアージのスキル強化，4（2）：17，2014.

3）相川直樹・他編：救急レジデントマニュアル，第4版，医学書院，2009.

4）濱本淳子，山勢博彰：緊急度・重症度とは何か，救急看護トリアージスキルの強化，3（6）：3，2014.

5）石松伸一：看護の臨床推論；ケアを決めるプロセスと根拠，学研メディカル秀潤社，2014.

6）日本頭痛学会「国際頭痛分類第3版beta版」
https://www.jhsnet.org/kokusai_new_2015

7）瀧 健治・他：症候からの鑑別診断の進めかた，羊土社，2003.

8）日本救急看護学会トリアージ委員会編：看護師のための院内トリアージテキスト，へるす出版，2012，p.50-51.

9）田中耕太郎監：病気がみえる vol.7 脳・神経，第4版，メディックメディア，2011.

10）西塔依久美編：症状別 院内トリアージの知識と実践，看護技術，60（12），2014.

11）柴田寿彦・他編：マクギーの身体診断学,改訂第2版/原著第3版,診断と診療社,2014

第1章 急性症状の初期対応

頭痛患者の救急初療看護プロトコール

第一印象

一次評価（ABCDEアプローチ）

不安定 → | 安定 →

緊急度：蘇生

↓

**モニター
酸素
末梢静脈路確保**

↓

一次評価（再評価） — 安定 →

不安定 ↓

**呼吸・循環不全，
意識障害の原因検索
（医師と情報共有）**

二次評価（重点的アセスメント）

問診

【主訴】頭痛
【現病歴：OPQRST】
O：突然，または緩徐的に発症
P：動作（運動）時，寝たきり，
　会話や咀嚼により誘発
Q：疼痛程度，鈍痛，拍動性，圧迫感
R：後頭部の持続性，側頭部，眼球，
　副鼻腔
S：悪心，嘔吐，片麻痺，構音障害，視力
　障害，Red eye，
　髄膜刺激症状，意識障害，失神，めま
　い，発熱
T：徐々に悪くなる，緩和している，悪化
【AMPLER】
M/P内服薬／既往歴
R：高血圧，抗凝固薬内服，喫煙，アル
　コール，50歳以上の初発の頭痛

身体所見

・意識レベル（GCS）
・瞳孔／対光反射
・運動麻痺：バレー徴候・ミンガッ
　ツィーニ徴候　MMT
・脳神経：構音障害・視野・眼
　球運動・眼振・複視・顔面知覚・
　顔面運動麻痺
・小脳失調：指鼻試験／膝踵試
　験
・髄膜刺激症状：項部硬直／
　ケルニッヒ徴候／ネックフレ
　クションテスト／ジョルトアク
　センチュエイション
・その他（急性緑内障発作）：
　眼痛・視力障害・眼球結膜充
　血

見逃してはいけない疾患（表）の可能性

↓

緊急度：緊急

救急処置の準備，介助

気管挿管，BVM
人工呼吸器，
症候に対する薬剤
（抗痙攣薬など）

検査の準備・実施

心エコー・ECG12ch・胸部X線・
血液ガス・血液検査・頭部CT・
髄液検査・血液培養

治療の準備

降圧薬，鎮痛・鎮静薬，
抗脳浮腫薬，
抗痙攣薬・抗菌薬・手術

医学診断：見逃してはいけない疾患

一次評価・二次評価・検査データ・病態のアセスメントの統合

看護診断

↓ 入院調整

| 一般病棟 | 救急病棟 | ICU/HCU/NCU | 手術室／血管造影室 |

表 見逃してはいけない疾患／よくある疾患

見逃してはいけない疾患	よくある疾患
脳血管疾患（脳出血・くも膜下出血）／脳内感染症（髄膜炎）／脳腫瘍／緑内障／巨細胞性動脈炎（側頭動脈炎）	緊張型頭痛（筋収縮性頭痛）／片頭痛／感冒

2. 初期対応の実際

② 胸痛

症例紹介

◆ **患者** 50歳，男性（胸痛があり，walk in で来院する）

◆ **第一印象** 起座呼吸（＋），苦悶表情（＋），前傾姿勢で時折胸の中心を大きくさする動作（＋），頻呼吸（＋），顔面蒼白（＋），末梢冷感（＋），冷汗（＋）

◆ **一次評価**

【A】気道開通（＋）

【B】頻呼吸（＋），頸静脈怒張（－），皮下気腫（－），気管偏位（－），呼吸補助筋の使用（＋），胸郭運動の左右差（－），呼吸音左右差（－），断続性副雑音（＋）

【C】末梢冷感（＋），冷汗（＋），蒼白（＋），橈骨動脈触知（弱い）左右差（－），頻脈（＋）

【D】GCS 15（E4 V5 M6），瞳孔/対光反射（L＝R3.0/＋），運動麻痺（－），BS 120mg/dL

【E】低体温（－），高体温（－），外傷（－），下肢の疼痛（－）

◆ **バイタルサイン** BP 90/52mmHg（右上腕）・96/58mmHg（左上腕），HR 98回/分（洞調律），RR 28回/分，SpO_2 94%，酸素 5L/分フェイスマスク投与下 SpO_2 99%，BT 36.5℃

◆ **二次評価 ― 問診**

【主訴】胸痛

【現病歴】8時頃，突然胸を押しつけられる感じが出現し，気分不良と全身倦怠感，冷汗，息苦しさを自覚し，症状は90分ほど続いたが軽減した．再度17時過ぎに同症状が出現し増強するため，Walk-in 受診する．緩解因子，増悪因子ははっきりせず，痛みの程度は 8/10 であり，胸骨の裏あたりの痛みがあり，放散痛はない．また，引き裂かれたような疼痛や疼痛の移動もみられない．

【既往歴】高血圧症 【内服薬】アムロジピン 10mg1T 1×

【アレルギー】薬物（－），食物（－）

【冠危険因子（risk factor）】年齢・性別（＋，男性＞45歳，女性＞55歳），喫煙歴（＋，20本×15年，15年前より禁煙），高血圧（＋），糖尿病（－），脂質異常（－），家族歴（－），慢性腎臓病（－），飲酒（缶ビール1本/日）

◆ **二次評価 ― 身体所見**

【胸部】胸郭運動の左右差（－），皮下気腫（－），鼓音（－），濁音（－），呼吸音左右差（－），断続性副雑音（＋），心音Ⅲ音（＋），Ⅳ音（－）

【下肢】発赤（－），腫脹（－），圧痛（－），浮腫（－），色調の左右差（－）

◆ **検査結果**

【12誘導心電図】Ⅱ，Ⅲ，aV_F に 2.5mm の ST 上昇，右側胸部誘導記録で V_{3R}，V_{4R} の ST 上昇なし

【心エコー】下壁の壁運動低下あり，右室負荷なし

【胸部 X 線】肺うっ血あり，上縦隔拡大なし

【血液検査データ】BUN 19mg/dL，Cr 0.98mg/dL，AST 57U/L ↑，ALT 27U/L，LDH 202U/L，CK 469U/L ↑，CRP 0.34 mg/dL ↑，NT-proBNP 843pg/mL ↑，WBC $10.84×10^3$/μL ↑，Hb 15.6g/dL，心筋トロポニン T 0.258ng/mL ↑，CK-MB 53.5ng/mL ↑，D-dimer 0.7μg/mL

◆ **診断** ＃急性心筋梗塞

第 **1** 章　急性症状の初期対応

臨床推論

主訴を中心とした手掛かりとなる情報の収集

　一般的に胸部症状は，「胸が重苦しい」「締めつけられる感じ」などの表現や，左側の顎部・頸部・肩部・上肢・背部への放散痛を訴えることがあり，必ずしも「胸痛」として自覚するわけではない．また，胸痛のみを訴える患者は少なく，随伴症状（悪心・嘔吐，発熱，動悸など）を詳しく聴取し，臨床推論に結びつけなくてはならない．

　本症例は胸部症状を「胸を押しつけられる感じ」と表現している．主訴を「胸痛」とし，随伴症状として気分不良，全身倦怠感，冷汗，呼吸困難を訴えていた．既往歴は高血圧症を指摘されており，降圧薬の内服で血圧コントロールは良好であった．

仮説となる疾患の想起

　救急現場で胸痛を主訴とする病態は20以上もあるため，すべてを予測することは困難である．胸痛で見逃してはいけない特に緊急度の高い疾患として，4 killer chest painである「急性大動脈解離」「急性心筋梗塞」「肺血栓塞栓症」「緊張性気胸」を想起する．**表**に胸痛を主訴とする緊急度と頻度の高い疾患を示す．

想起した疾患に関連した情報の収集と解釈

　身体所見および検査結果などの情報のうち，4 killer chest painに関連した情報から解釈を行う．本症例の主訴は胸痛のみで背部痛はなく，痛みの移動はない．頸静脈の怒張と両上肢の血圧の左右

表　胸痛を主訴とする緊急度と頻度の高い疾患

緊急度の高い胸痛	頻度の高い胸痛
・急性大動脈解離* ・急性冠症候群* 　・急性心筋梗塞 　・不安定狭心症 ・肺血栓塞栓症* ・緊張性気胸* ・突発性食道破裂 ・心筋炎，心外膜炎	・逆流性食道炎 ・肺炎，胸膜炎 ・気胸 ・肋軟骨炎（若年女性） ・不安神経症

* 4 killer chest pain

差も認めず，胸部X線画像上に大動脈陰影や上縦隔の拡大はない．意識の変化や対麻痺症状，両下肢足背動脈の触知左右差も認めない点から，急性大動脈解離の可能性は低いと考える．肺血栓塞栓症は，DVT（deep vein thrombosis；深部静脈血栓症）の既往はなく，下肢の腫脹や疼痛，下肢色調の左右差を認めない．頻脈や呼吸困難感も強くない．血液凝固因子であるD-dimer正常，ナックルサインを認めないことから可能性は低い．また，緊張性気胸は，身体所見から胸郭の動きの左右差，片側の呼吸音減弱や鼓音，皮下気腫，頸静脈の怒張を認めない点から可能性は低い．

　胸痛は1時間半持続しており，12誘導心電図でⅡ，Ⅲ，aV_Fに2.5mmのST上昇と，右側胸部誘導記録でV_{3R}，V_{4R}のST上昇なしの所見を認める．心エコーで虚血性変化に伴う下壁の壁運動低下（asynergy）の所見と，心筋トロポニンT 0.258ng/mL，CK-MB 53.5ng/mLといった心筋逸脱マーカーの上昇を認めるため，急性心筋梗塞である可能性が最も高いと考えられる．

仮説の検証

　4 killer chest painのうち，「急性大動脈解離」「肺血栓塞栓症」「緊張性気胸」については関連

情報から除外が可能と判断した．そして，12誘導心電図，心エコー，心筋逸脱酵素上昇の結果より，「急性心筋梗塞」の診断と判断した．さらに，12誘導心電図の所見よりST上昇型急性心筋梗塞（STEMI）の下壁梗塞であることが予測できる．

緊急度判断のための アセスメント

　生体は種々の循環調節系を駆使して恒常性を維持しているが，循環調節系が最大限に反応しても組織の機能や構造を維持する血液量と酸素などの供給が不足し，急性循環不全となった状態をショックという．ショックの症状には「ショックの5P」として蒼白，呼吸不全，冷汗，虚脱，脈拍不触があるが，本症例は早期ショックの徴候である頻呼吸と顔面蒼白，冷汗を示している．

　頻呼吸を呈する原因は，虚血により代謝性アシドーシスが進行するため，pHを正常に保とうとする代償機能によるものと考える．受診時は血液ガス検査を行っていないが，PCI直後の血液ガスデータのpH正常によって裏付けることができる．

　バイタルサインと身体所見の顔面蒼白・冷汗は，心機能低下時の代償機転である神経体液性の機序による「交感神経系」と「レニン・アンジオテンシン・アルドステロン（RAA）系」の2つが密接に関係している．

　交感神経系は，心機能が障害され動脈圧が低下すると動脈圧受容体と心肺受容体がその変化を感知し，交感神経中枢が活性化されカテコラミンが放出される．放出されたカテコラミンにより心臓の$\beta 1$受容体が刺激され，心拍数増加，心収縮力増強にはたらく．また，末梢血管の$\alpha 1$受容体が刺激されると血管収縮にはたらき，腎の傍糸球体細

胞の$\beta 1$受容体が刺激されるとレニン分泌に作用し末梢血管の収縮にも関与する．

　RAA系は，動脈圧の低下により腎の糸球体輸入細動脈圧が低下し，直接的に傍糸球体細胞からのレニン分泌が誘導され，アンジオテンシノーゲンをアンジオテンシンIに変換し，肺循環においてアンジオテンシン変換酵素がアンジオテンシンIをアンジオテンシンIIに変換する．アンジオテンシンIIはアンジオテンシンII 1型受容体に作用して，動脈の収縮を誘導し後負荷を増大する．またアンジオテンシンIIは，アンジオテンシンII 1型受容体を介して副腎皮質細胞を刺激することでアルドステロン分泌をもたらし，腎臓でのナトリウムイオン（Na^+）と水分の再吸収を促進する．結果，循環血液量を増加させて前負荷を増大させ，アンジオテンシンIIは交感神経終末のアンジオテンシンII 1型受容体に作用してカテコラミンの分泌を促進する．

　本症例は，血管収縮に伴い，顔面蒼白となり，また，交感神経興奮状態で発汗作用が出現，四肢末梢は冷感であるため，冷汗を呈する．早期ショック時にみられる所見である．

　神経体液性機序の活性化は，血管収縮による重要臓器への灌流量維持にはたらきかける代償機構であるが，活性化に伴う収縮能，前負荷，後負荷の増大は心筋の酸素消費量を増加させる．また，交感神経刺激持続は最終的にはβ受容体数の減少を引き起こし，心拍出量を維持しようとする生体防御システム自体が機能しなくなる．心機能低下時の代償機構は一時的には循環動態の改善に貢献するが，活性化が持続することで悪循環に陥り，生命の危機的状況への移行や長期生命予後に悪影響を及ぼす[1]．本症例は，8時に約1時間半持続する胸痛を自覚し，ショック徴候を呈している．2

度目の胸痛も約1時間半持続し症状が増強していることから、心機能低下に伴う急性循環不全の持続を考える。

　心原性ショックは、一般的に左室充満が十分な状況で末梢循環不全の徴候を合併した30分以上持続する低血圧（＜90mmHg）と定義されるが、血圧が90mmHg以上でも組織低灌流状態がみられる場合には、ショックと同様の対応を必要とする。多数の心原性ショック患者を検討したShock Registryのなかで、来院時にショック状態を呈した患者は9％と少ないにもかかわらず、心筋梗塞発症6時間以内には47％、24時間以内には74％の患者でショック状態となっている[2]。本症例は、心筋梗塞発症10時間半経過しており、バイタルサインはBP 90/52mmHg（右上腕）・96/58mmHg（左上腕）、HR 98回/分、顔面蒼白、冷汗を呈しているため、代償機能破綻直前の早期ショック状態であると予測できる。

　また、身体所見から心不全の病態を分類できる、Nohria-Stevenson分類がある（図）。本症例は、若干前傾姿勢の起座位で顔色は蒼白、苦悶様表情である。呼吸困難感を訴えており、RR 28回/分、末梢皮膚の冷感を認め、SpO₂ 94％と肺うっ血を認めているため、うっ血所見および低灌流所見を認めるProfile Cに属し、重症度が高い状態である。
　STEMIにより心臓ポンプ機能が急激に低下し、心拍出量低下から急性循環不全を呈しており、緊急度・重症度の高い状態であると判断できる。

看護実践の根拠

　STEMIによる心臓ポンプ機能の急激な低下と、急性循環不全の増悪から心原性ショック状態の遷延化が予測される。次に、本症例に対する3つの看護実践とその根拠を示す。

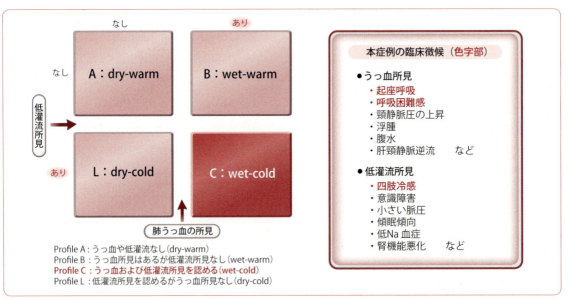

図　Nohria-Stevenson分類

循環動態のモニタリング

STEMIは，梗塞周辺領域において壊死部分と正常部分が混在し電気的興奮伝播が不均一化すること，伝導遅延が起こるために局所でのリエントリーを生じやすいことが致死性不整脈の基質となり，14％以上の患者に致死的不整脈（大多数が心室細動［ventricular fibrillation；VF]）が出現し死亡するといわれている，緊急度の高い疾患である[2]．そのため，連続心電図のモニタリングと，10分ごとに身体所見とバイタルサイン（呼吸回数，SpO2モニター，非観血的血圧測定）の再評価を行った．本症例のバイタルサインを含む一次評価で，代償機能破綻直前の早期ショックの状態であると予測したため，致死的不整脈の出現やショックの遷延化に伴う急変に備え，救急カートや除細動器，使用する可能性のある薬剤もすぐに使えるように準備して，継続的に循環動態の評価を行った．

酸素投与と体位調整

STEMIの診療に関するガイドラインでは，酸素投与により虚血心筋傷害が軽減される可能性が報告されており，また合併症のない心筋梗塞患者でも，初期には換気血流不均衡や肺の液体貯留などが原因で軽度の低酸素状態にある場合があることから，緊急治療開始から最初の6時間は全例で酸素投与が推奨される．通常は経鼻カニューレまたはフェイスマスクにより100％酸素を2〜5L/分で開始する[2]．

本症例は，RR 28回/分，SpO2 94％と不安定な状態であった．呼吸困難感を訴えていたため，STEMIによる心臓ポンプ機能失調で肺うっ血所見ありと判断し，患者と相談後に循環血液量減少を目的とする．半座位で5L/分の酸素投与をフェイスマスクで開始したところ，SpO2 99％へ改善した．PCI直後の血液ガスデータでは，（酸素5L/分投与，PaO2 110) P/F 275mmHgの酸素化を示しており，P/F 300mmHg 以下であるため，酸素投与量不足の可能性がうかがえる．酸素不足は急性循環不全を増悪させる要因となるため，高濃度マスクに変え，酸素流量を上げる必要がある．

連携と調整

STEMIは，いかに早期に再灌流させるかが，短期および長期の生命予後に直結する疾患である．再灌流治療には，PCIと血栓溶解療法があり，どちらを選択するかは再灌流治療までの時間によって決定される．再灌流療法の目標は，発症から再灌流達成＜120分，病院到着から血栓溶解薬静脈内投与＜30分（door-to-needle time），病院到着からPCI＜90分（door-to-balloon time）に行うことが重要である[2]とされている．

一次評価，二次評価で急性冠症候群（ACS；acute coronary syndrome）が疑われた場合は，時間との戦いとなるため，迅速に対応すべきである．特に，問診，身体所見，12誘導心電図までの所要時間は10分以内とされている．そのあいだに「心電図モニタリング」「酸素投与」「静脈ライン確保」，トロンボキサンA2の産生阻害と血小板凝集抑制を目的とする「アスピリンの咀嚼服用」，除痛効果と心筋酵素需要量減少と前負荷軽減を目的とする「塩酸モルヒネ投与」，前負荷・後負荷の軽減と，ACSに対する効果は低いが胸痛軽減を目的とする「ニトログリセリン投与」を行わなくてはならない．心原性の胸痛を疑った時点で，どう時間短縮するかがポイントとなる．

本症例では，観察室への移動中に内科当直医へ診察を依頼すると同時に，生理検査室へ12誘導心電図を緊急依頼した．酸素投与と生体モニターを装着し，スタッフへの応援要請も行い，静脈ライン確保と採血を依頼した．また，問診と身体所見を並行して迅速に実施した．問診では，漏れがないように迅速かつ簡潔に行う方法として，「SAMPLER聴取」や痛みについての詳細な情報を漏れなく収集する「OPQRSSTT法」などの病歴聴取法を活用する．主訴の発生様式の聴取は，緊急度の判断を行ううえで重要である．4 killer chest painを常に意識し，除外するために問診や身体所見をとる必要がある．

本症例は12誘導心電図の所見よりSTEMIと診断され，ニトログリセリン投与と同時に，循環器科医師への連絡と心カテ室の準備も開始した．ニトログリセリン投与と塩酸モルヒネ投与後に胸痛は8/10からほぼ消失し，受診時の苦悶様表情と呼吸回数もやや落ち着いた．その後，アスピリンの咀嚼服用までを10分以内に実践することができた．本症例のバイタルサインは安定し，致死的不整脈の出現もなくPCIを受けることができた．

ACSの患者すべてが救急搬送されるとはかぎらない．本症例のようにWalk-inで受診する患者もいるため，ACSを疑った際は安全で速やかな移動と迅速な問診と身体所見を行う．STEMIの診断と治療における時間的な制約を理解し，家族への対応や医療チーム内の連携と調整が効果的かつ効率的に行われるように，看護師は「先手のコーディネーター」としての役割を担うことが重要である．

救急初療の看護サマリー

◆ **看護診断** #心ポンプ機能低下に伴う心拍出量減少

◆ **患者目標** 致死的不整脈の合併症を起こさず，心原性ショックから離脱できる.

◆ **患者情報**

【主訴】胸痛

【現病歴】本日，AM 8時に突然の胸痛があり，気分不良と全身倦怠感，冷汗，息苦しさを自覚し，症状は90分ほど続いたが軽減した. 再度17時過ぎに同症状が出現し増強するため，Walk-in 受診される.

【既往歴／内服薬】高血圧症／アムロジピン 10mg1T 1×

【冠危険因子（risk factor）】 年齢・性別（＋），喫煙歴（＋），高血圧（＋）

◆ **身体所見**

【バイタルサイン】BP 90/52mmHg，HR 98/分，SpO_2 94%（酸素5L/分），RR 28/分

【一次評価】頻呼吸（＋），呼吸補助筋の使用（＋），冷汗（＋），蒼白（＋），頻脈（＋）

【二次評価】断続性副雑音（＋），心音Ⅲ音（＋）

◆ **検査**

【血液検査】心筋逸脱マーカーの上昇

【胸部X線／心エコー／心電図】肺うっ血あり／下壁の壁運動異常／Ⅱ，Ⅲ，aV_F ST上昇

◆ **看護の実際**

【アセスメント】患者情報，身体所見，検査などから急性心筋梗塞の診断となった. Ⅲ音聴取もあるため，急性心筋梗塞に伴い心臓のコンプライアンスが悪い状態であり，循環不全をきたしている. 心拍出量低下により，交感神経が興奮し，後負荷の上昇もみられ，カテコラミンの影響を受け，ショック症状を呈している. 心筋収縮力低下，後負荷の上昇，心ポンプ機能低下があるため，看護診断としては「#心ポンプ機能低下に伴う心拍出量減少」をあげる. また，断続性副雑音の聴取，胸部X線では肺うっ血もあり，SpO_2 は低下も，肺水腫に伴う拡散障害をきたし，ガス交換障害がみられる. その要因については，ACSに伴う心ポンプ機能低下に関連した心拍出量低下があるため，ガス交換障害については＃と統合し，看護計画を立案する.

　緊急PCIの準備を行い，冠動脈の凝集抑制として抗血小板薬内服，また，前負荷，後負荷の軽減，胸痛の軽減として硝酸薬の投与は必要であり，本症例は血圧が低いため慎重な投与と呼吸状態と循環状態の継続観察を行った. また，胸痛・心筋酸素消費量抑制，末梢血管拡張目的に，モルヒネの投与も行った. 虚血による電気的不安定性のため不整脈を起こす危険性があり，除細動の準備，ショックの遷延時は，循環作動薬，ECMOの準備を行う. 呼吸不全，循環不全が安定しない場合は，気管挿管の準備も行っておく必要がある.

【看護計画／看護実践】

・O-P：

①モニター／呼吸状態，循環状態の継続観察

②不整脈の有無

③血液検査（心筋逸脱マーカーなど）／血液ガス／心臓超音波検査／胸部X線

④心不全徴候（呼吸困難・呼吸音・心音・水分出納バランス）

・T-P：

①PCIの準備

②内服薬の準備・投与

③循環作動薬の準備，管理

④鎮痛薬の準備，投与

⑤ECMOの準備

⑥酸素投与

⑦体位調整

・E-P：

①安静の必要性について説明する

②処置やケアの前にはわかりやすく説明する
③身体状況の変化があった場合は，知らせるように説明する

引用・参考文献

1）道又元裕編：ICUケアメソッド　クリティカルケア領域の治療と看護，学研メディカル秀潤社，2014.
2）日本循環器学会・他「ST上昇型急性心筋梗塞の診療に関するガイドライン（2013年改訂版）」
　　http://www.j-circ.or.jp/guideline/pdf/JCS2013_kimura_h.pdf
3）日本循環器学会・他「虚血性心疾患の一次予防ガイドライン（2012年改訂版）」
　　http://www.j-circ.or.jp/guideline/pdf/JCS2012_shimamoto_h.pdf
4）日本循環器学会・他「急性心不全治療ガイドライン（2011年改訂版）」
　　http://www.j-circ.or.jp/guideline/pdf/JCS2011_izumi_h.pdf
5）山勢博彰，山勢善江編：疾患の看護プラクティスがみえる救命救急ディジーズ，学研メディカル秀潤社，2015.
6）道又元裕編：重症患者の全身管理　生体侵襲から病態と看護ケアが見える，日総研出版，2009.
7）篠澤洋太郎編：ショック管理Q&A 迅速で，的確な対応のために，総合医学社，2009.
8）松田直之編：生体侵襲と臓器管理 急性期病態の理解とその対応，総合医学社，2008.
9）日本医療教授システム学会監：患者急変対応コースfor Nursesガイドブック，中山書店，2013.
10）日本救急医学会・他監：緊急度判定支援システム JTAS2012ガイドブック，へるす出版，2012.
11）城田智之，小池伸享：救急看護トリアージのスキル強化 胸痛にまつわるエトセトラ；胸痛アセスメントの第一歩，日総研出版，2014，p.26-31.
12）道又元裕監：見てできる臨床ケア図鑑 ICUビジュアルナーシング，学研メディカル秀潤社，2014.
13）安倍紀一郎，森田敏子：関連図で理解する循環機能学と循環器疾患のしくみ，第3版，日総研出版，2011，p.202-211.

2. 初期対応の実際　②胸痛

胸痛患者の救急初療看護プロトコール

第一印象

一次評価（ABCDEアプローチ）

不安定

緊急度：蘇生

→ モニター
酸素
末梢静脈路確保

→ 一次評価（再評価）

不安定

→ 呼吸・循環不全の
原因検索
（医師と情報共有）

安定 →

二次評価（重点的アセスメント）

安定

問診	身体所見
【主訴】 胸痛 **【現病歴：OPQRST】** O：突然発症 P：動作（運動）時，寝たきり， 　　飛行機などの長時間の移動 Q：疼痛程度，鈍痛，絞扼感， 　　引き裂かれたような疼痛 R：放散痛（肩・歯），胸部全体， 　　片側の胸，疼痛の移動 S：背部痛，呼吸困難，悪心，嘔吐， 　　失神，動悸，咳 T：徐々に軽快，悪化 **【AMPLER】** M/P 内服薬／既往歴 R：喫煙，アルコール，高血圧症，糖 　　尿病，高齢者，神経質	**顔面**：浮腫 **頸部**：呼吸補助筋の使用・ 　　　　頸静脈怒張・皮下気腫 **胸部（呼吸）**：胸郭運動の左右差 　　　　鼓音・濁音 　　　　皮下気腫・軋音・圧痛 　　　　呼吸音（左右差・雑音） **胸部（心臓）**：心雑音・Ⅲ音・Ⅳ音 **下肢**：発赤・腫脹・浮腫

見逃してはいけない疾患（表）の可能性

緊急度：緊急

救急処置の準備，介助

気管挿管，BVM
人工呼吸器
胸腔穿刺・ドレーン挿入
強心薬，ECMO

検査の準備・実施

心エコー・ECG12ch・
胸部X線・血液ガス・
血液検査・胸部CT

治療の準備／部門間の調整

硝酸薬，
抗凝固薬・鎮痛薬
CAG/PCI・手術

医学診断：見逃してはいけない疾患

一次評価・二次評価・検査データ・病態のアセスメントの統合

看護診断

入院調整

一般病棟	救急病棟	ICU/CCU/HCU	手術室／心カテ室

表 見逃してはいけない疾患／よくある疾患

見逃してはいけない疾患	よくある疾患
急性大動脈解離／急性心筋梗塞／肺血栓塞栓症／緊張性気胸	逆流性食道炎／肺炎／胸膜炎／気胸／不安神経症

41

第 **1** 章　急性症状の初期対応

2. 初期対応の実際

③ 腹痛

症例紹介

◆ **患者**　80代，男性（他施設へ入院中）

◆ **救急隊情報**　急性腹症の診断で精査・加療を目的で紹介の患者である.

◆ **第一印象**　苦悶表情（＋），頻呼吸（＋）

◆ **一次評価**

　【A】気道開通（＋）

　【B】呼吸促迫（＋），喘鳴（－），頸静脈怒張（－），呼吸補助筋の使用（－），気管偏移（－），呼吸音（正常）

　【C】橈骨動脈触知（＋），頻脈（＋），顔面蒼白（－），末梢（温暖），冷汗（－），湿潤（－）

　【D】GCS 11（E3 V4 M4），虚脱（＋），麻痺（－）

　【E】外傷（－），外出血（－）

◆ **バイタルサイン**（初療室到着時）　HR 121回/分，BP 102/62mmHg（左腕）・94/48mmHg（右腕），SpO2 94%（room air），RR 24回/分，BT 38.2℃

◆ **二次評価 ― 問診**

　【現病歴】慢性肺気腫，肺炎の診断で近医入院中であった. 1週間前より発熱と心窩部の重苦しさを自覚し，食欲低下感があった. 心窩部周囲の重苦しさは食事や排便に関係なく，次第に症状の増悪を認めた. 2日前より39℃台の発熱が出現した. セフェム系注射用抗菌薬を使用し，疼痛部位が心窩部から下腹部痛への移動を認め，急性腹症の診断で精査・加療を目的で来院となった.

　【随伴症状】悪心（－），嘔吐（－），下痢（－），下血（－），排ガス（＋），排便（＋）

　【既往歴】肺結核，大腸ポリープ（ポリープが大きく，開腹手術にて摘出），肺アスペルギルス症，肺気腫

　【内服薬】クラリスロマイシン，イトラコナゾール，ムコトロン®，マグミット®，ビオフェルミン®，ツロブテロールテープ，スピリーバ®，カロナール®

◆ **二次評価 ― 身体所見**

　【眼球結膜】蒼白（－），黄染（－）　【胸部】肺胞音の低下（＋），副雑音（－）

　【腹部】皮下出血斑（－），腸蠕動音微弱，腹部膨満（－），右下腹部の自発痛（＋），圧痛（＋）反跳痛（＋），筋性防御（－），鼓音・濁音（－）

◆ **検査結果**

　【12誘導心電図】HR 120回/分（洞性頻脈），ST-T変化なし　【心エコー】EF 70%，asynergy なし

　【動脈血液ガス分析】pH 7.301，PaCO2 30.4mmHg，PaO2 82.2mmHg，HCO3⁻ 15.5mEq/L，SaO2 96%，Lac 3.5mmol/L

　【血液検査】WBC $2.71×10^4/\mu$L，Hb10.5g/dL，Ht 31.5%，PLT $2.11×10^5/\mu$L，Neut 92.4%，T-Bil 0.9mg/dL，AST 42U/L，ALT 36U/L，ALP 315U/L，LDH 195U/L，BUN 28.6mg/dL，Cr 0.86mg/dL，CRP 20.72mg/dL，PCT 2.5 ng/mL，CPK 60U/L，血清AMY 22U/L，心筋トロポニンⅠ0.02ng/mL

　【腹部エコー】急性虫垂炎疑い

　【腹部（造影）CT】虫垂炎. 虫垂の腫大と造影効果を認め，背側に air を伴う液体貯留がある. 穿孔＋膿瘍形成が疑われる. 周囲の小腸への炎症波及が疑われ，拡張を認める.

◆ **診断**　#1虫垂炎，#2汎発性腹膜炎

◆ **治療**　輸液負荷，ノルアドレナリン0.1γ，汎発性腹膜炎を伴う虫垂切除術，抗菌薬

臨床推論

主訴を中心とした手掛かりとなる情報の収集

急性腹症については，腹痛の部位によって，代表的な疾患が鑑別としてあげられる[1]（図）．

本症例は1週間前から心窩部の重苦しさが出現し，次第に右下腹部痛へ移動，現在は右下腹部の鈍痛と圧痛があった．また，軽度の体熱感を認めている．症状出現時より食欲不振を自覚し，嘔吐や下痢は認めない．

仮説となる疾患の想起

腹痛において予測される見逃してはいけない病態として，「胸腹部大動脈解離」「急性腸間膜動脈閉塞症」「腸管穿孔」「（絞扼性）イレウス」「急性膵炎」「急性化膿性胆嚢炎」「汎発性腹膜炎」「急性心筋梗塞」などがあげられる．

---

① 心窩部
(1) 食道疾患：食道下部の潰瘍，食道がん，噴門痙攣
(2) 胃・十二指腸疾患：食道裂孔ヘルニア，急性胃炎（特にAGML），慢性胃炎，消化性潰瘍，胃がんやその他の悪性腫瘍，胃の良性腫瘍，幽門前庭部痙攣，幽門脱垂症，幽門狭窄，瀑状胃，胃捻転，胃梅毒，胃結核，胃内異物，アニサキス症，胃憩室，十二指腸憩室，十二指腸狭窄，十二指腸がん
(3) 膵疾患：急性膵炎，慢性膵炎，膵石症，膵がん，膵嚢胞
(4) 肝，胆道疾患：胆石症，胆嚢炎，胆管炎，胆道ジスキネジー，肝炎，肝膿瘍
(5) 急性虫垂炎の初期，横隔膜下膿瘍

③ 左上腹部
(1) 膵疾患：急性膵炎，膵嚢胞，膵がん，膵石症
(2) 胃疾患：瀑状胃，胃がん
(3) 腸疾患：パイル（Payr）病，脾彎曲部上位癒着，腸がん（脾彎曲部）
(4) 脾疾患：脾梗塞，脾膿瘍，脾周囲炎，脾腫（マラリア），脾破裂
(5) 左腎疾患：腎・尿管結石，腎盂炎，遊走腎，腎膿瘍，腎周囲炎，腎梗塞

② 右上腹部
(1) 胆道疾患：胆石症，胆嚢炎，胆道ジスキネジー，胆嚢または胆道がん，レンメル（Lemmel）症候群，回虫の胆道迷入，胆道ランブリア症
(2) 肝疾患：肝炎，急性肝萎縮症，肝膿瘍，うっ血肝，レプトスピラ感染症［ワイル（Weil）病］，横隔膜下膿瘍，門脈血栓，急性門脈炎
(3) 胃・十二指腸疾患：幽門潰瘍，十二指腸潰瘍，幽門がん
(4) 腸疾患：腸がん（肝彎曲部），虫垂炎
(5) 膵疾患：急性膵炎，慢性膵炎，膵頸部がん
(6) 右腎疾患：腎・尿管結石，腎盂炎，遊走腎，腎膿瘍，腎周囲炎，腎梗塞

④ 臍部
(1) 腸疾患：腸管癒着，腸狭窄，腸閉塞，腸間膜血管の血栓および閉塞，急性小腸炎，慢性小腸炎，急性大腸炎，腸結核症，虫垂炎，腸間膜リンパ節炎，回虫症，腹膜炎
(2) 胃疾患：胃潰瘍，胃がん
(3) 血管系：腹部大動脈瘤，腸間膜動脈硬化（腹部狭心症），腸間膜動脈の閉塞

(1) 腎・腸疾患：消化管穿孔，急性膵炎，過敏性腸症候群，腸閉塞
(2) 腹膜疾患：急性腹膜炎，結核性腹膜炎，がん性腹膜炎
(3) 血管系：ヘノッホ‐シェーンライン（Henoch-Schölein）紫斑病，腸間膜血栓症，大動脈破裂

汎発性腹痛

⑥ 左下腹部
(1) 腸疾患：急性大腸炎，赤痢，S状結腸炎，潰瘍性大腸炎，粘液疝痛，大腸がん，腸狭窄，腸閉塞，過敏性腸症候群，憩室炎
(2) 右尿管疾患：尿管結石
(3) 性器疾患：卵巣嚢腫の茎捻転，付属器炎，子宮外妊娠，子宮内膜症

⑤ 右下腹部
(1) 腸疾患：急性虫垂炎，慢性虫垂炎，小腸炎（回腸炎），大腸炎，クローン病，腸結核症，腸放線菌症，腸間膜リンパ節炎，腸がん（盲腸および上行結腸）
(2) 左尿管疾患：尿管結石
(3) 性器疾患：卵巣嚢腫の茎捻転，付属器炎，子宮外妊娠，子宮内膜症，停留睾丸の炎症

⑦ 下腹部
(1) 膀胱疾患：膀胱炎，膀胱結石，膀胱がん
(2) 男性性器疾患：前立腺炎，精嚢炎
(3) 女性性器疾患：付属器炎，子宮内膜炎，子宮内膜症，卵巣嚢腫の茎捻転，子宮外妊娠
(4) 腸疾患：急性虫垂炎，急性大腸炎，S状結腸炎，腸閉塞，S状結腸の憩室炎
(5) 腹膜炎：骨盤腹膜炎，骨盤膿瘍

図 部位からみた腹腔内臓器の疾患による腹痛

第 **1** 章 急性症状の初期対応

想起した疾患に関連した情報の収集と解釈, 仮説の検証

■ 急性膵炎・急性化膿性胆嚢炎

視診上では眼球黄染はない. また, 腹壁の皮下着色斑より病態を推測することが可能だが, 急性膵炎時に特徴的な臍周囲（カレン徴候）や側腹壁（グレイ・ターナー徴候）, 鼠径靭帯下部（フォックス徴候）への皮膚着色斑がみられなかった. 採血上でも胆道系酵素（AST, ALT）や膵酵素（AMY）の上昇はなく, 触診上でも, 吸気時に右季肋部の圧痛に伴う疼痛増強（マーフィー徴候）はみられず, 「急性膵炎」や「急性化膿性胆嚢炎」の可能性は低いと考えた.

■ イレウス

既往には大腸ポリープでの開腹手術歴があった. 開腹手術歴のある患者では術後性腸閉塞や「(絞扼性) イレウス」の可能性を予測するが, 腹部聴診ではイレウスを示唆する金属音や腹部膨満は認めなかった. また, 当日の朝に排ガス, 排便があったことから腸管の通過障害の可能性は低く, 「(絞扼性) イレウス」の可能性は低いと考えた.

■ 心筋梗塞

本症例の症状は, 心窩部の重苦しさが軽度あったが次第に右下腹部痛および圧痛へ変化していた. 来院直後の心電図では「心筋梗塞」を疑うようなST-T変化は認めず, また心エコーでも, 虚血性変化に伴う壁運動異常（asynergy）はなく, 「心筋梗塞」の可能性は低い.

■ 血管系病態

痛みの移動があったとの情報から「大動脈解離」も予測されるが, 意識の変化や両上肢血圧の左右差（大動脈弓からの腕頭動脈・総頚動脈・鎖骨下動脈への虚血による脳虚血や両上肢血流障害）, 対麻痺症状（肋間・腰動脈虚血による対麻痺：アダム・キュービッツ動脈虚血）, 拍動性の腹壁変化や腹部膨満, 鼠径動脈の触知左右差も認めないことから, 「大動脈解離」などの血管系病態の可能性は低いと考える.

■ 急性腸間膜動脈閉塞症

心房細動等の血栓遊離によって腸管膜動脈の閉塞および血流障害が起こり, 腸管虚血に伴う壊死により「急性腸間膜動脈塞栓症」は発症するといわれるが, 採血結果で腸管壊死に伴うCPK・LDHの上昇（上腸間膜動脈虚血による腸管壊死）や動脈血液ガスで明らかなアシドーシスはなく, また来院時の12誘導心電図では明らかな心房細動や他不整脈を認めず, 腸間膜血栓症の可能性は低いと考えた.

■ 急性虫垂炎

腹部の触診上で, 右下腹部痛および圧痛（マックバーニーの圧痛）を認めている. また, 反跳痛を認めており, 筋性防御はないものの腹膜刺激徴候が陽性と判断した. 腹膜刺激徴候は, 腹壁および臓側腹膜に炎症が波及し, 刺激されている徴候[2]であり, 急性汎発性腹膜炎が予想される. 急性虫垂炎はいくつかの症状を組み合わせた急性虫垂炎のスコア（Alvaradoスコア, **表1**)[3]があり, スコアを用いて評価したところ, 9点と陽性であった.

以上より, 本症例は急性虫垂炎による腸管穿孔からの汎発性腹膜炎が最も疑わしいと考えた.

2. 初期対応の実際　③腹痛

緊急度判断のための
アセスメント

緊急度の判断

　敗血症の早期診断として，ICU以外の初療，一般病棟ではqSOFAスコア[4]（①呼吸数≧22回/分，②精神状態の変化，③収縮期血圧≦100mmHgの3項目で評価，各1点）を用いて評価し，2項目以上を満たす場合は敗血症を疑い，早期の敗血症治療介入を行うことが推奨されている．今回の事例では，バイタルサインは，HR 121回/分，BP 102/62mmHg（左腕）・94/48mmHg（右腕），SpO$_2$ 94%（room air），RR 24回/分，BT 38.2℃で合計2点となり，qSOFAスコア陽性であり，敗血症を疑うことができる．敗血症に伴い炎症性サイトカイン（IL-1やIL-6，TNF-α）産生し，血管内皮細胞が刺激され，NOやヒスタミン，プロスタグランジンなどの血管拡張物質によって末梢血管を拡張させることから，末梢皮膚温が温かく感じられる．血管の過剰拡張に伴う後負荷の低下や血管透過性亢進により前負荷の低下に伴い，敗血症性ショックに陥っている可能性がある（warm shock）．また頻呼吸については，ショックに伴い，組織が低酸素症に陥り，代謝性アシドーシスの代償として呼吸数の増加が考えられる．循環不全状態であるため緊急度は高いと判断できる．

重症度の判断

　血液ガスは，一次評価での予測通り，Lac 3.5mmol/Lと上昇しており，代謝性アシドーシスを示し，また，PCO$_2$の低下から呼吸性の代償が見られている．qSOFAから敗血症が疑われており，臓器障害評価として，SOFAスコア[5]（**表2**）にて評価を行った．本症例は，呼吸器系（P/F比），82.2/0.21＝391.4（1点），凝固系（血小板数）21.1万/μL（0点），肝機能（ビリルビン値）0.9mg/dL（0点），心血管系（低血圧）ノルアドレナリン0.1γ使用中（3点），中枢神経（Glasgow coma scale）GCS 11（E3 V4 M4；2点），腎機能（血漿クレアチニン）Cr 0.86mg/dL（0点）のSOFA

表1　Alvaradoスコア：本症例における来院時の症状をもとに算定

Alvarado スコア項目	点数	来院時症状
痛みの移動	1点	あり（心窩部から右下腹部）：1点
食欲不振あるいはケトン尿	1点	あり（1週間前より）：1点
悪心・嘔吐	1点	なし：0点
右下腹部の圧痛	2点	あり：2点
反跳痛	1点	あり：1点
体温上昇（口腔温≧37.3℃）	1点	あり（BT 38.2℃）：1点
白血球増多（WBC＞10,000/μL）	2点	あり（WBC 2.71×10^4/μL）：2点
白血球左方移動（好中球＞75%）	1点	あり（Neut 92.4%）：1点
合計点数（陽性基準≧7点）	10点	合計9点（陽性）

第1章　急性症状の初期対応

表2　SOFAスコア

	0点	1点	2点	3点	4点
呼吸器 P/F	≧400	<400	<300	<200 +呼吸補助	<100 +呼吸補助
凝固能 血小板（/uL）	≧15万	<15万	<10万	<5万	<2万
肝臓 ビリルビン（mg/dL）	<1.2	1.2-1.9	2.0-5.9	6.0-11.9	>12
循環器	MAP ≧70mmHg	MAP <70 mm Hg	DOA or DOB<5	DOA5.1-15 or Ad≦0.1 or NOA≦0.1	DOA>15 or Ad>0.1 or NOA>0.1
中枢神経 Glasgow Coma Scale	15	13-14	10-12	6-9	<6
腎 Cr（mg/dL） 尿量（mL・日）	<1.2	1.2-1.9	2.0-3.4	3.5-4.9 <500	>5.0 <200

DOA：ドパミン，DOB：ドブタミン，Ad：アドレナリン，NOA：ノルアドレナリン

スコアは6点であった．SOFA≧2点は敗血症の確定診断となり，また，初療室において，ノルアドレナリン0.1γ開始，輸液2000mL 投与時の血圧はBp86/50mmhg（平均血圧；62mmHg）であった．敗血症性ショックは，十分な輸液において，①平均血圧≧65mmHgの維持に血管作動薬を必要とする②血清乳酸値＞2mmol/Lの①②を満たした場合に確定診断となる．今回の事例は，敗血症性ショックの状態であることが判断でき，緊急度も，重症度も高い状態である．

看護実践の根拠

患者は，急性虫垂炎に伴い汎発性腹膜炎をきたしており，qSOFA，SOFAスコアから敗血症と診断され，かつ，循環不全状態であり，敗血症性ショックに陥っている．その初療での看護として，次の5項目について看護実践の根拠を示す．

モニタリング

初療では心電図，SpO₂，非観血的血圧測定を経時的に測定した．今後の病態予測として，炎症性サイトカインによる末梢血管拡張作用から体血管抵抗の減少および後負荷の低下を招くこと，また血管透過性亢進によるサードスペースへの循環血液漏出からの前負荷の低下により，脈拍数の増大や低血圧への移行が予測される．『日本版敗血症診療ガイドライン2016』の血行動態指標のなかで，初療室では平均血圧≧65mmHgを維持し，血清乳酸値2mmol/L以下が指標[6]とされ，ノルアドレナリン0.1γ投与開始および輸液負荷しながら経時的に測定を行い，手術室へ入室した．

酸素投与

ショックとは「酸素供給不足もしくは利用障害を原因として代謝によるエネルギー産生が制限さ

れる状態」[7] である．組織灌流の指標として，血中の乳酸値が利用されるが，Lac 3.5mmol/L であり，組織灌流として十分ではない．その代償として酸素の取り込みが十分かどうかを確認することが必要であり，P/F比が有用と考える．本症例の動脈血液ガス分析（room air）では，PaO_2 82.2mmHgであり，P/F 391.4となる．低酸素血症はP/F＜300であり，酸素を投与せず経過観察を行っているが，SpO_2 の低下に頼ることなく，呼吸数増加の変化，喘鳴などの呼吸症状に注意し観察を行った．呼吸状態変化時は医師へ報告し，酸素投与を検討する必要がある．

継続観察

■ 痛みの種類と観察

痛みの質は病態の性質や重症度を反映することが多く，ベッドサイドにいる看護師は痛みの性状と質を継続して観察し，病態の進行を予測する役割を担う．

痛みの種類は，大きく分けて内臓痛と体性痛に分けられる．内臓痛は胃・十二指腸や胆道，膵などの内臓器官自体から起こる疼痛であり，管腔臓器の平滑筋の過伸展，拡張，収縮などによって疼痛が感知される．疼痛部位は限局しないことが多く，漠然と「このあたりが痛い」などと表現される．体位変換で疼痛が軽減されることもあるため，患者は疼痛を感じにくい体位をとることがある．本症例は来院1週間前より心窩部周囲の重苦しさを自覚し，食事や排泄に関与しない鈍痛を認めていた．虫垂炎による腸管の拡張に伴う内臓痛と心窩部への放散痛を自覚していたと考える．

一方，体性痛は壁側腹膜，腸間膜，横隔膜の炎症や物理化学刺激によって生じる疼痛で，痛みの部位がはっきりとした鋭い持続痛である．患者は来院時，右下腹部へ痛みが移動し，圧痛を認めていた．体性痛は，刺激が高度になると腹膜炎の特徴である反跳痛や筋性防御が出現し，体動により疼痛が増強する場合が多く，急性腹症として外科的手術の適応となる場合が多い[8]．本症例の痛みは来院時右下腹部に移動し，圧痛を認めていることから，急性虫垂炎による周囲壁側腹膜や腸間膜への炎症の波及に伴い，病態の進行が予測される．

本症例は腸管穿孔が疑われ，汎発性腹膜炎を合併しており，今後広範囲の炎症症状から敗血症によるショックとなり，内臓痛が体性痛（間欠的な鈍痛から持続する鋭い痛みへの変化）へと移行することが予測される．患者の腹痛の性状・程度・経過について継続して把握していくことで，病態の進行を予測的に把握する必要がある．

■ 病態悪化の指標

本症例の採血結果からは，WBC $2.71 \times 10^4/\mu L$，CRP 20.72mg/dL，PCT 2.5ng/mLと感染症状態であり，組織灌流の指標である乳酸値は3.5mmol/Lと上昇している．SOFAスコアは6点と高く，先述のモニター管理や酸素投与の指標とともに，バイタルサインから判別可能なqSOFAスコアやシバリングの出現，血管透過性亢進による循環血液量減少からの脈拍数の増加，代謝性アシドーシスの代償である呼吸数の増加などは病態悪化の指標であり，それらを継時的に観察することが重要と考える．

輸液管理（水分出納バランス）

来院時より患者は細胞外液の投与を開始した．敗血症性ショックの初期治療における循環動態の目標は，末梢組織への酸素代謝異常の評価と治

第1章　急性症状の初期対応

療が重要であり，その一環として輸液管理は重要な治療管理である．EGDT（early goal-directed therapy）は敗血症性ショックの初期において，十分な輸液を推奨したショック離脱の蘇生プロトコールであった．『日本版敗血症診療ガイドライン2016』において敗血症，敗血症性ショックの初期蘇生にEGDTを実施しないことを弱く推奨されており，敗血症ショックにおいて血管内容量減少による患者の初期輸液は，細胞外液補充液を30mL/kg以上投与することが推奨されている[9]．

本症例は初療時に腸管の穿孔と膿瘍形成を認め，敗血症性ショックの状態であった．初期蘇生として，日本版敗血症診療ガイドライン2016にもとづき，必要量の輸液を行ってバイタルサインを安定化させることは，長期予後の改善に有用である．初療ではすべてのモニターを使用できるわけではないため，本症例の初療において初期輸液は細胞外液による血管容量負荷とともに，循環作動薬としてノルアドレナリン（0.1γ）を併用した．ノルアドレナリンはα1受容体刺激を介して，炎症性サイトカイン（NOやプロスタグランジン）による末梢血管拡張作用から体血管抵抗の減少および後負荷の低下，血管透過性亢進からサードスペースへの循環血液漏出による前負荷の低下を予防・軽減することを目的に使用された．

輸液負荷量については，血圧測定値とともに，ショック状態の観察や代謝性アシドーシス進行や乳酸値の継続的測定などを指標に初期輸液を行う

ことが必要である．

手術室・一般病棟・家族との調整

本症例は緊急手術となった．手術室看護師との情報共有・連携・継続看護依頼において，各検査結果だけでなく，既往や最終飲食・飲水についても情報共有した．既往歴は開腹手術歴や肺結核，肺気腫などの肺疾患があり，周術期の呼吸機能への影響が予測され，全身麻酔下手術時には覚醒や抜管への影響がある．またこれまでの指摘はないが，冠動脈疾患，糖尿病，高血圧，喘息疾患についても，重要な情報である．最終飲食や飲水時間については，麻酔導入時の気管挿管を行う際，嘔吐による誤嚥性肺炎合併に影響し，麻酔方法の変更が検討される大事な情報である．これらの情報について，手術室看護師や病棟看護師との情報共有が必要と考える．

また，緊急手術は患者・家族にとっては大きな心理的負担を強いる．患者の意思の伝達方法を把握することは，検査・治療だけでなく，手術の自己決定支援には重要である．本症例では，本人の日常の認知症状や視聴覚機能などを把握し，インフォームドコンセントと理解の確認，対応を行った．患者の意識は清明で，緊急手術の情報提供を受け，手術の自己決定が行えていた．患者の疾患だけにとらわれず，本人の自己決定支援と家族の不安緩和が必要である．

救急初療の看護サマリー

- ◆ **医学診断**　#1虫垂炎，#2汎発性腹膜炎
- ◆ **看護診断**　#急性汎発性腹膜炎に関連したショックリスク状態
- ◆ **患者目標**　体液量が維持されショック徴候の改善が図られる．

2. 初期対応の実際 ③腹痛

◆ **患者情報**

【主訴】腹痛・発熱

【現病歴】2日前より39℃台の発熱が出現した．検査を行うが新たな所見はなく，セフェム系注射用抗菌薬を使用し，疼痛部位が心窩部から下腹部痛への移動を認め，急性腹症の診断で精査・加療を目的として当院へ紹介．救急車来院．

【既往歴】肺結核，大腸ポリープ（開腹手術歴あり），肺アスペルギルス症，肺気腫

【内服薬】クラリスロマイシン，イトラコナゾール，ムコトロン®，マグミット®，ビオフェルミン®，ツロブテロールテープ，スピリーバ®，カロナール®

◆ **身体所見**

【バイタルサイン】BT38.2℃，HR 121 回/分，BP 102/62mmHg（左腕）94/48mmHg（右腕），SpO_2 94%（room air），RR24 回/分

【一次評価】呼吸促迫（＋），頻脈（＋），虚脱（＋）

【二次評価】腸蠕動音（微弱），右下腹部自発痛（＋），圧痛（＋），反跳痛（＋），痛みの移動（＋）

◆ **検査**

【血液ガス】pH 7.301，$PaCO_2$ 30.4mmHg，PaO_2 82.2mmHg，HCO_3^- 15.5mEq/L，Lac 3.5mmol/L

【血液検査】WBC $2.71×10^4$/μL，PLT $2.11×10^5$/μL，T-Bil 0.9mg/dL，Cr 0.86mg/dL，CRP 20.72mg/dL

【胸部 X 線／心エコー／心電図】異常なし

◆ **看護の実際**

【アセスメント】来院時右下腹部への疼痛部位の移動，圧痛を認め，急性虫垂炎による周囲壁側腹膜や腸間膜への炎症波及に伴う病態の進行，腸管穿孔・汎発性腹膜炎を合併している．qSOFA スコアは2点，SOFA スコア6点であり，敗血症の状態であった．敗血症は，炎症性サイトカイン（IL-1 や IL-6，TNF-α）産生による血管内皮細胞の刺激により，NO やヒスタミン，プロスタグランジンなどの血管拡張物質によって末梢血管を拡張させ，敗血症性ショックに陥っている．看護診断としては，前負荷，後負荷が低下している状態であるため，「#急性汎発性腹膜炎に関連したショックリスク状態」をあげる．循環不全の離脱として，輸液負荷（30mL/kg），ノルアドレナリンを開始する．ショック状態，呼吸状態，意識レベルを引き続き観察し，血液ガスの再評価を行いながら，輸液反応無効時はアルブミンや赤血球輸血などの使用について医師へ確認を行う．血液培養を迅速に採取し，抗菌薬の投与と手術室への準備調整を行う．

【看護計画／看護実践】

・O-P：

①ショック状態，②呼吸状態，③意識レベル，④モニタリング，⑤検査データの確認（血液培養／血液ガス／心臓・腹部超音波検査／胸部 X 線），⑥疼痛の種類・程度

・T-P：

①気管挿管の準備，②人工呼吸器の準備，③酸素投与，④輸液管理，⑤循環作動薬（ノルアドレナリン）の管理，⑥各緊急検査の準備，⑦緊急手術の調整，⑧安楽な体位の調整

・E-P：

①症状（腹痛，寒気，シバリングなど）の変化があった場合は，がまんせず伝えてよいことを説明する

②処置やケア前に必要性を説明し，理解の確認を行う

引用・参考文献

1）千葉俊美，鈴木一幸：腹痛，消化器疾患診療のすべて，日本医師会雑誌，141特別号（2）：45，2012.

2）急性腹症診療ガイドライン出版委員会編：急性腹症ガイドライン2015，医学書院，2015，p.70.

3）志賀 隆編著：考えるER；サムライ・プラクティス，シービーアール，2014，p.205.

4）一般社団法人日本集中治療医学会・一般社団法人日本救急医学会 日本版敗血症診療ガイドライン2016作成特別委員会：日本版敗血症診療ガイドライン2016,s14 http://www.jaam.jp/html/info/2017/pdf/J-SSCG2016_honpen.pdf

5）前掲書4），s18.

6）前掲書4），s19.

7）Paul L.Marino：The ICU Book，第3版，メディカル・サイエンス・インターナショナル，p643，2008.

8）前掲書1），p.43.

9）前掲書4），s71-74.

10）平敷好史：汎発性腹膜炎，重症集中ケア，14（2）：77-83，2015.

11）萩 亮介：敗血症性ショック時に生体はどのような反応をするのか?，重症集中ケア，12（5）：69-78，2013.

12）門馬 治：腹痛；急変に陥る状態か否かを素早く判断!外見，訴え，呼吸，循環，腹部所見に注意する，救急看護＆トリアージ，1（2）：56-64，2011.

第1章 急性症状の初期対応

腹痛患者の救急初療看護プロトコール

第一印象

一次評価（ABCDEアプローチ）

不安定 → **緊急度：蘇生**

安定 → **二次評価（重点的アセスメント）**

二次評価（重点的アセスメント）

問診	身体所見
【主訴】 腹痛 **【現病歴：OPQRST】** O：突然発症もしくは緩徐な発症 P：体位，体動での変化，食事の関連 Q：痛みの程度，種類（鈍痛，鋭痛，引き裂かれるような疼痛） R：腹部全体，片側，疼痛の移動放散痛（肩・背中） S：悪心，嘔吐，食欲，下痢，出血 T：間欠痛，持続痛 **【AMPLER】** M/P内服薬／既往歴（手術歴） R：喫煙，アルコール，性格	**顔面：** 眼球結膜黄染・眼瞼結膜蒼白 **頸部：** 呼吸補助筋使用・頸静脈怒張・皮下気腫 **胸部：** 胸郭運動の左右差・鼓音・濁音・皮下気腫・轢音・圧痛 呼吸音（左右差・雑音）心音（Ⅲ音・心雑音） **腹部：** 皮下出血斑，手術痕，腸蠕動音，腹部膨満，圧痛，反跳痛，筋性防御，鼓音・濁音・打診痛 **下肢：** 発赤・腫脹・浮腫・虚脱

不安定（緊急度：蘇生）→ モニター／酸素／末梢静脈路確保 → 一次評価（再評価）

安定 → 二次評価へ

一次評価（再評価）不安定 → 呼吸・循環不全の原因検索（医師と情報共有）

見逃してはいけない疾患（表）の可能性

緊急度：緊急

救急処置の準備，介助
気管挿管，BVM
人工呼吸器
輸液，輸血，強心薬

検査の準備・実施
心・腹部エコー・ECG12ch・胸腹部X線
血液ガス・血液検査（血液培養）
胸腹部CT

治療の準備
鎮痛薬／抗菌薬投与
緊急内視鏡／緊急手術

医学診断：見逃してはいけない疾患

一次評価・二次評価・検査データ・病態のアセスメントの統合

看護診断

入院調整

一般病棟 | **救急病棟** | **ICU/CCU/HCU** | **手術室／内視鏡室**

表 見逃してはいけない疾患／よくある疾患

見逃してはいけない疾患	よくある疾患
大動脈解離・腹部大動脈解離／消化管穿孔／絞扼性閉塞／S状結腸捻転／重症膵炎／急性胆囊・胆管炎／急性心筋梗塞	急性虫垂炎／憩室炎／腸閉塞／胆石・胆囊炎／胃腸炎／尿管結石／骨盤内炎症性疾患

2. 初期対応の実際　④呼吸困難

2. 初期対応の実際

④ 呼吸困難

症例紹介

◆ **患者**　72歳，男性
◆ **救急隊情報**　COPDにて治療中．3時間前より急な呼吸困難の増強があり，救急要請する．
◆ **第一印象**　起座呼吸（＋），口すぼめ呼吸（＋），呼吸回数の増加（＋）
◆ **一次評価**
　【A】気道開通（＋）
　【B】頻呼吸（＋），呼吸補助筋の使用（＋），努力呼吸（＋），頸静脈怒張（－），気管偏位（－），皮下気腫（－），
　　　呼吸音左右差（－），高調性連続性副雑音（wheeze）（＋）
　【C】橈骨動脈触知良好，頻脈（＋）手指チアノーゼ（＋）
　【D】GCS 14（E3 V5 M6），瞳孔/対光反射（L＝R 2.0/＋）
　【E】体温上昇（＋），外傷（－）
◆ **バイタルサイン**　BT 38.5℃，HR 100回/分，BP 158/88mmHg，SpO_2 89%，RR 28回/分
◆ **二次評価 ― 問診**
　【主訴】呼吸困難
　【現病歴】COPDにて治療中．2,3日前より喀痰が増加した．微熱あり．3時間前より急な呼吸困難の増強があり，
　妻同乗のもと救急車にて来院．動作後に症状増強あり．会話は可能．咳嗽，喀痰あり．胸痛などは訴えない．呼
　吸困難の症状は徐々に悪化している．
　【既往歴】COPD
　【内服薬】長時間作用性抗コリン薬（スピリーバ®），喀痰調整薬（カルボシステイン）
　【喫煙歴】20本/日を50年，2年前に禁煙
　【アレルギー】なし
◆ **二次評価 ― 身体所見**
　【顔面】貧血（－），黄疸（－），チアノーゼ（－），蒼白（－），口すぼめ呼吸（＋）
　【頸部】呼吸補助筋の使用（＋），頸静脈怒張（－），胸鎖乳突筋の肥大（＋）
　【胸部】
　・視診：ビア樽状胸（＋），外傷（－），呼吸回数の増加（＋），呼吸補助筋使用による努力呼吸（＋）
　・打診：濁音（－），両側にて鼓音（＋）
　・聴診：呼気性喘鳴（＋），高調性連続性副雑音（wheeze）（＋），Ⅲ音（－），Ⅳ音（－），膿性化した痰の排出（＋）
　【四肢】手指チアノーゼ（＋），足首浮腫軽度（＋），下肢径に左右差（－）
◆ **検査**
　【動脈血ガス分析】（酸素カニューレ2L/分投与）pH 7.37，PaO_2 59.0Torr，$PaCO_2$ 62.7Torr，
　HCO_3^- 35.6mEq/L，BE 8.7mEq/L，SaO_2 91.9%，$A-aDO_2$ 69.395mmHg
　【血液検査】WBC 1.2×10^4/μL，CRP 8.27mg/dL，D-dimer 0.9μg/mL，BNP 130pg/mL
　【胸部Ｘ線】肺野の透過性亢進，横隔膜の平坦化，心拡大なし（滴状心），肺野異常陰影なし
　【心エコー】右心負荷所見なし
　【胸部CT】気腫病変あり．肺野異常陰影なし
◆ **診断**　# COPD急性増悪

51

第1章 急性症状の初期対応

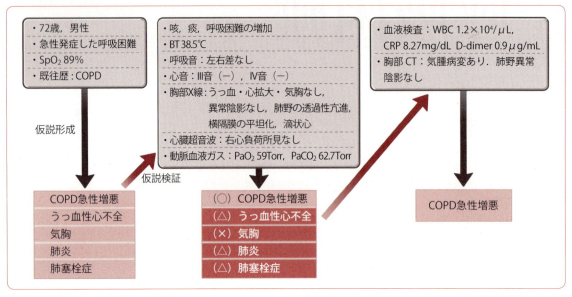

図1 本症例の臨床推論

臨床推論（図1）

主訴を中心とした手掛かりとなる情報の収集

本症例では，主訴の呼吸困難を中心に既往歴や発症状況，その他の症状，身体所見などの情報を収集する．呼吸困難をきたす疾患には呼吸器疾患以外にも気道閉塞や心疾患，中枢神経・神経・筋疾患，代謝性疾患など（**表1**）がある．

仮説となる疾患の想起

呼吸困難をきたす疾患より，既往歴から「COPD (chronic obstructive pulmonary disease；慢性閉塞性肺疾患) の急性増悪」を予測する（**図2**）．COPDの増悪とは，「呼吸困難，咳，喀痰などの症状が日常の生理的変動を超えて急激に悪化し，安定期の治療内容の変更を要する状態」[1] と定義づ

表1 呼吸困難をきたす原因疾患

A：気道の異常
異物，血管神経性浮腫，アナフィラキシー，咽喉頭，頸部軟部組織の炎症・外傷

B：呼吸（肺）の異常
肺動脈塞栓症，COPD の急性増悪，喘息，気胸，肺炎，肺実質疾患（COPD，結核後遺症など），非心原性肺水腫，肺実質外傷

C：循環（心原性）の異常
虚血性心疾患，急性心不全，高拍出性心不全，心原性肺水腫，その他の心疾患（心筋炎・弁膜症・重症不整脈など），外傷（心タンポナーデなど）

D：神経（CNS）の異常
脳卒中，神経系疾患（ギラン・バレー症候群，重症筋無力症など）

E：環境因子，その他の異常
中毒（薬物，一酸化炭素，農薬など）低体温・高体温，代謝性疾患（糖尿病性ケトアシドーシスなど），敗血症，高度貧血，胸腔内占拠性病変（胸水や悪性腫瘍）腹腔内占拠性病変（腹水や悪性腫瘍，妊娠），心因性疾患（過換気症候群，パニック障害）

けられている．除外しなくてはならない疾患として「気胸」「肺塞栓症」「心不全」「肺炎」などがあげ

2. 初期対応の実際　④呼吸困難

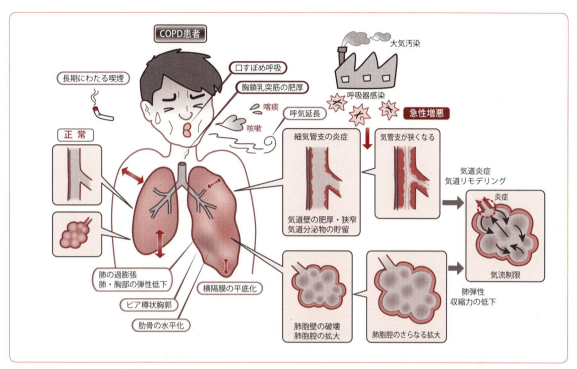

図2　COPDの発生機序と症状

られる.

想起した疾患に関連した情報の収集と解釈, 仮説の検証

■ 気胸

本症例は既往にCOPDがあり, 基礎疾患による肺胞壁の破壊により続発性の「気胸」を併発する可能性がある. 喫煙者は非喫煙者に比べて発症のリスクが高い. また, 発症年齢のピークである60歳という年齢にも近く, 可能性を予測すべき疾患である. 急性の呼吸困難であるため, 発症形態としては「気胸」の可能性があるが, 本症例に胸痛の訴えはなく, 打診にて患側に限局した鼓音は認めず, 聴診による呼吸音の左右差も認めない. 胸部X線においても肺の虚脱は認めず, 「気胸」の可能性は低いと考えられる.

■ 肺塞栓症

「肺塞栓症」であれば, 肺動脈の閉塞と梗塞部分の血管床減少により肺血管抵抗や肺動脈圧が上昇し, 肺高血圧となり右心負荷を認める. 呼吸困難や胸痛が生じるが, 喀痰増加などの気道症状は一般的にはみられない. FDPやD-dimerの上昇もなく, 凝固・線溶系の亢進は認めない.

本症例では, 心エコーの結果から右室負荷所見は認めない. また, そのほか肺塞栓症を示唆する所見とも一致しない. よって, 「肺塞栓症」の可能性は低いと考えられる.

■ 心不全

胸部X線所見では心陰影の拡大（心胸郭比の上昇）や胸水を認めない. 肺動脈主幹部の拡大は肺高血圧症の所見でありCOPD患者で認めるが,

53

第1章 急性症状の初期対応

butterfly shadow（蝶形像）はなく，肺野にうっ血を示唆する所見はない．呼吸音の聴診では連続性副雑音（course crackle）などは聴取されない．心不全では，slow edemaとよばれる浮腫（前頸骨部を3本の指で押さえると圧痕の回復に40秒以上かかる）がある．心音ではⅢ音・Ⅳ音（ギャロップリズム；gallop rhythm）が特徴的であり，心不全の既往もなく，BUNの上昇も認めないことから，「心不全」の可能性は低いと考えられる．

■ 肺炎

WBC $1.2×10^4/μL$，CRP 8.27mg/dL，BT 38.5℃の所見から感染を疑う．ここで鑑別すべき疾患として「肺炎」があげられる．咳や痰の増加も「肺炎」の症状であるが，呼吸音の聴診では連続性副雑音（course crackleやfine crackle）などは聴取されない．「肺炎」であれば，肺の含気が低下するため打診で濁音となるが，鼓音を認めており，逆に含気が多いと推察される．胸部X線や胸部CTでも肺野に異常陰影は認めておらず，「肺炎」の可能性は低いと考えられる．

■ COPD急性増悪

検査結果はPaO_2 59.0Torr，$PaCO_2$ 62.7Torrであり，Ⅱ型の呼吸不全（換気不全型）と判断する（図3）．$A-aDO_2$が正常範囲であれば，呼吸中枢の抑制やGuillain-Barre（ギラン・バレー）症候群などの神経・筋疾患などの肺胞低換気による疾患が考えられるが，本症例は$A-aDO_2$の開大を認め，換気血流比不均等や拡散障害によってガス交換ができない肺胞が存在する．Ⅱ型呼吸不全でガス交換機能が低下するものとしてCOPDが考えられる．

また，HCO_3^- 35.6mEq/Lより慢性代謝性代償であり，Ⅱ型呼吸不全は慢性である．慢性Ⅱ型呼吸不全の可能性が最も高い疾患として，COPDがあげられる．既往症にCOPDがあり，胸部X線で肺野の透過性亢進，横隔膜平坦化，滴状心はCOPDの所見である．胸部CTにおいても気腫病変があり，WBC $1.2×10^4/μL$，CRP 8.27mg/dL，BT 38.5℃と感染徴候を認める．COPD急性増悪の中心となる症状は，呼吸困難，喀痰の増量，喀痰の膿性化であり，これらの症状が急性にみられるため，呼吸器感染による「COPD急性増悪」が最も疑わしい疾患であると考えられる．

緊急度判断のためのアセスメント

呼吸困難が主訴である．気道に問題はなく，循環は不安定ではない．呼吸回数も多く，努力様呼

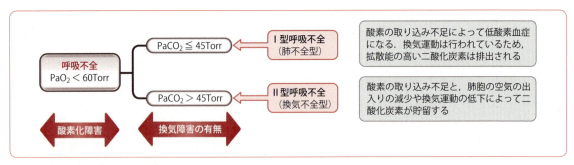

図3 呼吸不全の分類

吸，SpO$_2$値から呼吸に異常があると考えられる．バイタルサインの異常があり，呼吸不全もきたしていることから，緊急度は高い症例と判断される．

発症様式から判断すると，発症は急性であり，急性の呼吸困難は重症である場合が多く，初期アセスメントとして緊急度が高い可能性があると判断し，対応しなければならない．

呼吸回数の増加は，急性に起こった低酸素血症や高二酸化炭素血症，pHの異常を補正するため，頸動脈小体や延髄腹側の中枢化学受容体を介して延髄呼吸中枢を刺激し，血液ガスを生理的範囲に維持しようとするために起こる．呼吸状態や酸塩基平衡の異常をいち早く反映するのが呼吸数の増加であり，急性に低酸素血症や高二酸化炭素血症，酸塩基平衡に異常をきたす疾患を想定すべきであり，重症の場合も多く，緊急性が高い．

患者は口すぼめ呼吸と呼吸補助筋を使用した努力様呼吸である．呼気をうまく吐き出せないため，口すぼめ呼吸を行うことで気道内圧を高め，気道閉塞を改善させ，呼気を容易にしている．患者が口すぼめ呼吸を行っているということは，気道分泌物によって，より気道が狭くなっている可能性が高い．COPDのような慢性呼吸不全の患者では，呼吸仕事量を減少させ，呼吸困難も減弱させるよう，換気量は低いレベルにリセットされ，呼吸筋の受容器も鎮静化されている．しかし，本症例では，呼吸補助筋使用による呼吸努力が増大しており，COPDの急性増悪による気道狭窄や気道浮腫などで呼吸抵抗が増大していると示唆される．胸郭，呼吸筋，呼吸補助筋には大きな負荷がかかり，呼吸困難は増強し，呼吸筋の低酸素状態も加わることで，やがて呼吸筋疲労が起こる．呼吸筋が疲労することで呼吸不全が進行し，低酸素症から全身状態の悪化を引き起こす．よって，緊急性が高

い症例と考えられる．

COPD増悪の重症度の評価は，「症状，病歴，徴候・身体所見，パルスオキシメーター（動脈血ガス分析）など臨床検査に基づいて総合的に評価する」[2]．重症度を示す徴候・身体所見としては，チアノーゼ，呼吸補助筋の使用や奇異性呼吸，右心不全の徴候や血行動態の不安定などの心不全徴候，意識レベル低下などの精神状態の徴候がある．本症例では呼吸補助筋の使用や手指のチアノーゼなど重症度を示す徴候・身体所見があり，重症度が高いと判断される．「初期治療に対して不応性の重症の呼吸困難や不安定な精神状態（錯乱，嗜眠，昏睡）など非常に重症で生命を脅かすような場合，酸素投与や非侵襲的陽圧換気療法（non-invasive positive pressure ventilation；NPPV）により低酸素血症が改善しない場合（PaO$_2$＜40Torr）や呼吸性アシドーシス（pH＜7.25），侵襲的陽圧換気療法（invasive positive pressure ventilation；IPPV）が必要な場合，血行動態が不安定で血管収縮薬等が必要な場合などでは，集中治療（ICU）への入院の適応となる」[3]ため，緊急度・重症度ともに高くなる．経過とともに，治療の反応や自覚症状，経時的な検査データ，バイタルサイン，SpO$_2$値を再評価し，注意を払わなければならない．

看護実践の根拠

モニタリングと初期対応

緊急度が高くなる可能性を考慮して患者をモニタリング可能な観察室などへ移動させ，ベッドで安静にし，継続的なモニタリングとバイタルサイン測定などを行う．また，治療に反応しているか

第1章 急性症状の初期対応

再評価も行う必要がある．呼吸困難などの自覚症状に加え，低酸素血症や高二酸化炭素血症の症状（**表2**）にも注意を払い観察する必要がある．治療に反応しない場合のIPPVやCO$_2$ナルコーシスなどを予測し，バックバルブマスク（BVM）による人工呼吸や気管挿管の準備，静脈路の確保を行っておく．

酸素療法

低酸素血症は生命に危険を及ぼす重大な症状の一つであるため，速やかに是正する必要がある．酸素療法は，低酸素症に対して吸入気酸素濃度（F$_I$O$_2$）を高めて，適量の酸素を投与する方法と定義されている．適応は，室内気にてPaO$_2$ 60Torr未満あるいはSpO$_2$ 90％以下であり，酸素流量はPaO$_2$ 60Torr以上あるいはSpO$_2$ 90から95％を目標に設定する．通常は鼻カニューレ0.5～5L/分で開始する．慢性のⅡ型の呼吸不全では換気障害による高二酸化炭素血症の持続によって，二酸化炭素濃度上昇に対する反応が鈍くなり，酸素濃度低下による刺激によって，呼吸は保たれている．そこに高濃度酸素を投与し酸素濃度を上げてしまうと，酸素濃度の低下による刺激もなくなるため呼吸抑制が起こり，体内に二酸化炭素が蓄積し，CO$_2$ナルコーシスを引き起こすおそれがある．よって，Ⅱ型の呼吸不全患者には低濃度の酸素から投与を開始する．しかし，CO$_2$ナルコーシスをおそれて酸素投与を控えてはならない．たとえCO$_2$ナルコーシスに陥ったとしても人工換気さえすれば回復するが，低酸素による脳障害は不可逆的でより重大である．

表2 低酸素血症と高二酸化炭素血症の観察項目

	観察項目	目安になる数値
低酸素血症	チアノーゼ，頭痛，意識障害（記銘力低下，見当識低下，精神不安），動悸，息切れ，血圧低下	SpO$_2$90％以下
高二酸化炭素血症	皮膚紅潮（特に頬），意識障害（傾眠，混迷，昏睡），頭痛，動悸，血圧上昇，縮瞳，発汗，羽ばたき振戦，不眠	・PaCO$_2$80Torr以上 ・アシデミアの存在

換気補助療法

十分な薬物療法・酸素療法などを行っているにもかかわらず呼吸状態が安定しない場合は，換気補助療法の適応になる（**図4**）．

薬物療法

COPDの薬物療法の基本は，抗菌薬投与，気管支拡張薬，ステロイド（副腎皮質ステロイド）などの投与である．抗菌薬投与の際はアレルギー症状やアナフィラキシーに注意する．

安楽な体位

呼吸困難時は呼吸補助筋および全身の筋肉の緊張と疲労をもたらす．安静にすることで酸素消費量を最小限とする．換気障害のある場合は，座位や前傾姿勢をとることで横隔膜を下げ，換気面積を拡大し，呼吸補助筋を使いやすくし，換気効率をよくする必要がある．そのため，起座位の体位やセミファウラー位などの体位をとらせる．

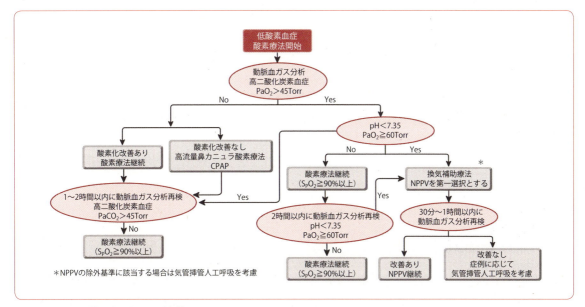

図4 COPDの増悪時における呼吸管理
(日本呼吸器学会COPDガイドライン第5版作成委員会編：COPD（慢性閉塞性肺疾患）診断と治療のためのガイドライン，第5版，メディカルレビュー社，2018，p.138．より引用)

気道分泌物の除去

COPD増悪の原因が呼吸器感染症の場合は，喀痰の膿性化がみられる．重症のCOPD患者では痰の喀出能力が低下している場合もあり，ネブライザー吸入による気道の加湿やタッピング，吸引などで気道分泌物の除去に努める．

不安の除去

急激な呼吸困難は生命に危険を及ぼす可能性があり，不安感が強くパニックになりやすい．パニック状態に陥ると浅くて速い呼吸となり，肺胞でのガス交換が十分にできず，さらに呼吸困難感が増強する．そばにいるか，患者の見える位置に常にスタッフがいるよう配慮する．会話をすることで呼吸困難を増強させることも考えられるため，質問は最小限とし，「はい」「いいえ」で答えられるものとする．そのほか，タッチングやパルスオキシメーターの値を見せるなどしながら，患者が安心できるよう声かけを行う．

また，家族も患者の急な症状悪化に不安を感じている．家族がパニックになれば症状が悪化することも考えられる．患者同様に安心できるような声かけを行い，治療の妨げにならない程度に付き添いができるように配慮した環境を整える．

検査の介助

必要に応じて胸部CT，血液培養・喀痰グラム染色と培養・肺炎球菌尿中抗原などの感染症検査，血清BNP濃度測定，凝固能検査（D-dimerなど）が行われるため，検査室への連絡や検査の介助を行う．

第 **1** 章 急性症状の初期対応

救急初療の看護サマリー

◆ **医学診断** ＃ COPD（慢性閉塞性肺疾患）急性増悪
◆ **看護診断** ＃ COPD 急性増悪に伴う気流制限による換気障害に関連したガス交換障害
◆ **患者目標** 高二酸化炭素血症および低酸素血症が改善する.
◆ **患者情報**
　【主訴】呼吸困難
　【現病歴】3 時間前からの急な呼吸困難出現し, 救急搬送される.
　【既往歴／内服薬】COPD／スピリーバ®, カルボシステイン
◆ **身体所見**
　【バイタルサイン】BT 38.5℃, HR 100 回/分, BP 158/88mmHg, SpO$_2$ 89%, RR 28 回/分
　【一次評価】起座呼吸（＋）, 口すぼめ呼吸（＋）, 呼吸回数の増加（＋）, 呼吸補助筋使用による努力呼吸（＋）
　【二次評価】呼気性喘鳴（＋）, 高調性連続性副雑音（wheeze）（＋）, 両側にて鼓音（＋）, 手指チアノーゼ（＋）
◆ **検査**
　【動脈血液ガス】二酸化炭素分圧の上昇, 酸素分圧の低下
　【血液検査】白血球増加, CRP 上昇
　【胸部 X 線／胸部 CT】肺野の透過性亢進, 気腫病変あり. 肺野異常陰影なし
◆ **看護の実際**
　【アセスメント】患者情報, 身体所見, 検査などから COPD 急性増悪の診断となった. 気道浮腫, 気道平滑筋の痙攣, 気道分泌物増加が起こり, 気管支が狭くなっている. それにより, 肺胞腔はさらなる拡大を認め, 末梢気道が虚脱し閉塞, 呼気時の肺胞の収縮力は低下する. よって気流制限（特に呼気時）が顕著となり, air trapping も増加し, Ⅱ型の呼吸不全（換気不全型）を生じている. 気流制限は酸素の取り込み不足による低酸素血症と肺胞の空気の出入りの減少, 換気運動の低下によって二酸化炭素の貯留を引き起こす. また, 呼吸困難の強い患者は, 無意識的に速くて浅い呼吸を行い, パニックの状態に陥る. 速くて浅い呼吸では肺胞でのガス交換が十分に行われなくなる.

　以上から, 気道の開通が障害され, 適切な肺胞換気が行われず, 肺胞—毛細血管での酸素化の不足, および肺胞—毛細血管膜での二酸化炭素排出の不足がみられる状態であり, 看護問題として「ガス交換障害」があげられる. 低酸素血症は生命の危機に直結するため, 低酸素血症の改善を目的とした介入を行わなくてはならない.

　安静と継続的なモニタリング, バイタルサインの測定を行う. 気道分泌物の除去や薬物療法を開始する. 酸素療法開始後はパルスオキシメーターで SpO$_2$ 90%以上を目標とし調整する. また, モニタリングだけでなく, 呼吸状態, 循環状態, 意識状態の観察を十分に行う. 意識障害, 自発呼吸の減弱は CO$_2$ ナルコーシスの主症状であるため特に注意が必要である. 呼吸促迫, 発汗, 頭痛, 血圧上昇, 羽ばたき振戦が出現した場合は, CO$_2$ ナルコーシスの初期症状の可能性があるため, 速やかに動脈血ガス分析が行えるよう準備する. 酸素療法で改善がみられない場合は, 換気補助療法として NPPV が選択されるため, 準備を行う. 急激な低酸素血症の進行や CO$_2$ ナルコーシスに備え, BVM や気管挿管の準備を行っておく必要がある.

　【看護計画／看護実践】
　・O-P：
　①呼吸状態（呼吸回数, 呼吸パターン, 呼吸音, 副雑音の有無, SpO$_2$ 値）, 循環状態, 意識状態
　②血液検査／血液ガス／胸部 X 線
　③自覚症状（呼吸困難・咳嗽・喀痰排出）
　④治療効果
　・T-P：
　①酸素投与もしくは補助換気療法
　②気道分泌物の除去
　③安楽な体位の調整
　④薬物療法の準備, 投与

・E-P:
①安静の必要について説明する
②処置，ケアの前にはわかりやすく説明する
③身体状況の変化があった場合は，知らせるように説明する
④痰喀出の必要性を説明する

引用・参考文献

1）日本呼吸器学会COPDガイドライン第5版作成委員会編：COPD（慢性閉塞性肺疾患）診断と治療のためのガイドライン，第5版，メディカルレビュー社，2018，p.133.

2）前掲書1），p.134.

3）前掲書1），p.135.

4）喜舎場朝雄：呼吸器救急；対応のコツとピットフォール回避法 II 救急疾患・病態 慢性閉塞性肺疾患の急性増悪，救急医学，2013，37（6）：667-670，2013.

5）谷口博之，中原義夫：1.COPDの急性増悪，EMERGENCY CARE，25（7）：12-18，2012.

6）滝澤 始・他監：病気がみえる vol.4 呼吸器，メディックメディア，2007，p.166-169.

7）森山美和子・他編：エビデンスに基づく呼吸器看護ケア関連図，中央法規出版，2012，p.68-77.

8）船曳知弘編：救急ナースのための超はやわかり疾患ブック，第2章 第2節 呼吸器疾患 2．COPD（急性増悪を中心に），EMERGENCY CARE 2017夏季増刊号（通巻389号），p.91-96.

第 1 章　急性症状の初期対応

呼吸困難患者の救急初療看護プロトコール

第一印象
↓
一次評価（ABCDEアプローチ）

不安定→ 緊急度：蘇生 → モニター／酸素／末梢静脈路確保 → 一次評価（再評価）→（不安定）呼吸不全の原因検索（医師と情報共有）／（安定）→二次評価へ

安定→ 二次評価（重点的アセスメント）

問診
- 【主訴】呼吸困難
- 【現病歴：OPQRST】
  - O：突然発症／徐々に発症
  - P：動作後の悪化
  - Q：症状の程度／会話の状況
  - S：発熱・咳嗽・痰・胸痛・動悸・頭痛の有無
  - T：発症時間／時間経過のなかでの増悪、軽快
- 【AMPLER】
  - A：アレルギーの有無　薬剤，食物，造影剤など
  - M：内服薬
  - P：既往歴　心不全／COPD／喘息の既往はないか
  - R：喫煙／動作（運動）／気道感染　内服薬の管理　在宅酸素療法の管理

身体所見
- 顔面：チアノーゼ，蒼白　口すぼめ呼吸
- 頸部：呼吸補助筋の使用・頸静脈怒張　胸鎖乳突筋の肥厚
- 胸部（肺）：胸郭運動の左右差　呼吸補助筋の使用　ビア樽状胸・呼吸回数の増加　鼓音・濁音　皮下気腫・軋音・圧痛　呼吸音（左右差・副雑音）
- 胸部（心臓）：心雑音・Ⅲ音・Ⅳ音
- 四肢：チアノーゼ・浮腫

↓
見逃してはいけない疾患（表）の可能性
↓
緊急度：緊急

- 救急処置の準備，介助：気管挿管，BVM　人工呼吸器　NPPV　吸引
- 検査の準備・実施：動脈血液ガス・血液検査　胸部X線・胸部CT
- 治療の準備：酸素療法・換気補助療法・薬物療法・気道分泌物除去

↓
医学診断：見逃してはいけない疾患
↓
一次評価・二次評価・検査データ・病態のアセスメントの統合
↓
看護診断
↓ 入院調整

一般病棟　／　救急病棟　／　ICU/HCU

表　見逃してはいけない疾患／よくある疾患

見逃してはいけない疾患	よくある疾患
アナフィラキシー／急性喉頭蓋炎／急性心不全／肺水腫／肺血栓塞栓症／緊張性気胸／重症肺炎／気管支喘息重篤発作／慢性呼吸不全急性増悪／慢性心不全急性増悪	肺炎／気胸／過換気症候群／心不全／COPD／上気道感染症

2. 初期対応の実際

⑤ 意識障害

2. 初期対応の実際　⑤意識障害

症例紹介

◆ **患者**　65歳, 男性

◆ **救急隊情報**　家族より「呼びかけても反応がない」と救急要請がある.

◆ **第一印象**　意識障害（＋）, いびき様呼吸（＋）, 嘔吐痕（＋）

◆ **一次評価**

【A】舌根沈下（＋）, 口腔内吐物痕（＋）

【B】頻呼吸（－）, 頸静脈怒張（－）, 呼吸補助筋の使用（－）, 呼吸音左右差（－）, 副雑音（－）

【C】橈骨動脈触知（＋）, 頻脈（＋）, 皮膚湿潤・冷感（－）, チアノーゼ（－）

【D】JCS Ⅲ-200, GCS 6（E1 V1 M4）, 瞳孔/対光反射（L＝R3.0/＋）

【E】体温異常（－）, 外傷（－）

◆ **バイタルサイン**　BP 213/104mmHg, HR 110回/分（心房細動）, SpO₂ 96%（room air）, RR 22回/分, BT 35.7℃

◆ **二次評価 ― 問診（本人より問診が不可能なため家族より聴取）**

【主訴】意識障害

【現病歴】畑仕事を終えて家に戻った後より呂律が回らなくなり, 流涎がみられ, 立ち上がることが困難となった. その後嘔吐あり, さらに意識レベルの低下を認め救急要請となる.

【随伴症状】嘔吐

【アレルギー】なし

【既往歴】脳梗塞, 高血圧症, 心房細動, 糖尿病

【内服薬】エリキュース®10mg/2×, アムロジピン 5mg 1錠, オルメテック®20mg 1錠, ジャヌビア®50mg 1錠

【生活歴】喫煙（＋）, 飲酒（－）

◆ **二次評価 ― 身体所見**

【神経症状】右半身麻痺（MMT 右上下肢 1/5 左上下肢 4/5）, 左共同偏視, 異常肢位（－）, 項部硬直（－）, 痙攣（－）

【その他】アルコール臭（－）

◆ **検査**

【血糖値】搬入時血糖測定器による血糖値：212mg/dL

【動脈血液ガス】搬入時動脈血ガス測定結果：pH 7.360, PaO₂ 75.4mmHg, PaCO₂ 45.3mmHg, HCO₃ 24.5mmol/L, BE 1.2mmol/L, Na 143mEq/L, K 4.5mEq/L, Cl 108mEq/L, BS 208mg/dL

【12誘導心電図】心房細動

【胸部X線】異常なし

【頭部CT結果】左被殻を中心に広範囲に高吸収域（high density area）を認める.

◆ **診断**　#脳出血

61

第1章 急性症状の初期対応

表1 AIUEOTIPS

A	・Alcohol（飲酒）
I	・Insulin（糖尿病性ケトアシドーシス／高浸透圧性昏睡／低血糖）
U	・Uremia（尿毒症）
E	・Encephalopathy（脳症） ・Electrolyte（高 Na，低 Na） ・Endocrinopathy（内分泌疾患）
O	・Oxygen（低酸素血症） ・Overdose（薬物中毒） ・Opiate（麻薬）
T	・Trauma（外傷） ・Temperature（低体温，高体温）
I	・Infection（感染症）
P	・Psychiatry（精神疾患）
S	・Stroke（脳卒中） ・Seizure（痙攣） ・Shock（ショック） ・Syncope（失神）

表2 意識障害の発症様式と時間経過

時間経過	意識障害の原因
突発	くも膜下出血，心停止・不整脈など
数分～数時間	脳梗塞，低酸素，低血糖，薬物中毒
数時間～数日	髄膜炎，敗血症
繰り返し起こる	てんかん，低血糖

表3 既往歴から推論できる緊急性の高い疾患

既往歴	疾患
高血圧	脳卒中，心・血管疾患
心疾患	不整脈，心筋梗塞・心原性ショック，血栓塞栓（脳・肺）
神経疾患	てんかん
呼吸器疾患	CO_2 ナルコーシス，低酸素脳症
肝疾患	肝性脳症，吐血・出血性ショック
腎疾患	尿毒症，電解質異常
糖尿病	低血糖，ケトアシドーシス，高浸透圧性昏睡，脳卒中
感染症	髄膜炎・脳炎，敗血症
外傷	慢性硬膜下血腫
精神疾患	薬物中毒，悪性症候群

臨床推論

　意識障害の原因は一次性脳障害と二次性脳障害の2つに分類される．

　一次性脳障害は脳自体の障害によって起こり，脳の特定の部位の機能低下によって生じる場合と脳全体の機能障害によって生じる場合がある．二次性脳障害は，脳以外の病変により脳血流や脳代謝の異常を生じて意識障害が起こり，その原因には各種ショックによる循環不全や低酸素血症，中毒や環境障害などがある[1]．

　意識障害の原因検索には「AIUEOTIPS」を用いる（**表1**）．そのほかにも発症様式や時間経過（**表2**），既往歴（**表3**），前駆症状（**表4**）などを聴取することで意識障害の原因を予測できる．このように意識障害の原因を考えることは重要であ

るが，意識障害をきたしている状態はすでに緊急性の高い状態であることを認識する必要がある．

　看護師は意識障害となる原因を推論し，「防ぎえた死」をなくす必要がある．緊急性のある病態や疾患に対して速やかに対応するために，見逃してはいけない意識障害の原因（**図1**）を想起し，いかなる状況にも対応できるように準備する必要がある．

主訴を中心とした手掛かりとなる情報の収集

　意識障害のある65歳男性，既往歴に脳梗塞，高

表4 前駆症状から予想される疾患

前駆症状	予想される疾患
なし	不整脈, 中毒, 外傷
胸痛	急性冠症候群, 大動脈解離, 肺塞栓
動悸	不整脈, 低血糖, 甲状腺クリーゼ
呼吸困難	肺塞栓, 喘息, 肺炎
頭痛	くも膜下出血, 髄膜炎, 脳炎, 脳出血
痙攣	てんかん, 不整脈, アルコール離脱
悪心	髄膜炎, 糖尿病性ケトアシドーシス, 失神
発熱	髄膜炎, 敗血症, 熱中症
冷汗	失神, ショック, 低血糖

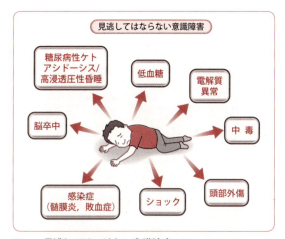

図1 見逃してはいけない意識障害

血圧症, 心房細動, 糖尿病があり, 抗凝固薬, 降圧薬, 血糖降下薬の内服をしている. 現病歴としては, 外で畑仕事を終えて家に戻った後より呂律が回らなくなり, 流涎がみられ, 立ち上がることが困難となる. その後嘔吐があり, さらに意識レベルの低下を認め救急要請となった.

仮説となる疾患の想起

意識障害で見逃してはいけない病態・疾患として, 「低血糖」「糖尿病性ケトアシドーシス／高浸透圧性昏睡」「脳卒中」「頭部外傷」「感染症」「電解質異常」「中毒」「ショック」などを想起する.

想起した疾患に関連した情報の収集と解釈

まず意識障害の原因として, 「低血糖」を鑑別, 除外する必要がある. 搬入後動脈血ガスにて血糖を確認したところ, 血糖値208mg/dLであり「低血糖」は除外される.

心拍数の上昇は認めるものの, 皮膚冷感・湿潤などショックの5Pを認めないことや, 身体所見や各種検査（心電図・胸部X線）などから緊急性の高い各種「ショック」, および「ショック」の原因となりうる疾患を除外することができる.

右上下肢の麻痺や共同偏視, 高血圧, 嘔吐もみられることから頭蓋内圧亢進症状の可能性が考えられ, 頭蓋内病変の可能性が示唆される.「脳卒中」を強く疑う際に, くも膜下出血と心原性脳梗塞では突発完成型が最も多く, 心原性脳梗塞を除く虚血性脳卒中と高血圧性脳出血では, 数分から数時間かけて症状が完成する急性発症が多い[2]. 畑仕事を終えてから呂律が回らなくなった頃から意識障害へ進展するまで数分から数時間の経過があることからも, 心原性脳梗塞を除く虚血性病変, あるいは高血圧性脳出血が強く疑われるため早期に画像検査を行う必要がある.

明らかな外傷のエピソードや身体所見も認められないことから「頭部外傷」を, さらには, 現病歴や内服歴や既往歴, アルコール臭がしないことなどから「中毒」は否定的である.

第 1 章　急性症状の初期対応

　BT 35.7℃と発熱を認めず，項部硬直などの髄膜刺激症状が認められないことや現病歴からも急性発症の病態が考えられ，髄膜炎や敗血症などの「感染症」は否定的である．動脈血採血によりNa143mEq/Lと電解質は正常範囲内であり低ナトリウム血症は認めず「電解質異常」の可能性は低い．また，pH 7.360とアシドーシスを呈しておらず，血糖値は208mg/dLと高いものの意識障害をきたすほどではないことから「糖尿病性ケトアシドーシス」「高浸透圧性昏睡」は否定的である．「感染症」「電解質異常」「糖尿病性ケトアシドーシス」「高浸透圧性昏睡」については，採血結果に時間を要するため動脈血ガスの結果の判断ではあるが，「脳卒中」が除外された場合にあらためて採血結果をもとに鑑別・除外する必要がある．

仮説の検証

　頭部CTの結果，左被殻を中心に広範囲の高吸収域を認め，「左被殻出血」の診断となる（**写真**）．

> **Point**
> 半身麻痺と意識障害で単に脳卒中と決めつけるのは安易である．「低血糖」でも半身麻痺が出現することはよく知られている．「脳卒中」と「低血糖」を区別するためのその他の症状として，低血糖時には冷汗，動悸，手指の振戦の有無も同時に観察する必要がある．

緊急度判定のためのアセスメント

JTASを用いた緊急度の判定（図2）

　JTASを用いて緊急度の判定を行うと，搬入時の意識レベルはJCS Ⅲ-200であり，症候リストから「神経系」にある「意識障害」に該当する．あるいは搬入時のBP 213/104mmHgから「心血管系」にある「高血圧」に該当する．GCS 6（E1 V1 M4）より補足因子「意識障害（高度）（GCS 3-8）」に該当し，「JTASレベルⅠ：蘇生」と判定できるため，緊急に治療・処置が必要な状況であるといえる．

臨床推論から病態を予測する過程での緊急度の判断

　意識障害患者の原因疾患としてまず除外すべき

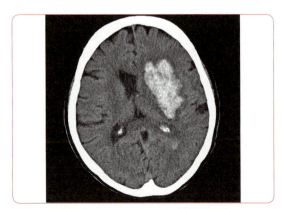

写真　頭部CT画像における左被殻出血の様子

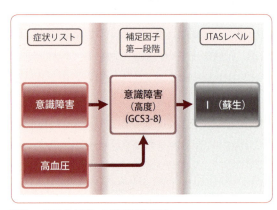

図2　JTASを用いた緊急度の判定

は「低血糖」である．最近の動向として，救命救急士の処置範囲の拡大に伴い，救急車内での血糖測定が実施可能となった．そのため，「低血糖」を早期に診断あるいは除外できるようになった．本症例では，血糖値が208mg/dLであり，「低血糖」は除外され，その他の原因が考えられる．

　その他の原因を推論していくうえで，バイタルサインや身体所見から得られた情報が重要となる．推論していく前段階として，ABCの安定化，特に気道の確保が最優先される．しかし状況によってはABCの安定化と同時に行う場合もある．SpO2 96%は低値であるが，低酸素血症によって意識障害をきたす値ではない．実際に動脈血ガス採血を施行してもPaO2 75.4mmHgであり酸素化は維持できている．

　続いてBP 213/104mmHgという測定結果に注目する．収縮期血圧＞170mmHgでは頭蓋内病変の可能性が高く，収縮期血圧＜90mmHgでは頭蓋内病変以外の可能性が高い[3]．また，頭蓋内圧亢進症状の一つである嘔吐や右上下肢の麻痺などから頭蓋内病変を疑う．この時点では脳卒中の可能性を疑うが，頭蓋内病変である可能性が高い以上，頭蓋内圧亢進，ひいては脳ヘルニアへ移行する可能性が高いと考えていくことが重要である．

　また本症例では，意識レベルJCS Ⅲ-200，GCS 6（E1 V1 M4）であり，切迫する意識状態であることから緊急度は非常に高い．このほかにも，呼吸様式，特に異常呼吸の所見により原因疾患や重症度・緊急度がわかる（**表5**）．特に脳幹に障害をきたしている呼吸様式については重症度・緊急度が高い．

　身体的側面以外にも，治療を行ううえで速やかに処置を開始しなければならないものがある．前述したとおり，高血圧を伴う意識障害では頭蓋内

表5　異常呼吸の所見と原因疾患

波形	呼吸様式	病変部位・原因疾患
	中枢性過呼吸	中脳〜橋，視床下部障害
	クスマウル大呼吸	糖尿病性ケトアシドーシス，尿毒症
	チェーン・ストークス呼吸	大脳半球障害
	持続性吸息呼吸	低血糖，髄膜炎
	群発呼吸	橋〜延髄障害
	失調性呼吸	延髄障害
	ビオー呼吸	髄膜炎，脳炎

病変の可能性が高い．頭蓋内病変の割合は，脳梗塞75.9%，脳出血18.5%，くも膜下出血5.6%である[2]．すなわち，頭蓋内病変が疑われる場合には，脳梗塞の可能性が高いということも認識しておく必要がある．脳梗塞が疑われる場合に重要なことは，脳梗塞の治療にt-PA治療（血栓溶解療法）が行われる可能性があるということである．現在，t-PA治療は発症後4.5時間以内に実施されなければならず，適応がある場合には速やかに各種検査を行い治療が開始されなければならない．本症例のように，ある程度時間の経過がわかり，さらに搬入直後より意識障害の原因が脳梗塞と考えられる場合には，t-PAを行うことも考慮してスムーズに診療を行う必要がある．このように脳梗塞が疑われる場合にも，身体的側面と同様に緊急度が高いといえる．

第1章 急性症状の初期対応

看護実践の根拠

救急処置の準備

　生体は生命活動に必要な酸素を体内に取り込み，細胞の隅々まで供給することで生命を維持している．そして，脳への酸素供給が行われることで，呼吸の命令が行われ，呼吸・循環を介する生命活動のサイクルが形成されている[4]（図3）．本症例のように意識障害による舌根沈下や吐物痕がある場合には気道に問題があると判断する．気道の問題は呼吸・循環にも影響を与えてしまい，結果的に脳の障害が助長されてしまうため，まずはABCの安定化を優先し，早期に気道確保を行い，適切な換気を行うことで，脳の障害を最小限にとどめる必要がある．意識障害による舌根沈下では気道確保のために経鼻エアウェイを使用することがあるが，本症例のように嘔吐による誤嚥・窒息の可能性が高い場合には気管挿管を行う．またGCSの合計点が8点以下，あるいはGCSが2点以上低下する場合も気管挿管の適応であり，搬入時のGCSが6点であった本症例は気管挿管の適応である．処置の手遅れは，すなわち患者の死に直結するため，ホットラインの情報からABCの異常の有無を早期に認知し，ABCDの順に系統的に物品を準備しておく必要がある（表6）．

調整

　ABCが安定化し診断過程へと移行した段階で，看護師は脳梗塞であることを考慮し，スムーズに検査へと進めるよう関係部署に連絡・調整しておく必要がある．特にABCの安定化，低血糖が除外

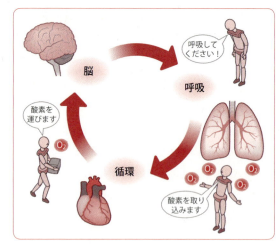

図3　生命活動のサイクル

表6　系統的に物品を準備する例

A（気道）	気管挿管セット，経鼻エアウェイ，吸引　など
B（呼吸）	酸素マスク，BVMまたはジャクソンリース，バッグマスク，人工呼吸器，聴診器　など
C（循環）	輸液路確保セット，点滴（リンゲル液または生理食塩水），エコー，12誘導心電図　など
D（意識）	瞳孔計，ペンライト，血糖測定器　など

された段階で脳卒中を強く疑う場合には，診断過程の初めに画像検査を行うことがほとんどである．これは，治療を進めるうえでt-PAを行う可能性があり，4.5時間以内に実施しなければならないという時間的制約があるため早期に確定診断を行う必要があるためである．そのため，すぐに画像検査が行えるように放射線科へ連絡しておく必要がある．また，t-PA後は集中的なケアが必要になるため，入院する病棟へ連絡しておく必要がある．

血糖測定

　糖尿病の既往がある場合には，意識障害の原因として「低血糖」である可能性がある．「低血糖」

は，治療のタイミングを逃すことで不可逆的な脳障害を引き起こす可能性がある．そのため早期に除外すべきは「低血糖」であり，搬入前に血糖測定が行われていなければ，ただちに血糖測定を行うべきである．血糖測定の方法としては，血糖測定器による簡易的な測定であるが，医師により動脈血ガス採血，あるいは静脈血ガス採血が行える状況にある場合には，そちらを優先し呼吸状態の把握も同時に行う．

薬剤の準備

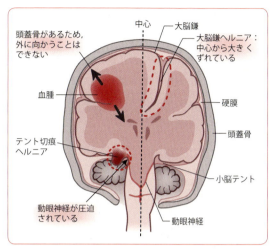

図4 脳ヘルニアの状態

脳ヘルニアとは，出血などの占拠性病変や脳浮腫が起こり，この境界を越えて隣接するスペースへ嵌入する状態である（**図4**）．脳ヘルニアの徴候として，瞳孔不同，対光反射の消失，クッシング現象，異常肢位などがあるが本症例ではこれらの徴候は見られていない．しかし血腫の増大や脳浮腫が起こった際に速やかに投与できるように浸透圧利尿薬の準備を行う必要がある．また抗凝固薬により血腫が増大しやすい状況でもあるため，トラネキサム酸などの止血薬も準備しておく必要がある．

体位管理

搬入前に嘔吐した経緯があることから，吐物による窒息の可能性があり，適切な体位管理が必要となる．気管挿管などの気道確保が十分ではない状態では顔を横に向ける，あるいは循環動態が安定していれば，検査に支障のない範囲で側臥位にしておく．特に本症例のように意識障害が重度で呼吸様式に異常を認める場合には，医師に報告し，気管挿管について考慮してもらうよう進言する必要がある．また本症例は，脳出血による頭蓋内圧亢進が考えられるため，頭部を30度挙上する必要がある．頭部を30度挙上することにより頸静脈の流出が改善し全身の血圧低下をきたさずに頭蓋内圧を低下させる効果があるとされている．ただし脱水時には血圧が低下することがあるため注意が必要である[5]．

血圧コントロール

本症例はBP 213/104mmHgと血圧が高く頭蓋内圧亢進による脳血液循環を保とうとする代償反応の可能性がある．脳出血の場合には再出血による血腫の増大も考え速やかに降圧するべきであるが，脳梗塞であった場合には，降圧することで脳血流の低下をきたし，梗塞巣の拡大を引き起こしかねないため明らかに脳出血が疑われる場合を除いて診断がつくまではむやみに降圧はしないほうがよい．これらのことを踏まえて血圧の高い状態であっても確定診断までは可能なかぎり血圧の上

第1章　急性症状の初期対応

昇をきたすような処置を極力控える必要がある．これまで降圧による血腫周囲の灌流圧低下による二次的障害も懸念されていたが，最近では収縮期血圧140mmHg以下の降圧強化でも二次的障害を増加させないことが報告され，脳出血の確定診断後は速やかに収縮期血圧を140mmHg以下に維持するよう速やかに降圧を行う必要がある[5]．

呼吸管理

頭蓋内病変のある患者は，呼吸中枢障害により換気が障害されることでCO_2が貯留してしまう．CO_2には脳血管拡張作用があり，脳血管の拡張により頭蓋内に流入する脳血流が増加することで頭蓋内圧が亢進してしまう．頭蓋内圧の亢進によりさらに脳血流は低下し，脳血流を増加させようとさらに血圧は上昇し脳血流が増加することで，ますます頭蓋内圧が亢進するという悪循環を生じる．本症例においても，$PaCO_2$ 45.3mmHgであり，高CO_2を予防したい患者にとっては少し高めの値である．この悪循環を予防するためにも人工呼吸器下に軽度な過換気とし$PaCO_2$を30〜35mmHgに管理することで脳圧を25〜30％減少させることができる[6]．

救急初療の看護サマリー

- **医学診断**　#脳出血
- **看護診断**　#脳出血に伴う非効果的脳組織循環リスク状態
- **患者目標**　血圧のコントロールができ，脳ヘルニアへ移行しないよう速やかに適切な治療を受けることができる．
- **患者情報**
  - 【主訴】意識障害
  - 【現病歴】構音障害，流涎がみられた後，嘔吐と意識レベルの低下を認め救急要請となる．
  - 【既往歴／内服薬】脳梗塞，高血圧症，心房細動，糖尿病／エリキュース®10mg/2×，アムロジピン　5mg 1錠，オルメテック®20mg 1錠，ジャヌビア®50mg 1錠
- **身体所見**
  - 【バイタルサイン】BP 213/104mmHg，HR 110回/分（心房細動），SpO_2 96%（room air），RR 22回/分，BT 35.7℃
  - 【一次評価】舌根沈下（＋），口腔内吐物痕（＋），JCS Ⅲ－200，GCS 6（E1 V1 M4），瞳孔／対光反射（L＝R3.0/＋）
  - 【二次評価】右半身麻痺，左共同偏視
- **検査**
  - 【CT】左被殻を中心に広範囲に高吸収域（high density area）
- **看護の実際**
  - 【アセスメント】既往歴に高血圧，抗凝固薬内服の影響もあり，脳出血をきたした可能性はある．血圧上昇は，頭蓋内の脳循環のバランスを破綻させるほどの脳出血があり，その結果，頭蓋内圧が亢進し脳灌流圧の低下，自動調節能がはたらき血圧を上昇させ脳灌流圧を保とうとした結果である．脳出血に伴い，脳幹もしくは大脳の障害をきたしているため意識障害をきたしている．また，左被殻出血のため，内包後脚が障害されており運動麻痺の出現が見られている．来院時高血圧があることから，出血がさらに助長し，頭蓋内圧が亢進されると脳ヘルニアをきたし脳幹が圧迫され，瞳孔不同，対光反射の消失，異常肢位，クッシング徴候がみられる可能性がある．その

ため，看護診断として「#非効果的脳組織循環リスク状態」をあげる．再出血を予防するためにも収縮期血圧140mmHg 以下となるように降圧薬の準備を行う必要がある．また頭蓋内圧亢進時，速やかに頭蓋内圧を低下させることができるよう浸透圧利尿薬の準備や抗凝固薬により血腫が増大しやすい状況でもあるため，トラネキサム酸などの止血薬も準備しておく．

　それ以外にも頭蓋内圧の上昇を予防できるように，呼吸管理や体位管理を行う必要がある．CO_2の貯留を防ぐために過換気に管理できるよう人工呼吸器下に呼吸数や換気量をモニタリングし低換気に注意する．また頭部を血圧が低下しない範囲で 30 度挙上する必要がある．

　家族の同意が得られれば，脳出血の根本治療は手術療法であり，速やかに治療へ進めるよう手術室やICUへの連絡など部門間の調整を行う必要がある．

【看護計画／看護実践】

・O-P：

①バイタルサイン：循環・呼吸状態，人工呼吸器装着後は $EtCO_2$ のモニタリング

②脳ヘルニア徴候：クッシング現象，瞳孔不同，対光反射の消失，異常肢位の有無

③神経所見：意識レベル（JCS，GCS），麻痺，痙攣の有無

④血液ガス

⑤頭部 CT

⑥胸部 X 線

・T-P：

①薬剤（降圧薬，浸透圧利尿薬，止血薬）の準備

②血圧コントロール

③酸素投与

④気管挿管の準備

⑤体位調整

⑥各部門との調整

・E-P：

①家族への説明（手術，入院，治療などわからないことは看護師に声をかけるよう説明する）

引用・参考文献

1）堤 晴彦・他 編：レジデントノート別冊 救急・ERノート5 まずい！から始める 意識障害の初期診療，羊土社，2012．

2）小林祥泰 編：脳卒中データバンク2015，中山書店，2015，p.18．

3）Ikeda M, et al：Using vital sign to diagnose impaired consciousness；cross sectional observational study，BMJ，325（7368）：800，2002．

4）日本救急看護学会 監：改訂第3版 外傷初期看護ガイドラインJNTEC，改訂第3版，へるす出版，2014．

5）日本脳卒中学会　脳卒中ガイドライン委員会編集：脳卒中治療ガイドライン2015，協和企画，2017（追補）．

6）Stocchetti N, et al.：Hyperventilation in head injury；a review，Chest，127：1812-1827，2005．

7）日本救急看護学会 監：救急初療看護に活かすフィジカルアセスメント，へるす出版，2018．

第1章　急性症状の初期対応

意識障害患者の救急初療看護プロトコール

第一印象

一次評価（ABCDEアプローチ）

不安定 ← ／ → 安定

緊急度：蘇生

二次評価（重点的アセスメント）

モニター
酸素投与
末梢静脈路確保

一次評価（再評価） → 安定

不安定

救急処置の準備, 介助

気管挿管, BVM
人工呼吸器
血管作動薬

問診（家族より聴取）	身体所見
【主訴】意識障害 【現病歴】 発症様式：突然か緩徐か 発見時の状況：CO中毒・外傷・大量服薬・飲酒・痙攣など 随伴症状：頭痛, 胸痛, 痙攣, 発熱など 【AMPLER】 M：血糖降下薬・インスリン・抗凝固薬 P：糖尿病・肝硬変・てんかん・精神疾患 R：アルコール, 外傷歴	顔面：浮腫・眼球結膜（充血・黄染）眼瞼結膜（蒼白） 胸部：胸郭運動左右差・皮下気腫・圧痛・鼓音／濁音・呼吸音・心音 腹部：手術痕・腸蠕動・鼓音／濁音・圧痛・腹膜刺激症状 下肢：発赤・腫脹・浮腫・圧痛 脳神経：意識レベル（GCS）瞳孔・対光反射　CPSS・小脳失調・髄膜刺激症状

緊急度判定

見逃してはいけない疾患の想起（表）と AIUEO-TIPS による原因検索

低血糖の除外　　血糖測定

検査の準備・実施

12ECG・胸部X線・血液ガス・血液検査・尿検査・頭部CT・MRI 胸腹部CT・トライエージ®・腰椎穿刺

治療の準備／部門間の調整

t-PA ＊発症後4.5時間以内 薬剤（降圧薬, 浸透圧利尿薬, 止血薬）の準備

医学診断

一次評価・二次評価・検査データ・病態のアセスメントの統合

看護診断

入院調整

| 一般病棟 | 救急病棟 | ICU/CCU/HCU | 手術室／カテ室 |

表　見逃してはいけない疾患／よくある疾患

見逃してはいけない疾患	よくある疾患
呼吸不全／ショック／低血糖／脳血管疾患／脳炎／髄膜炎／一酸化炭素中毒／薬物中毒	感染症／薬物中毒／頭部外傷／てんかん

2. 初期対応の実際

⑥ 失神

症例紹介

◆ **患者** 80歳，男性

◆ **救急隊情報** 午前1時頃に覚醒しトイレへ行く途中，眼前暗黒感とともに意識消失し転倒したため救急要請する．

◆ **第一印象** 異常所見なし

◆ **一次評価**
【A】気道開通（＋）
【B】頻呼吸（－），頸静脈怒張（－），呼吸補助筋の使用（－），気管偏位（－），皮下気腫（－），
呼吸音左右差（－），断続性副雑音（－）
【C】橈骨動脈触知（良好），頻脈（－），冷汗（－），蒼白（－）
【D】GCS 15（E4 V5 M6），瞳孔 2.5mm 同大・対光反射あり
【E】低体温（－），外傷（－）

◆ **バイタルサイン** BP 179/94mmHg，HR 53回/分，BT36.1℃，RR18回/分，SpO$_2$ 97%

◆ **二次評価 ― 問診**
【主訴】意識消失
【現病歴】午前1時頃に覚醒しトイレへ行く途中，眼前暗黒感とともに意識消失し転倒したため救急要請．救急隊現場到着時，意識は改善し座位をとっており，再びの意識消失はない．明らかな外傷なし，疼痛部位なし．失禁あり．動悸，胸痛，呼吸困難感の訴えなし．
【既往歴】高血圧，心房細動，洞不全症候群
【内服薬】テルミサルタン 1錠1×，アムロジピン OD 1錠1×，ベニジピン塩酸塩 0.5錠1×，
ベラパミル塩酸塩 3錠3×

◆ **二次評価 ― 身体所見**
【顔面】顔面浮腫（－），眼瞼結膜蒼白（－）
【頸部】頸静脈怒張（－）
【胸部】（呼吸）胸郭動き左右差（－），呼吸音良好，肺野副雑音（－）
【循環】（心臓）心音不整（＋），心雑音（－）
【四肢】下肢発赤（－），浮腫（－），腫脹（－），圧痛（－）
【脳神経】JCS 0，GCS 15（E4 V5 M6），瞳孔 2.5mm 同大・対光反射（＋），四肢麻痺（－）

◆ **検査結果**
【12誘導心電図】HR 45回/分，徐脈性心房細動，電気軸正常，虚血性変化なし
【胸部X線】異常所見なし
【頭部CT】異常所見なし
【心エコー】壁運動異常なし，左室収縮良好，下大静脈虚脱なし
【その他】静脈血採血異常所見なし，動脈血採血異常所見なし

◆ **診断** #洞不全症候群

第 **1** 章　急性症状の初期対応

臨床推論

主訴を中心とした手掛かりとなる情報の収集

　失神は「一過性の意識消失の結果，姿勢が保持できなくなり，かつ自然に，また完全に意識の回復がみられること」と定義される[1]．「意識障害」をきたす病態のなかでも，速やかな発症，一過性，速やかかつ自然の回復という特徴をもつ一つの症候群である[1]．失神の原因となる疾患は様々であるが，その病態生理は「脳全体の一過性低灌流」である．外因を含めたすべての救急搬送患者のうち，失神患者が占める割合は3.5％であり，若年者と高齢者にピークを有する二峰性の分布となる．若年者では神経調節性失神の頻度が高く，高齢者では心血管性失神，起立性失神の頻度が高くなる傾向がある．また，高齢者では失神の原因が複数存在する割合も高くなる．さらに，失神では立位保持ができなくなった際に転倒し，外傷を合併していることも少なくはない．見逃してはいけない疾患として，不整脈や冠症候群による心血管性失神や，出血や脱水による起立性失神，脳底動脈領域の一過性虚血発作による脳血管性失神がある．また頻度の高い疾患としては，血管迷走神経反射や状況性失神などの神経調整性失神や，降圧薬や睡眠薬による薬剤性失神がある（**表1**）．

　失神患者のほとんどは，受診時にバイタルサインをはじめとした身体所見や検査所見に異常を認めないため，生命予後が不良と考えられる高リスク患者を抽出する必要がある（**表2，図**）．

　患者は80代であり，既往に心房細動，洞不全症候群がある．眼前暗黒感とともに意識消失し転倒しているが，救急隊現場到着時に意識状態は改善

表1　失神の見逃してはいけない疾患と頻度の高い疾患

見逃してはいけない疾患	頻度の高い疾患
・心血管性(10～30%) 　・不整脈 　・急性冠症候群 　・肺塞栓 　・大動脈解離 ・起立性（2～20%） 　・出血 　・脱水 　・貧血 ・脳血管性（1%） 　・脳底動脈領域の一過性虚血発作	・神経調節性(36～60%) 　・血管迷走神経反射 　・状況性失神（排尿後，咳，食後） 　・頸動脈洞過敏症 　・自律神経失調症（パーキンソン病，糖尿病性神経障害など） ・薬剤性 　・降圧薬 　・睡眠薬 　・抗不安薬 　・筋弛緩薬

表2　リスク層別化のためのリスク因子

①年齢
65歳以上
②既往歴
心疾患 　　うっ血性心不全 　　心室性不整脈 　　虚血性心疾患 　　中等症以上の弁膜疾患
③家族歴
心臓突然死または遺伝性不整脈疾患
④症状
胸痛・背部痛 　突発する頭痛 　呼吸困難 　失神の前駆症状なし
⑤バイタルサインと身体診察
15分以上持続するバイタルサインの異常 　　呼吸数＞24/分 　　心拍数＞100/分，または＜50/分 　　収縮期血圧＜90mmHg，または＞160mmHg 　　SpO₂＜90% 　異常心音や肺野のラ音 　神経学的異常 　治療を要する外傷
⑥12誘導心電図
異常
⑦その他の検査（検査の必要性を判断して施行する）
血液検査 　ヘマトクリット＜30% 　BNP＞300 pg/mL 　心筋特異的トロポニン陽性 　D-ダイマー陽性 　便潜血陽性
⑧臨床医の印象
重症感

（日本循環器学会「失神の診断・治療ガイドライン（2012年改訂版）」http://www.j-circ.or.jp/guideline/pdf/JCS2012_inoue_h.pdf（2015年8月閲覧）より引用）

している．一過性の意識障害が速やかに改善して

2. 初期対応の実際　⑥失神

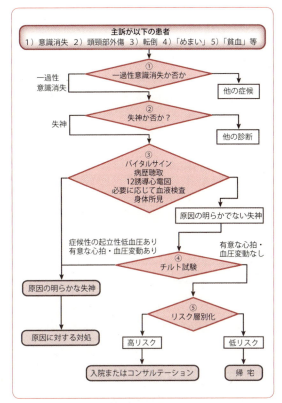

図　救急部門における失神患者診療のフローチャート
(日本循環器学会「失神の診断・治療ガイドライン(2012年改訂版)」
http://www.j-circ.or.jp/guideline/pdf/JCS2012_inoue_h.pdf
(2015年8月閲覧)より引用)

表3　失神をきたす不整脈

徐脈性	頻脈性
・洞不全症候群 ・房室ブロック	・上室性 　・発作性上室頻拍 　・心房粗動 　・心房細動 ・心室性 　・心室頻拍 　・心室細動

表4　Rubenstein分類

I群	特定の原因のない持続性洞性徐脈
II群	洞停止または洞房ブロックの存在するもの
III群	心房粗動，心房細動，発作性上室頻拍の存在するもの

血管性失神」「起立性失神」「脳血管性失神」がある．患者は80代と高齢であり，見逃してはいけない疾患である心血管性失神，起立性失神の頻度が高くなるため，まずは見逃してはいけない疾患を念頭に置いて推論していくことが重要である．しかし，頻度として高い神経調節性失神や，降圧薬の服用があることから薬剤性失神も否定できないことは理解しておかなくてはならない．

想起した疾患に関連した情報の収集と解釈

　心血管性失神を起こす不整脈として徐脈性不整脈と頻脈性不整脈がある（表3）．患者は既往に心房細動，洞不全症候群がある．不整脈が失神の原因疾患であった可能性が高い．さらに失神に先行する動悸の自覚がなく，バイタルサイン測定時のHRは53回/分，12誘導心電図計測時はHR 45回/分，心房細動である．洞不全症候群のRubenstein分類（表4）ではIII群であり，ベラパミル塩酸塩の内服により徐脈が悪化した可能性が

いたため失神と判断し，脳全体の一過性低灌流が原因と考えた．失神患者が自ら失神を主訴とすることは少なく，「気が遠くなった」「転んだ」などと訴えることが多い．また，疾患の類似病態として過換気症候群やてんかん，精神疾患などがある．問診時は本人だけでなく，家族や居合わせた人にも目撃した状況や既往を確認する必要がある．

仮説となる疾患の想起

　失神には，見逃してはいけない疾患として「心

73

第1章 急性症状の初期対応

あることから，洞不全症候群により失神をきたしたことが強く疑われる．

RR 18回/分，SpO₂ 97%であり，呼吸困難感や頸静脈怒張，胸痛はない．肺塞栓症では，「呼吸困難，胸痛が主要症状であり呼吸困難，胸痛，頻呼吸のいずれかが97%の症例でみられたとする報告もある」[2] ことから肺塞栓症の可能性は低い．また，突然の胸背部痛や胸痛の放散痛と思われる疼痛がなく，心電図で心筋虚血の所見がないことから大動脈解離や急性冠症候群の可能性は低い．

起立性失神については，BP 179/94mmHg，HR 53回/分，顔色良好で末梢の冷汗や湿潤，チアノーゼなどの循環血液量減少に伴う所見がないことから出血や脱水，貧血の可能性は高くない．しかし，人は仰臥位から立位になると心臓への灌流血液量が30%減少する．患者は夜中に覚醒しトイレに行こうとして失神したことから起立性失神の可能性は否定できず，今後採血検査や見逃してはいけないその他の疾患が否定された後，立位試験，チルト試験を行うことにより診断できる．

脳血管性失神については，患者は心房細動の既往があり，失神の直前に眼前暗黒感を自覚している．眼前暗黒感は脳底動脈末梢である後大脳動脈の虚血により視覚領域が虚血となることにより出現し，上位脳幹領域まで虚血となると意識消失する．しかし，一過性脳虚血発作では，複視や片麻痺，小脳失調などの局所性神経症状が出現し，多くは1時間以内に完全消失する．患者は複視の訴えや麻痺の出現はなく，救急隊現場到着時，座位保持できていたことから神経症状の出現はなく，脳血管性失神の可能性は低い．

仮説の検証

採血検査上異常所見を認めず，心エコーでは下大静脈の虚脱がなかったことにより出血や脱水の所見はなく，起立性失神は否定できる．洞不全症候群の診断で入院となる．

緊急度判断のためのアセスメント

気道は開通している．RR 18回/分，SpO₂ 97%であり，現段階において呼吸状態に問題はない．顔色良好，皮膚の冷感・湿潤はなく，循環不全を示唆する身体所見はない．BP 179/94mmHg，HR53回/分でありバイタルサインは高血圧，徐脈である．血圧値が高いことは高血圧の既往があることや救急搬送となったことによる外部刺激，不安などの内部刺激による交感神経の興奮，徐脈による低灌流に対する代償機序などが要因として考えられる．現段階において徐脈に随伴した症状はないが，徐脈により循環動態が破綻するとショックとなり，脳血流量の低下により意識レベルが低下するおそれがある．また，脳の低灌流が遷延すると気道が確保できず，酸素の取り込みが十分に行えないため，さらに全身の循環障害を助長することも考えられる．意識については清明であり，現段階において問題はない．

以上のことから，全身状態は安定しているが，徐脈により急激に悪化するおそれがある．さらに，主訴である失神には，見逃してはいけない疾患として「心血管性失神」「起立性失神」「脳血管性失神」がある．本症例では心血管性失神が最も強く疑われ，緊急度が高い状態である．

看護実践の根拠

モニタリング

心電図，非観血的血圧測定，SpO₂を経時的に測定する．初期評価時はBP 179/94mmHg，HR 53回/分でありバイタルサインからは高血圧，徐脈性心房細動の状態であるといえる．心房細動は，心房の各部分の無秩序な電気的興奮により心房の細かな興奮が心室へ不規則に伝導し心室のリズムも不規則になる状態である．成人の安静時脳血流量は750mL/分程度であり，脳や心臓，腎臓などの重要臓器への血流量は循環調節機構により一定に保たれるが，代償機構が破綻した場合，血流量が35％減少すると失神に陥るといわれる．心拍出量は「CO（心拍出量）mL/分＝SV（一回拍出量）mL×HR（心拍数）/分」であり，心室から駆出される血液量と心拍数に依存する．HR 53回/分の状態であれば意識清明であるが，心房細動により心拍数は不安定であり，さらにほかの点では問題ない心臓でも，心臓のポンプ効率が20〜30％減少することから，高度徐脈となれば，脳血流量の低下により再度失神を起こすおそれがある．

徐脈により心拍出量が減少した場合，大動脈弓部や頸動脈洞の受容器のはたらきにより交感神経刺激が亢進し，一回拍出量や心拍数の増加，全身の血管抵抗を増加させる．そのため，骨格筋や皮膚への血流量を反映する非観血的血圧は上昇する．しかし，心拍出量の高度減少や遷延した状態では代償機構が破綻し血圧低下をきたす．

経皮的ペーシングの準備

経皮的ペーシングは徐脈性不整脈による循環不全・脳虚血症状に対して一定の心拍数を得るため使用される．患者は，洞不全症候群による失神が最も強く疑われており，高度徐脈となれば循環血液量減少により循環不全をきたし，脳血液量が減少すると再度失神を起こすおそれがある．徐脈による症状出現時はすぐに使用できるよう準備しておく必要がある．また，経皮的ペーシングが有効であってもあくまで一時的手段であり，頸静脈的ペーシングの準備が必要となる．

ルート確保，アトロピン，ドパミン，アドレナリンなど薬剤の準備

アトロピンは，症候性徐脈の第一選択薬である．アトロピンは平滑筋，心筋外分泌腺などを支配するコリン作動性筋後線維に選択的遮断効果があり，コリン作動性の心拍数減少を改善し，徐脈に関連する自覚症状を改善する．徐脈に対するアトロピンの推奨使用量は0.5mg静注であり，3〜5分ごとに最大総投与量3mgまで投与される．また，ドパミン，アドレナリンは症候性徐脈の第一選択薬ではないが，アトロピン投与に反応しない，あるいは適さない徐脈性不整脈に使用される．これらの薬剤が必要時に速やかに投与できるようルート確保しておかなければならない．

継続観察

失神の再発に備えて意識レベルの観察や徐脈による循環不全症状の観察を行う．循環不全を圧受容器が感知すると交感神経が刺激され，末梢血管が収縮し，発汗するため皮膚の湿潤や冷汗，呼吸

第 1 章　急性症状の初期対応

回数の増加が出現する．また，脳への血流量が低下すると意識状態の変化がみられる．バイタルサインのモニタリング以外にもこれら徐脈による症状の継続観察が必要である．

また，失神は外傷を合併していることも少なくない．本症例でも明らかな外傷や疼痛部位はなかったが，時間経過とともに疼痛や腫脹，変形が明らかとなる場合もある．そのため，入院病棟へも継続観察を依頼する．

精神的ケア

患者や家族は急病や意識を失ったことにより不安や恐怖を抱えていることが推察される．できるかぎりベッドサイドに付き添い，検査や処置を行う場合はその目的を説明し同意を得る．また，家族が早期に面会できるよう調整を行う．

救急初療の看護サマリー

- ◆ **医学診断**　#洞不全症候群
- ◆ **看護診断**　#心拍出量減少リスク状態
- ◆ **患者目標**　心拍出量低下による症状の出現や心不全，心原性ショックを起こさない．
- ◆ **患者情報**
  【主訴】意識消失
  【現病歴】午前1時頃に覚醒しトイレへ行く途中，意識消失し救急搬送される．
  【既往歴／内服薬】高血圧，心房細動，洞不全症候群／テルミサルタン 1錠1×，アムロジピン OD 1錠1×，ベニジピン塩酸塩 0.5 錠1×，ベラパミル塩酸塩3錠3×
- ◆ **身体所見**
  【バイタルサイン】BP 179/94mmHg，HR 53 回/分，BT36.1℃，RR18 回/分，SpO₂ 97%
  【一次評価】異常所見なし
  【二次評価】心音不整
- ◆ **検査**
  【12 誘導心電図】HR 45 回/分，徐脈性心房細動，電気軸正常，虚血性変化なし．
- ◆ **看護の実際**
  【アセスメント】患者は失神により救急搬送となった．失神には，見逃してはいけない疾患として「心血管性失神」「起立性失神」「脳血管性失神」がある．既往歴に心房細動，洞不全症候群があり，搬送後意識清明ではあるが，心電図上で徐脈性心房細動を認めることから徐脈性不整脈による心血管性失神の可能性が高い．また，洞不全症候群のRubenstein 分類Ⅲ群は，ベラパミル塩酸塩の内服により徐脈が悪化しやすいことからも徐脈性不整脈による心血管性失神が強く疑われる．現段階において徐脈に随伴した症状はないが，高度徐脈となり循環動態が破綻すると心拍出量低下による症状の出現や心不全，心原性ショックに陥るおそれがある．看護診断としては，「心拍出量減少リスク状態」をあげる．また，今回の失神は徐脈に伴い脳全体に一過性の血流低下が起こったことにより出現したため，看護診断として「非効果的脳組織循環リスク状態」もあがる．

  2つの看護診断の原因は，徐脈性不整脈によるものであるため，看護診断を統合し，「#心拍出量減少リスク状態」を看護問題として抽出する．心拍出量低下に備えモニタリングを行い，意識レベルや循環不全による症状の継続観察を行う．また，ルート確保を行い，徐脈をきたしたときの対応として，薬剤の準備とともに，経皮的ペーシング機能付き除細動器をベッドサイドに置き，失神発作に迅速に対処できるよう準備が必要である．

【看護計画／看護実践】

・O-P：

①モニター／意識状態，循環状態の継続観察

②不整脈の有無

③12誘導心電図／胸部X線／頭部CT／心エコー／血液検査／血液ガス

・T-P：

①末梢静脈路確保

②薬剤（アトロピン・カテコラミン）準備

③経皮的ペーシング機能付き除細動器の準備

・E-P：

①安静の必要性について説明する

②処置，ケアの前にはわかりやすく説明する

③身体状況の変化があった場合には，知らせるように説明する

引用・参考文献

1）循環器病の診断と治療に関するガイドライン（2011年度合同研究班報告）「失神の診断・治療ガイドライン（2012年改訂版）」
http://www.j-circ.or.jp/guideline/pdf/JCS2012_inoue_h.pdf

2）「肺血栓塞栓症および深部静脈血栓症の診断，治療，予防に関するガイドライン（2017年改訂版）」
http://www.j-circ.or.jp/guideline/pdf/JCS2017_ito_h.pdf

3）日本救急医学会：救急診療指針，改訂第4版，へるす出版，2011.

4）岡庭 豊：病気がみえる Vol2 循環器，第2版，メディックメディア，2008.

5）中村恵子・他：救急ケア，学研メディカル秀潤社，2003.

6）日本救急医学会・他監：緊急度判定支援システムJTAS2012ガイドブック，へるす出版，2012.

7）山勢博彰：系統看護学講座 別巻 救急看護学　第5版，医学書院，2014.

8）American Heart Association：AHA心肺蘇生と救急心血管治療のためのガイドラインAHA2010ガイドライン準拠，シェパード株式会社，2012，p.754-763.

9）GERARD J.TORTORA，他：トートラ 人体の構造と機能，第3版，丸善出版，2010.

10）Tヘザー・ハードマン：NANDA-I 看護診断-定義と分類2009-2011，医学書院，2009.

第 1 章　急性症状の初期対応

失神患者の救急初療看護プロトコール

第一印象
↓
一次評価（ABCDEアプローチ）

├─ 不安定 →
│　**緊急度：蘇生**
│　↓
│　モニター
│　酸素
│　末梢静脈路確保
│　↓
│　一次評価（再評価）── 安定 →
│　↓ 不安定
│　意識・呼吸・
│　循環不全の原因検索
│　（医師と情報共有）
│
└─ 安定 →

二次評価（重点的アセスメント）

問診	身体所見
【主訴】失神 【現病歴：OPQRST】 O：突然発症 P：誘引,前駆症状,発症時,改善時の姿勢 Q：直前直後の記憶,外傷性の疼痛の有無 R：放散痛（胸痛がある場合） S：胸痛,背部痛,呼吸困難感,頭痛,動悸,吐血,下血,冷汗 T：一過性,自然回復,持続時間 【AMPLER】 M/P 内服薬／既往歴	顔面：眼瞼結膜蒼白 頸部：頸静脈怒張 胸部（呼吸）胸郭運動の左右差 　　　　　　呼吸音の左右差 　　　　　　肺野雑音 胸部（心臓）：心雑音 四肢：血圧の左右差,下肢の腫脹・発赤・圧痛,虚脱 脳神経：意識レベル,瞳孔・対光反射,四肢麻痺

↓
見逃してはいけない疾患（表）の可能性
↓
緊急度：緊急

救急処置の準備, 介助	検査の準備・実施	治療の準備
気管挿管, BVM 人工呼吸器 経皮的ペーシング 強心薬・輸液・輸血	12 誘導心電図・ 胸部 X 線・(頭部 CT) 心エコー・血液検査・血液ガス	薬剤の準備： アトロピン, カテコラミン 頸静脈的ペーシング

↓
医学診断：見逃してはいけない疾患
↓
一次評価・二次評価・検査データ・病態のアセスメントの統合
↓
看護診断
↓ 入院調整

| 一般病棟 | 救急病棟 | ICU/CCU/HCU | 手術室／心カテ室 |

表　見逃してはいけない疾患／よくある疾患

見逃してはいけない疾患	よくある疾患
・心血管性（不整脈／急性冠症候群／肺塞栓／大動脈解離） ・起立性（出血／脱水／貧血） ・脳血管性（脳底動脈領域の一過性虚血発作）	・神経調節性（血管迷走神経反射／状況性失神／頸動脈洞過敏症／自律神経失調症） ・薬剤性（降圧薬／睡眠薬／抗不安薬／筋弛緩薬）

2. 初期対応の実際

⑦ めまい

症例紹介

◆ **患者** 41歳，女性

◆ **救急隊情報** 3日前より回転性めまいが出現，歩行不能で症状増悪傾向のため救急要請する．

◆ **第一印象** 苦悶様表情（＋）

◆ **一次評価**

【A】気道開通（＋）

【B】呼吸平静，呼吸音良好，異常な呼吸パターン（－）

【C】末梢冷汗（－），皮膚色良好，橈骨動脈触知良好

【D】意識清明

◆ **バイタルサイン**（来院時）BP 143/91mmHg，HR 81 回/分（整），RR 16 回/分，SpO₂ 98%，BT 37.0℃，GCS 15（E4 V5 M6）．

◆ **二次評価 ― 問診**

【主訴】後頸部痛，めまい

【現病歴】7日前より後頸部痛あり．3日前より回転性めまいが出現した．症状が強い時は歩行不能，悪心も伴うため3日前にかかりつけ医を受診した．後頸部痛に対する鎮痛薬の処方を受け取り帰宅する．しかし，その後も症状が増悪傾向にあるため救急車で来院した．ここ最近の外傷歴やマッサージ通院歴などなし．

【アレルギー】なし

【内服薬】解熱鎮痛薬（アセトアミノフェン）　【既往歴】片頭痛

【O】3日前に発症．頭位変換動作で増悪なし

【P】症状が強いときは歩行不能になる，安静にしていても持続的で寛解なし

【Q】回転性．蝸牛症状（難聴や耳鳴り，耳閉塞感）なし．発症以前に精神的感情の高ぶりなどはない

【R】嚥下障害・構音障害．後頸部痛あり，強いときは NRS 5/10 程度．しばしば悪心あり

【S】症状の強さは若干増減するが増悪傾向

【T】3日前より発症

◆ **身体所見**

【眼】眼瞼結膜蒼白（－），眼振（－）

【口腔内】舌乾燥（－）

【頸部】頸静脈怒張（－），頸動脈血管雑音（－）

【胸部】副雑音（－），心雑音（－）

【神経学的所見】視力障害（－），複視（－），瞳孔不同（－），眼振（－），左ホルネル症候群（＋，縮瞳，眼裂狭小），顔面運動（－），顔面左側の温痛覚低下（＋），聴力障害（－），舌運動（－），カーテン徴候（＋，口蓋垂右側の偏位），構音障害（＋），指鼻試験（－），回内・回外試験（－），膝踵試験（－），上肢バレー徴候（－），ミンガッツィーニ試験（－），右腕〜右胸部の温痛覚低下（＋），NIHSS 1点（構音障害）

◆ **検査**

【血液検査】異常なし

【心電図】HR80 回/分　不整脈なし　【胸部 X 線】異常なし

【頭部 MRI】MRA で両側椎骨動脈狭窄，左椎骨動脈に解離腔あり．拡散強調画像にて左延髄に梗塞巣あり

◆ **診断** #1脳動脈解離（椎骨動脈），#2脳梗塞（延髄）

第1章　急性症状の初期対応

臨床推論

主訴を中心とした手掛かりとなる情報の収集

本症例が訴えるいくつかの症状のうち，本人が最も異常だと感じているのが持続的な回転性のめまいであり，頭位変換で増強はない．来院時の症状は軽度であるが，3日間持続している．蝸牛症状はなく，眼振はない．開眼は持続的に可能である．

仮説となる疾患の想起

めまいを訴えて来院する患者は多く，緊急度の高いものから低いものまで疾患は多岐にわたる．その割合は，末梢性めまいが多数を占め，中枢性めまいは1〜5％[1]と少数であるが，見逃してはいけない疾患である．「小脳疾患」「脳幹疾患」「椎骨・脳底動脈病変」「くも膜下出血」「一過性意識障害」がこれにあたる．そのほか，心原性失神や前失神を「めまい」と表現する患者も多く，「洞不全症候群」「高度房室ブロック」「高度貧血」「ショック」などがある．これらも早期の治療開始が必要であるため，見逃してはいけない疾患である．

想起した疾患に関連した情報の収集と解釈，仮説の検証

患者の訴えから，めまいの性質は回転性と判断できる．第一印象から，眼瞼結膜蒼白や末梢冷汗はなく，皮膚色は良好，橈骨動脈触知良好であり，ショック所見はない．脈のリズム不整なく，徐脈なし．眼前暗黒感などの症状はなく，心電図で異常所見なし．それらを合わせて心原性失神の可能性である「高度貧血」「洞不全症候群」「高度房室ブロック」は除外した．

また問診中，連続して開眼は可能，蝸牛症状はなく耳鼻科への通院歴もなく，眼振はなし，頭位変換によるめまい増強なし，症状が持続的といった身体診察の情報も合わせると，末梢性めまいに優位な所見が少ない．

患者の訴えから，頭痛があるものの鎮痛薬で改善を認めており，「くも膜下出血」に伴うような強い頭痛ではないと考えられる．めまいが長時間持続していることや，嚥下障害・構音障害というめまい以外の神経症候を伴うところは頭蓋内病変の可能性を想起され，中枢性めまいが疑わしいと考えた．

中枢性めまいのほとんどの原因は，小脳か脳幹に生じている．いわゆる椎骨・脳底動脈系（図）の病変によって起こりうる（表1）．指鼻試験，回内・回外試験，膝踵試験で小脳症状を観察してみたが，失調はみられず，脳幹に病変が起こっている可能性が高い．

現在，本症例に起こっている異常な神経所見は，主訴より「構音障害」「嚥下障害」「歩行障害」，身体診察より「ホルネル症候群」「カーテン徴候」「左側顔面の温痛覚障害」であり，それらは典型的なワレンベルグ症候群の症状（表2）に当てはまる．「嚥下障害」「カーテン徴候」は，椎骨動脈の血流不足により延髄梗塞が起こったための球麻痺症状，また「顔面の温痛覚障害」は三叉神経脊髄路核の障害で引き起こされる症状と考えられる．それらを合わせて考えると，延髄の血流障害が推測できる．MRIの結果（写真），椎骨動脈解離，延髄梗塞の診断となる．

2. 初期対応の実際　⑦めまい

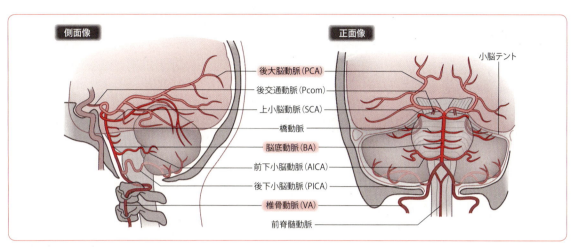

図　椎骨・脳底動脈系

表1　椎骨・脳底動脈系の障害部位と症状

障害される部位	障害される神経・血管など	主な症状
小脳上部	上小脳動脈・前下小脳動脈	構音障害，顔面麻痺，蝸牛症状，小脳性運動失調
小脳下部	後下小脳動脈	麻痺はないが起立・歩行障害（体幹失調）
中脳	錐体路	片麻痺
中脳	動眼神経	眼瞼下垂・複視
中脳	垂直眼球運動の脳幹中枢	垂直性眼球運動（上方注視麻痺・下転障害）
橋	錐体路	片麻痺・感覚障害
橋	外転神経核など	単眼の内転障害
延髄	前庭神経核	平衡感覚の異常・健側の感覚障害・患側の運動失調
延髄	腹側：錐体路	片麻痺
延髄	背側：舌咽・迷走・舌下神経	球麻痺：構音障害・嚥下障害
延髄	外側：感覚伝導路・小脳脚	温痛覚の低下，縮瞳・眼裂狭小（ホルネル症候群）

表2　ワレンベルグ症候群

症状	・延髄外側の障害によってみられる様々な症状のこと ・原因としては，椎骨動脈や後下小脳動脈などの灌流障害が多い
病変部と同側に出現する症状	①前庭神経核：Ⅷ（聴神経）障害→眼振・めまい ②迷走神経背側核：Ⅸ（舌咽神経）/Ⅹ（迷走神経）障害→球麻痺・カーテン徴候・味覚障害 ③三叉神経脊髄路：顔面の温痛覚障害 ④下小脳脚：小脳失調 ⑤交感神経下行路：ホルネル症候群
反対側の症状	⑥頸部から下の温痛覚障害 ＊頸部から下の温痛覚を伝える線維は脊髄に入り，交差して対側を上行する

第 1 章 急性症状の初期対応

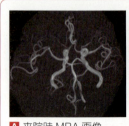 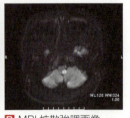

A 来院時 MRA 画像　　B MRI 拡散強調画像

写真　本症例の頭部MRI所見

緊急度判断のためのアセスメント

本症例は，来院時第一印象では意識清明，気道・呼吸・循環とも正常であり，即座に生命の危機に直結するような異常はなかった．バイタルサインはBP 143/91mmHg，HR 81回/分（整），RR 16回/分，SpO_2 98%，BT 37.0℃と，著明な血圧上昇・脈圧の増大や徐脈などクッシング徴候はない．後頸部痛があるものの，鎮痛薬を使用し自制内であり，呼吸は平静であった．現段階で頭蓋内圧亢進を示唆する症状は出現していない．

急性発症する中枢性めまいのほとんどの原因は，小脳か脳幹に生じる脳血管障害である．頭蓋内解離では脳虚血に加え，くも膜下出血の発症例も少なくないことから[3]治療の遅れや症状進行の見落としによって，脳底動脈閉塞による脳幹の広範囲な梗塞・小脳梗塞・くも膜下出血などが起こると，不可逆的な障害や死に直結することを念頭におかなくてはいけない．そのため緊急度を引き上げ，それに応じた看護実践をただちに開始し，早期治療・早期診断に向けてスムーズに対処することが必要である．

看護実践の根拠

継続観察

本症例では，椎骨動脈解離と延髄梗塞との診断があり，小脳・脳幹を支配する重要な血管の破綻であることを十分念頭におく必要がある．急性期の脳動脈解離部は短時間のうちに形状変化しやすい[3]ことから，意識レベルや神経学的所見の変化や，現在出現している構音障害などに加え，新たな神経学的所見の異常がないかを繰り返し確認する必要がある．また画像所見も繰り返し行う必要があり，それによって安静度や血圧目標値，治療方針が変わってくるため，その都度チーム内で情報を共有し，患者へていねいに説明を行う．

また，解離腔から瘤形成している場合は，くも膜下出血が生じる可能性が高くなり，血圧コントロールが特に重要となる．頭蓋内圧亢進症状の有無，頭痛の増強や意識障害の出現に注意し，継続観察を続行する．

モニタリング

来院時には異常なバイタルサインはなかったが，症状が悪化することで頭蓋内圧亢進症状の出現が起こり，呼吸の変化や血圧上昇，脈圧拡大などが起こりうる．異常の早期発見を目的として，心電図，SpO_2，非観血的血圧を経時的にモニタリングする必要がある．

環境調整

■ 安静度・体位

　現在の病状として，脳虚血の進行や，外膜破綻によるくも膜下出血の危険性があり，極端な血圧上昇・下降はどちらにも悪影響を及ぼすため，床上安静の指導が必要である．また，頸部の屈曲は内頸静脈を圧迫し静脈灌流が阻害され頭蓋内圧を亢進させる可能性と，椎骨動脈の血流を阻害する可能性がある．頸部が屈曲しないよう，まくらの高さなどに気を配る必要がある．回転性めまい・悪心が持続しているため，患者の安楽な体位を聞きながら同時に調整していく．

■ 誤嚥防止

　嚥下障害がみられるため誤嚥の可能性を考え，飲水・食形態に関しては主治医や専門家と協議が必要である．床上安静時は唾液を嚥下せず，吐き出すよう指導する．

■ 患者・家族への説明，指導

　後頭部痛を主訴とした椎骨動脈解離において，安静と血圧コントロールのみの治療で7日以内に半数以上で改善がみられた[3]という報告もあり，それが治療の基本となる．感情的錯乱や不快刺激は血圧上昇の原因ともなりうるため，最小限になるよう努める必要がある．それらを十分説明し，合併症を起こすことなく可能なかぎりストレスなく療養生活が送れるよう患者・家族と協議する．

　家族にとって妻であり母である患者の入院は，大きく生活を変化させ，困惑することが予測される．また患者自身も，家族への心配に加え，構音障害や嚥下障害の出現による漠然とした不安を抱え，強い動揺や混乱が予測される．現実の認知を促すため，理解度に合わせた説明を繰り返すなど，家族を含めたケアが必要となる．

救急初療の看護サマリー

- ◆ **医学診断**　#1脳動脈解離（椎骨動脈），#2脳梗塞（延髄）
- ◆ **看護診断**　#非効果的脳組織循環リスク状態
- ◆ **患者目標**　梗塞巣の拡大やくも膜下出血を合併せず，呼吸障害，意識障害をきたさない．
- ◆ **患者情報**　41歳　女性
  - 【主訴】後頭部痛，めまい
  - 【現病歴】当院受診7日前に後頭部痛を自覚し，3日前より回転性めまいが出現した．かかりつけ医を受診したが，その後も症状改善せず，増悪傾向であるため救急車で来院する．
  - 【既往歴／内服薬】偏頭痛／鎮痛薬
  - 【バイタルサイン】BP 143/91mmHg，HR 81回/分（整），RR 16回/分，SpO2 98%，BT 37.0℃，GCS 15（E4 V5 M6）
  - 【一次評価】安定
  - 【二次評価】左ホルネル症候群（＋，縮瞳，眼裂狭小），顔面左側の温痛覚低下（＋），カーテン徴候（＋，口蓋垂右側の偏位），構音障害（＋），右腕〜右胸部の温痛覚低下（＋）
- ◆ **検査**
  - 【頭部MRI】両側椎骨動脈狭窄，左椎骨動脈に解離腔あり．左延髄に梗塞巣あり．

第 1 章　急性症状の初期対応

◆ 看護の実際

【アセスメント】患者は,症状より中枢性めまいが疑われ,身体所見でワレンベルグ徴候あり,延髄病変と考えられた.来院時点で生命の危機に直結するサインはないものの,解離腔の血腫増大により虚血の進行が起こると小脳梗塞や脳幹梗塞を引き起こし,解離腔の破綻が起きるとくも膜下出血を引き起こす可能性がある.それらはどちらも不可逆的な障害や死に直結するため,すみやかに治療方針の把握を行い,看護師は安静と血圧コントロールと,合併症の予測が急性期治療の肝となることをチーム全体で共有し,遵守できるような環境調整を行う必要がある.

感情的錯乱や不快刺激は病状を悪化させる原因ともなりうるため,訴えの十分な傾聴やスケールを参考に疼痛のコントロール,悪心・めまい症状に合わせた体位の工夫や制吐薬の使用などの管理が重要となる.

看護問題は,「# 非効果的脳組織循環リスク状態」をあげ,これらの異常を早期に発見できるよう,経時的なモニタリング,繰り返し本人の神経所見や症状の増減の確認,安楽を優先した環境調整,安静度などの生活指導が必要となる.特に,解離腔に瘤形成がある場合は,悪心出現時,頭痛増強時,怒責時など,血圧上昇を伴う日常動作にも注意が必要である.

【看護計画／看護実践】

・O-P:

①バイタルサイン（血圧・脈拍・SpO₂・体温・呼吸）

＊血圧目標値の確認

②クッシング徴候

③異常呼吸の有無

④意識レベル・瞳孔/対光反射

⑤神経学的所見（麻痺など新たな症状の有無,構音障害・嚥下障害の変化）

⑥頭蓋内圧亢進症状:頭痛,悪心,嘔吐など

⑦随伴症状の観察:後頸部痛・めまいの程度

・T-P:

①経時的モニター管理

②降圧薬の投与,管理

③疼痛コントロール（鎮痛薬使用についての検討）

④体位調整（安楽な体位,誤嚥防止のための体位調整,工夫）

・E-P:

①病状・合併症／安静の必要性／面会制限について説明する

②疼痛については,がまんしないように伝える

引用・参考文献

1) 山上 浩:実践で使えるERのマイナー, ER magazine, 11 (3) : 459, 2014.

2) 城倉 健:めまい診療シンプルアプローチ, 医学書院, 2014, p.24.

3) 日本脳卒中学会　脳卒中ガイドライン委員会:脳卒中ガイドライン2015,協和企画,p.240-241,2015.

4) 山浦 晶・他:非外傷性頭蓋内解離性動脈病変の全国調査（第1報）,脳卒中の外科, 26 (2) : 79, 1998.

5) 箕輪良行:もう怖くない めまいの診かた,帰し方―致死的疾患の見逃しを防ぎ,一歩進んだ診断と治療を行うために,羊土社, 2011.

6) David L.Simel, Drummond Rennie編, 竹本 毅訳:JAMA版 論理的診察の技術 エビデンスに基づく診断のノウハウ,日経BP社, p.709-718, 2011.

7) 内藤 功・他:非出血性解離性椎骨動脈瘤の治療指針,脳卒中の外科, 33 (6) : 406-413, 2005.

2. 初期対応の実際 ⑦めまい

急性発症めまい患者の救急初療看護プロトコール

第一印象

一次評価（ABCDEアプローチ）

不安定 / 安定

緊急度：蘇生

二次評価（重点的アセスメント）

問診	身体所見
【主訴】急性発症のめまい 【現病歴】 **O**：突然発症 **P**：頭位変換による増悪寛解の有無 **Q**：回転性・不動性・失神性・平衡障害 **S**：意識障害・頭痛・眼振・構音障害・麻痺・感覚障害・蝸牛症状・悪心嘔吐の有無 **T**：徐々に軽快・増悪 【AMPLER】 ・脳卒中の危険因子（高血圧・糖尿病・肥満・喫煙・心疾患） ・最近の外傷歴・マッサージ歴（外傷による椎骨動脈損傷の可能性）	・意識レベル（GCS） ・瞳孔／対光反射 ・12脳神経 　構音障害／視野／眼球運動／眼振／複視／顔面知覚／顔面運動麻痺／聴力／カーテン徴候／胸鎖乳突筋負荷試験／肩挙上試験 ・運動麻痺，感覚障害 ・運動失調，体幹失調 ・髄膜刺激症状

モニター
酸素
末梢静脈路確保

一次評価（再評価） — 安定 →

不安定

呼吸・循環不全・意識障害の原因検索（医師と情報共有）

見逃してはいけない疾患（表）の可能性

緊急度：緊急

救急処置の準備，介助

気管挿管, BVM
人工呼吸器

検査の準備・実施

血液検査・ECG12ch・胸部X線・血液ガス・頭部CT・MRI

治療の準備

二次的合併症予防のため安静遵守，治療薬の準備，手術

医学診断：見逃してはいけない疾患

一次評価・二次評価・検査データ・病態のアセスメントの統合

看護診断

入院調整

一般病棟	救急病棟	ICU/CCU/HCU	手術室／血管造影室

表 見逃してはいけない疾患／よくある疾患

見逃してはいけない疾患	よくある疾患
・中枢性めまいの原因疾患 　脳幹・小脳・椎骨脳底動脈の血管病変 ・心原性失神（不整脈・心疾患）／高度貧血／ショック	・末梢性めまいの原因疾患 　良性発作性頭位めまい症／メニエール病／前庭神経炎／突発性難聴など ・不安神経症

85

第 **1** 章 | 急性症状の初期対応

2. 初期対応の実際

⑧ 吐血

症例紹介

◆ **患者** 82歳，男性
◆ **救急隊情報** 21時頃，血塊混じりの鮮紅血を洗面器1杯分（約2L）吐いたため救急要請する．
◆ **第一印象** 呼吸やや促迫，顔面蒼白，末梢冷感軽度あり
◆ **一次評価**
  【A】気道開通（＋）
  【B】呼吸数やや促迫，呼吸補助筋の使用（－），呼吸音左右差（－）
  【C】橈骨動脈触知（可能），頻脈（＋），冷汗（－），蒼白（＋），末梢冷感（軽度）
  【D】GCS 15（E4 V5 M6），瞳孔/対光反射（L＝R 2.5mm/＋）
  【E】低体温（－），外傷（－）
◆ **バイタルサイン** BT 37.8℃,HR 105回/分,BP 102/78mmHg,RR 24回/分,SpO$_2$ 100%（酸素5L マスク）
◆ **二次評価 ― 問診**
  【主訴】吐血・咳嗽
  【現病歴】夕食を済ませた19時頃から咳嗽が出現し，19時30分頃に食物残渣混じりの少量の血を吐き咳嗽が増えた．21時頃，血塊混じりの鮮紅血を洗面器1杯分（約2L）吐き救急搬送となった．
  【既往歴】肝細胞がん，肝硬変，高血圧，心房細動
  【内服薬】リーバクト$^®$配合顆粒，アルダクトン$^®$A錠
  【喫煙・飲酒】喫煙なし・機会飲酒
◆ **二次評価 ― 身体所見**
  【顔面】顔面蒼白（＋），眼瞼結膜蒼白（＋），眼球結膜黄染（＋）
  【胸部】頸静脈怒張（－），呼吸補助筋の使用（－），呼吸音左右差（－）
  【腹部】軽度膨隆（＋），腹部緊満（－），自発痛（－），圧痛（－），悪心（－），吐血（－）
◆ **検査**
  【血液データ】（血液ガスデータ：静脈血）WBC 1.18×10^4/μL, RBC 2.95×10^6/μL, Hb 10.8g/dL, Ht 30%, PLT 1.25×10^5/μL, PT-INR 1.27, TP 6.80 g/dL, Alb 2.3g/dL, BUN 22.1mg/dL, Cr 0.64mg/dL, T-Bil 1.8mg/dL, AST 38U/L, ALT 29U/L, LD 203U/L, γ-GT 40U/L, ChE 71U/L, AMY 137U/L,Na 132mEq/L,K 4.6mEq/L,Cl 98mEq/L,Ca 8.0mEq/L,CRP 4.96mg/dL,pH 7.434, PvCO$_2$ 39.9mmHg, PvO$_2$ 42.6mmHg, HCO$_3^-$ 26.3mEq/L, BE 2.4mEq/L, Lac 1.1mEq/L.
  【胸部X線】右胸水あり，心拡大なし，縦隔拡大なし，両肺全体にびまん性にすりガラス影あり
◆ **診断** ＃食道静脈瘤破裂
◆ **治療** 上部消化管内視鏡：中部食道に静脈瘤があり吻合部の直下に噴出性の出血を認め，内視鏡的静脈瘤結紮術（EVL）を施行した．

臨床推論

主訴を中心とした手掛かりとなる情報の収集

　夕食後から咳嗽があり食物残渣混じりの少量の血液を吐き，その後，咳嗽が増え血塊混じりの鮮紅血を約2L吐き救急搬送された．本人によると，夕食時に飲酒はしていなかった．既往歴に肝細胞がん，肝硬変，高血圧，心房細動があり，リーバクト®配合顆粒，アルダクトン®A錠を内服している．

仮説となる疾患の想起

　「口から血を吐いた」という情報だけの場合は「喀血」か「吐血」かの鑑別（図1）が必要である．喀血とは，気管・気管支または肺からの出血で泡沫状の血液が咳嗽とともに喀出されるものである．一方，吐血とは，Treitz靱帯より口側の上部消化管からの出血を示唆するものである．ただし，鼻出血など消化管以外からの出血を飲み込んで吐血することもある．

　本症例は，咳嗽を伴っているが，食物残渣が混入した血塊混じりの鮮紅血を約2L反復的に吐いている．また，胸部X線では縦隔拡大がなく，呼吸音は左右差がなく清明であったことから「喀血」である可能性は低い．したがって，上部消化管からの出血による「吐血」であると鑑別する．

　上部消化管出血の原因としては，消化性潰瘍（55％），胃食道静脈瘤（14％），動静脈奇

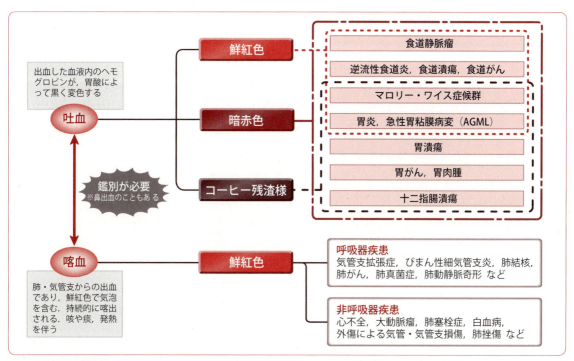

図1　吐血・喀血の鑑別フローチャート
（佐藤憲明：場面別どう見る！どう動く！急変対応マニュアル，照林社，2010，p.114．より一部改変）

形（6%），マロリー・ワイス裂傷（5%），腫瘍（4%）があげられる[1]．また，肝硬変の吐血症例の約半数（40%）は出血性胃炎や十二指腸潰瘍からの出血であるといわれている[2,3]．したがって，想起される疾患として「食道静脈瘤」「十二指腸潰瘍」「マロリー・ワイス症候群」があげられる．

想起した疾患に関連した情報の収集と解釈，仮説の検証

本症例の吐物は血塊混じりの鮮紅血であり，量も洗面器1杯分（2L程度）と大量であった．吐血の性状は，「出血部位」「出血量」「血液が胃内にどれだけ停滞したか」によって変化する．「食道静脈瘤」からの出血は胃内に血液が停滞しないため鮮紅色であることが多い．それに対し，「十二指腸潰瘍」では胃内に血液が停滞するため，胃内の塩酸によってヘモグロビンが塩酸ヘマチンに変化し暗赤色からコーヒー残渣様となる．「マロリー・ワイス症候群」は，反復する嘔吐や排便・咳嗽に伴う急激な腹圧の上昇により食道・胃の粘膜に縦走する裂傷をきたし出血する．そのため，裂傷の部位によって吐血の色は異なるが，鮮紅色から暗赤色であることが多い．

身体所見において，本症例の腹部所見では軽度膨隆はあるが柔らかく，自発痛や悪心もなかった．「食道静脈瘤」「マロリー・ワイス症候群」では痛みはないが，「十二指腸潰瘍」では心窩部の圧痛を認める．

「十二指腸潰瘍」では，ヘリコバクター・ピロリ感染や非ステロイド性消炎鎮痛薬（NSAID）内服が危険因子としてあげられるが，そのような内服歴はない．したがって，「十二指腸潰瘍」である可能性は低い．また，少量の血を吐いた後から咳嗽が増えているため「マロリー・ワイス症候群」で

ある可能性も低い．

既往歴に肝細胞がん・肝硬変があり，眼球結膜に黄疸を呈していた．また，T-Bil 1.8mg/dL，AST 38U/Lと上昇し，アルブミンは2.3g/dLと低下を認めていた．このことから，本症例は肝硬変の悪化により門脈圧が亢進し，静脈側副血行路が発達したことで食道静脈瘤が形成され，この食道静脈瘤が破裂し大量吐血したと考える．したがって，「食道静脈瘤」であると診断する．

緊急度判定のためのアセスメント

ショックとは，出血や心機能低下などの原因から，臓器への灌流が障害され，組織の虚血が起こっている状態のことをいう．細胞への酸素やエネルギー供給が著しく低下し，機能障害をきたしているため，ショック状態が遷延すると死に向かうこととなる．したがって，消化管出血にかぎらず出血患者に対してはまずショック徴候の有無と出血量の推定を行い，ショックを早期に認知することである．出血により生じた循環血液量減少性ショックを出血性ショックと呼ぶが，典型的な出血性ショックの診断指標として「ショックの5P」（表）がある．このなかの1つでも該当すればショックの可能性があると判断し対応する必要があり，ショック状態を遷延させないことが重要である．

表 ショックの5P

蒼白	pallor
虚脱	prostration
冷汗	perspiration
脈拍触知不能	pulselessness
呼吸不全	pulmonary deficiency

本症例は鮮紅血を約2L吐いていたが，HR 105回/分，BP 102/78mmHgと頻脈の傾向ではあるものの血圧は維持されていた．これは，吐血により循環血液量が減少したことで代償機構がはたらき，カテコラミンが分泌され，α1作用により末梢血管を収縮，β1作用，β2作用により洞房結節刺激・心収縮力を増大させ，心拍数と心拍出量を増加させたためであり，また，レニン・アンギオテンシン・アルドステロン系では，体内に水分を貯留し細胞外液を増加させ，循環血液量を維持することで血圧の著しい低下は認めなかったためである．加えて，本症例は顔面蒼白であり末梢冷感を軽度認めていた．これも代償機構がはたらき末梢血管の収縮により生じた結果であり，「ショックの5P」の蒼白に該当する．

ショックが進行すると，代謝障害から代謝性アシドーシスが進行するため，その代償として呼吸数が増加する．血液ガスデータでは代謝性アシドーシスは認めなかった．静脈血は動脈血よりpHは0.03程度低くなること，HCO₃⁻は1.03程度高くなることを考慮すると，むしろ代謝性アルカローシスの状態であった．これは，利尿薬を内服していたこと，吐血とともに胃酸を喪失したことによるものであると考えられる．呼吸回数は24回/分でありやや促迫しているが，乳酸値も1.1mEq/Lと正常範囲内であることから組織灌流を維持できていると考える．しかし，患者には高血圧の既往があったことを考えると，BP 102/78mmHgはふだんの血圧と比較すると血圧低下をきたしており，すでにショックが進行している可能性は高く，緊急度は高いといえる．

また，患者は肝硬変がありPT-INR 1.27と凝固能が低下しているため，食道静脈瘤からの出血が助長され出血性ショックへ移行しやすい．それに加え，高齢者では加齢による生理的機能が減少し各臓器の予備能力が低下しているため，代償機構が破綻しやすく呼吸および循環の悪化が早いため，さらに緊急度は高まる．

看護実践の根拠

本症例は食道静脈瘤破裂により約2Lの吐血があり，顔面蒼白，末梢冷感も軽度あったことから代償機構がはたらいている．意識は清明であり血圧の著しい低下はないが，早期ショックの状態であるといえる．したがって，全身状態の安定化を図り，不可逆性のショックに進行させることなく，食道静脈瘤を止血することが目標となる．次に看護実践とその根拠を示す．

気道確保

大量吐血により気道閉塞するリスクが高く，出血性ショックに陥れば脳血流量が低下し意識レベルが低下することで舌根沈下を起こし気道閉塞するリスクが高い．したがって，確実な気道確保を行うため，吸引や気管挿管の準備を行った．

酸素投与

本症例はSpO₂ 100%で呼吸困難はなかったが，酸素5Lマスクで酸素投与を継続した．これはSpO₂がヘモグロビン量に対する酸素の結合の割合であり，100%であってもヘモグロビンの絶対量が少なければ組織に十分酸素が運ばれないからである．また，貧血が進行すると，酸素を投与しても酸素を運ぶヘモグロビンがないため組織は酸素

第 **1** 章　急性症状の初期対応

不足となるので，赤血球濃厚液の輸血の準備も必要となる.

モニタリング

「収縮期血圧の低下は，循環血液量喪失が30%以上に達する大量出血の際に初めて認められる徴候である」[4]とされている. 今後，ショックが進行すれば収縮期血圧の低下や脈拍の上昇をきたす. したがって，モニターを装着し，血圧測定はインターバルを設定し自動血圧測定を行った. また，アラームの設定を行うことでバイタルサインの変化に早期に気づくことができるようにした.

輸液管理・輸血

出血性ショックでは循環血液量が減少しているため，細胞外液を急速輸液することでショックを回避する必要がある. ショックが進行すると血管の収縮が起こり，血管確保が困難になるため，16～18Gの太い静脈留置針を用いて早期に静脈路を2本以上確保する. 細胞外液は，75%が血管壁を通過して間質に分布し，血管内にとどまるのは25%程度である. 患者は出血量が約2Lあり，それを細胞外液のみで補うと約8Lの輸液が必要となる. しかし，大量輸液をすることで血液が希釈されれば，赤血球濃度の低下による酸素化障害や凝固異常が生じる可能性があるため，赤血球濃厚液や新鮮凍結血漿の輸血も必要となる.

また，肝硬変のため，PLT $1.25 \times 10^5/\mu L$，PT-INR 1.27と凝固能が低下している. 肝硬変では，門脈圧が上昇することで脾静脈が発達し，脾臓が腫大する. このことで，脾臓機能は亢進，汎血球が減少することで血小板は減少する. そして，タ

ンパク質代謝も低下することで，血液凝固因子の生成も低下する. 出血傾向となることで，食道静脈瘤からの出血が助長され不可逆性のショックへ移行しやすい. したがって，血小板濃厚液や新鮮凍結血漿の輸血を考慮しなければならない. 加えて，タンパク質代謝が低下することで，アルブミン合成も低下する. 本症例はAlb 2.3g/dLと低アルブミン血症の状態であった. 低アルブミン血症では，血漿浸透圧が低下するため血管外へ水分が滲出し増加する. それにより血管内脱水となるため，循環血液量を維持するためにはアルブミン製剤の投与を考慮する.

保温

室温は28℃とし，輸液は39℃に加温したものを投与した. 出血性ショックでは末梢組織への酸素供給量の減少は熱産生を低下させる. 着衣の脱衣，大量の輸液や輸血を投与すれば，熱放散を増加させ低体温の原因となる. さらに，高齢者は体温調節能が低下しており，容易に低体温に陥りやすい. 低体温になると，血液凝固異常が起こることで出血が助長され出血性ショックを進行させる. また，低体温により，酸素解離曲線が左方偏位することで，ヘモグロビンの酸素親和性は増し酸素を離しにくくなるため，組織への酸素供給は低下する. 本症例においてもヘモグロビンが低下しており，さらに組織での酸素不足が助長される結果となるため，低体温を回避する必要がある.

体位調整

出血により循環血液量が低下しているため，静脈灌流量を増やし心拍出量を増やすため体幹は水

平にした．しかし，高齢者は咳嗽反射・嚥下運動の低下や胸郭の硬化，呼吸筋の筋力低下により，気道からの喀出が低下し気道閉塞のリスクが高まる．そのため，顔は横を向け誤嚥や窒息を予防しなければならない．

救急初療の看護サマリー

- ◆ **医学診断** #食道静脈瘤破裂
- ◆ **看護診断** #ショックリスク状態（**図2**）
- ◆ **看護目標** 低酸素症に陥ることなく，ショックから離脱できる．
- ◆ **患者情報**

    【**主訴**】吐血・咳嗽

    【**現病歴**】19時頃から少量の血を吐き咳嗽が増えた．21時頃，血塊混じりの鮮紅血を洗面器1杯分（約2L）吐き救急搬送となる．

    【**既往歴／内服薬**】肝細胞がん，肝硬変，高血圧，心房細動／リーバクト®配合顆粒，アルダクトン®A錠

- ◆ **身体所見**

    【**バイタルサイン**】BT 37.8℃，HR 105回/分，BP 102/78mmHg，RR 24回/分，
    SpO$_2$ 100%（酸素5Lマスク）

    【**一次評価**】呼吸数やや促迫，頻脈（＋），蒼白（＋），末梢冷感（軽度）

    【**二次評価**】眼瞼結膜蒼白（＋），眼球結膜黄染（＋），腹部：軽度膨隆（＋）

- ◆ **検査**

    【**血液検査**】RBC 2.95×10^6/μL，Hb 10.8g/dL，PLT 1.25×10^5/μL，PT-INR 1.27

- ◆ **看護の実際**

    【**アセスメント**】本症例は血塊混じりの鮮紅血を約2L反復的に吐いており，腹部の自発痛や悪心もなかった．また，既往歴に肝細胞がん・肝硬変があったことから，食道静脈瘤破裂が疑われた．意識は清明であり血圧の著しい低下はなかったが，顔面蒼白，末梢冷感も軽度あったことから，代償機構がはたらき，組織への酸素供給を保っており，Lacの上昇がみられていないことから，低酸素症には陥っておらず，早期のショック状態であると判断できる．肝硬変があり凝固能が低下しているため，食道静脈瘤からの出血が助長され出血性ショックが重篤化しやすい．それに加え，高齢者では加齢による生理的機能が減少し各臓器の予備能力が低下しているため，代償機構が破綻しやすく呼吸および循環の悪化が早い．ショックが進行すれば，細胞への酸素やエネルギー供給が著しく低下し，機能障害をきたし死に向かうこととなる．よって，看護診断として「#ショックリスク状態」をあげ，看護計画を立案する．

    出血性ショックでは細胞外液を急速輸液することでショックを回避する必要があるため，静脈路を2本確保し加温輸液の投与を行った．同時に，食道静脈瘤からの止血のため，S-Bチューブ挿入，緊急上部内視鏡検査・EVL・EIS（内視鏡的静脈瘤硬化療法）の準備を行った．また，大量吐血により気道閉塞するリスクやショックが遷延することで呼吸不全・循環不全が安定しない場合に備え，吸引や気管挿管の準備を行った．大量輸液をすることで血液が希釈されれば，赤血球濃度の低下による酸素化障害や凝固異常が生じる可能性があるため，赤血球濃厚液や新鮮凍結血漿の輸血の準備を行った．

    【**看護計画／看護実践**】

    ・O-P：

    ①モニター／呼吸状態，循環状態の継続観察

    ②血液検査（貧血，凝固異常など）／血液ガス／胸腹部X線／緊急上部内視鏡検査／胸腹部CT

    ③自覚症状（悪心，腹部膨満感，腹痛など）

第1章 急性症状の初期対応

・T-P：
①気道の確保，②酸素吸入，③末梢静脈路確保，④輸液・輸血の準備，⑤血液検査，⑥S-Bチューブ挿入の準備，⑦EVL・EISの準備，⑧体位調整

・E-P：
①安静の必要性を説明する
②処置や検査の前には，わかりやすく説明する
③身体状況に変化があった場合は，知らせるように説明する

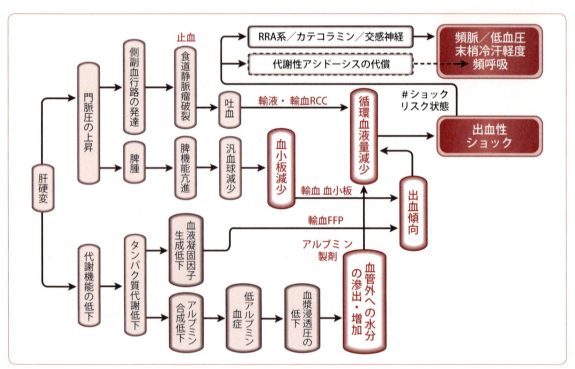

図2 事象の構造化
（増山純二：クリティカルシンキングセミナー資料 救急看護におけるクリティカルシンキング，JDIEC，2014．より一部改変）

引用・参考文献
1）小泉俊三：10分間診断マニュアル 症状と徴候―時間に追われる日々の診療のために，第2版，メディカル・サイエンス・インターナショナル，2009，p.219．
2）寺沢秀一・他：研修医当直御法度，第4版，三輪書店，2007，p.90．
3）日本救急医学会：救急診療指針，第4版，へるす出版，2013，p.324．
4）日本救急医学会：標準救急医学，第4版，医学書院，2013，p.592．
5）佐藤憲明：場面別どう見る！どう動く！急変対応マニュアル，照林社，2010，p.112-119．
6）日本救急看護学会：救急初療看護に活かすフィジカルアセスメント，へるす出版，2018，p.219-225．
7）林 寛之：Dr.林のワクワク救急トリアージ，メディカ出版，2018，p.146-152．

2. 初期対応の実際 ⑧吐血

吐血患者の救急初療看護プロトコール

第一印象

一次評価（ABCDEアプローチ）

不安定 → **緊急度：蘇生**

安定

二次評価（重点的アセスメント）

問診	身体所見
【主訴】 吐血 **【現病歴：OPQRST】** O/T：突然, 繰り返す嘔吐 P：咳嗽後, 嘔吐後, 空腹時の心窩部痛 Q：吐血の性状（色・量） R/S：腹痛, 心窩部痛, 腹痛, 悪心, 立ち 　　くらみ, 失神 **【AMPLER】** M：ステロイド, NSAIDs, 抗菌薬, 抗血 　 小板薬 P：肝硬変, 食道静脈瘤, 胃潰瘍, 十二 　 指腸潰瘍 L：最終経口時間, 内容 R：喫煙, アルコール, ストレス	**顔面**：顔面蒼白・眼瞼結膜蒼 　　　白・眼球結膜黄疸 **頸部**：呼吸補助筋の使用 **胸部**：頻呼吸・呼吸音（左右差・ 　　　副雑音） **腹部**：腹部膨隆, 自発痛, 圧痛 **下肢**：腫脹・浮腫 **皮膚**：湿潤・冷感・黄疸・皮下 　　　出血

緊急度：蘇生 →

モニター
酸素
末梢静脈路確保

安定 →

一次評価（再評価）

不安定 →

呼吸・循環不全の
原因検索
（医師と情報共有）

見逃してはいけない疾患（表）の可能性

緊急度：緊急

救急処置の準備, 介助

気管挿管, BVM
人工呼吸器, 大量輸液,
輸血, S-B チューブ挿入,
バソプレシン投与

検査の準備・実施

胸腹部 X 線・血液ガス・血液検査・
血液型・交差試験・
緊急上部内視鏡検査・胸腹部 CT

治療の準備

内視鏡的止血術,
内視鏡的食道静脈瘤
結紮術

医学診断：見逃してはいけない疾患

一次評価・二次評価・検査データ・病態のアセスメントの統合

看護診断

入院調整

| 一般病棟 | 救急病棟 | ICU/CCU/HCU | 内視鏡室 |

表 見逃してはいけない疾患／よくある疾患

見逃してはいけない疾患	よくある疾患
食道静脈瘤破裂／胃静脈瘤破裂／胃・十二指腸潰瘍／食道癌 ／胃癌 **【吐血と間違えるもの】** 喀血（気管支拡張症, 気管大動脈瘻, 結核）, 大量の鼻血, 食道大 動脈瘻	マロリー・ワイス症候群／急性胃粘膜病変／出血 性胃炎 **【吐血と間違えるもの】** 鼻出血, 咳のあとの咽頭喉頭からの出血, 口腔内出 血, 歯肉出血

93

第 **1** 章　急性症状の初期対応

2. 初期対応の実際

⑨ 発熱・腰背部痛

症例紹介

◆ **患者**　64歳, 男性（発熱を主訴に救急外来を受診する）

◆ **第一印象**　苦悶表情（+）, 呼吸速迫（+）

◆ **一次評価**

【A】気道開通

【B】頻呼吸（+）, 呼吸補助筋の使用（−）, 頸静脈怒張（−）, 呼吸音の左右差（−）, 副雑音（−）

【C】末梢温暖, CRT＜2秒, 頻脈（+）, 冷汗（−）, 橈骨動脈触知（良）

【D】GCS 14（E3 V5 M6）, JCS I -1

【E】高体温（+）, 外傷（−）

◆ **バイタルサイン**　JCS I - 1, HR 95回/分（洞調律）, BP 92/57mmHg

両上下肢血圧 90-100/50-60mmHg台, SpO$_2$ 98%（酸素5L/分投与）, RR 24回/分, BT 38.5℃

◆ **二次評価 ― 問診**

【主訴】腰背部痛

【現病歴】2日前より, 38℃台の発熱と排尿時痛が出現した. 徐々に腰背部痛が出現し, 痛みの悪化を自覚し, 39℃台の発熱を認めるようになった. 呼吸困難と倦怠感が強くなり, walk inにて救急外来を受診する. 痛みは腰背部に限局しており, 痛みの移動や引き裂かれるような痛みは自覚していない. また, 手足の痺れや麻痺はないが, 発熱にて意識は朦朧としている.

【既往歴】尿管結石, 高血圧, 糖尿病

【内服薬】アムロジピン5mg 1錠, ボグリボース3錠 3×

【喫煙・飲酒】喫煙なし, 缶ビール1本/日

◆ **二次評価 ― 身体所見**

【腹部】筋性防御（−）, 板状硬（−）, 反跳痛（−）, Murphy徴候（−）, 腹部拍動性腫瘤（−）

【腰背部】右CVA叩打痛（+）

【四肢・皮膚】しびれ（−）, 麻痺（−）, 末梢温暖

◆ **検査**

【血液ガス】pH7.29, PaO$_2$ 110torr, PCO$_2$ 28.5torr, HCO$_3^-$ 13.8mEq/L, BE -8.2mEq/L, Lac 25mg/dL

【血液検査】WBC27,000/μL, PLT11.2万/μL, CRP19.82mg/dL, Bil0.92mg/dL, Cr0.89mg/dL, PCT11.02ng/mL

【尿検査】混濁（+）, 蛋白定性（+）, 潜血定性（2+）, 白血球定性（3+）

【胸部X線】肺門部陰影軽度（+）

【胸腹部CT】両腎盂尿管拡張（+）, 膵周囲炎症性変化（−）, 胆石（−）, 腎動脈内血栓（−）, 腹部大動脈瘤（−）, 椎体・椎間板異常（−）

◆ **診断**　#1腎盂腎炎, #2敗血症

2. 初期対応の実際　⑨発熱・腰背部痛

臨床推論（図1）

主訴を中心とした手掛かりとなる情報の収集

　発熱と同時に腰背部の違和感を訴えており，発熱の原因が腰背部にあることが示唆される．一次評価で呼吸の異常を認めるが，本症例では感染を契機に呼吸困難を生じた可能性が高いため，腰背部痛と発熱に重点を置いてアセスメントしていく．

仮説となる疾患の想起

　腰背部痛の見逃せない病態として，腎盂腎炎，化膿性脊椎炎，腎梗塞，急性膵炎，腹部大動脈瘤破裂，胸腹部大動脈解離を考える．また，発熱があることから「敗血症」の状態であるかを評価する必要がある．

想起した疾患に関連した情報の収集と解釈

　バイタルサインから血圧の上下肢差，左右差がなく，引き裂かれたような疼痛，疼痛の移動もなし，身体所見より腹部の拍動性腫瘤を認めないことから腹部大動脈瘤破裂，胸腹部大動脈解離の可能性は低いと判断できる．また，上腹部に痛みはなく，腹膜刺激症状もなく，腹部所見に乏しいことから急性膵炎の可能性も低いと考える．仮説を立てたすべての疾患は，フィジカルイグザミネーションの情報だけでは除外できないため，さらに検証を進めるには，画像上の評価と血液検査が必要である．バイタルサインから発熱があること，quick SOFA（qSOFA；①呼吸数≧22回/分，②精神状態の変化，③収縮期血圧≦100mmHgの3項目で評価．各1点，**表1**）においてすべての項目が該当していることから，敗血症を疑うことができる．

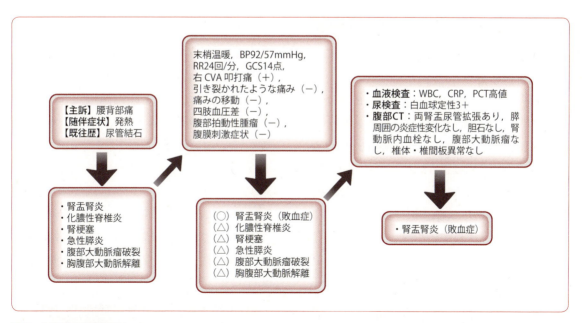

図1　本症例の臨床推論

第 1 章　急性症状の初期対応

表1　qSOFAスコア

- 呼吸数≧22回/分
- 精神状態の変化
- 収縮期血圧≦100mmHg

上記3項目中，2項目以上を満たす場合は敗血症を疑う．

仮説の検証 - 検査

　血液検査では，WBC 27,000/μL，CRP 19.82mg/dL，PCT（procalcitonin；プロカルシトニン）11.02ng/mLの上昇を認めており，qSOFAスコア3項目に該当していることから，敗血症を疑う．胸腹部CTでは，急性膵炎，腹部大動脈瘤破裂，腎梗塞，化膿性脊椎炎が除外でき，右CVA叩打痛あり，腎盂尿管拡張，尿検査中の白血球定性（＋）の情報から，尿路感染を契機とする腎盂腎炎が考えられる．

緊急度判断のためのアセスメント

一次評価

　生命維持のサイクルであるA（気道），B（呼吸），C（循環），D（意識）に対して一次評価を行い，緊急度を判断する．意識レベルは清明とはいえないが，明らかな異常は認めない．また，意思疎通可能であり，気道の異常も認めない．呼吸については，RR 24回/分，SpO_2 98％（酸素マスク5L/分投与下）であり異常を認める．末梢は温かく，ショックの5Pとして知られる冷汗，虚脱，蒼白，脈拍微弱は認めず，BP 92/57mmHg，HR 95回/分から，収縮期血圧は100以下であるが，一見安定しているようにみえる．しかし，発熱が

あり，qSOFAスコア3項目に該当しており，敗血症を疑う．酸素投与下で呼吸補助筋の使用はないため，低酸素血症は改善していると思われる．しかし，呼吸数の増加があることから，敗血症に伴い低酸素症となり，代謝性アシドーシスが代償されている可能性がある．また，高サイトカイン血症による血管拡張や血管透過性亢進に伴い，相対的な循環血液量の減少が起こり，頻脈や血圧の低下が起こっている可能性もあることを考えると，緊急度が高いと判断できる．

病態予測における緊急度判断

　一次評価で，発熱があることで感染症を疑い，かつ，qSOFAスコアにおいて3項目が該当したため敗血症を疑った．発熱，腰背部痛から仮説演繹法を用いて仮説検証した結果，腎盂腎炎と診断され，敗血症の診断と重症度の評価を行い，緊急度の高さを再評価していく必要がある（**図2**）．『日本版敗血症診療ガイドライン』では，SOFAスコアなどの指標を用いることが推奨されている．本症例のSOFA（sequential organ failure assessment）スコア（**表2**）は，呼吸器（P/F＝275）：2点，凝固系：1点，肝機能：0点，心血管系：1点，中枢神経系：1点，腎機能：0点であり，一部で臓器障害の存在を示している．2点以上の上昇を認め，敗血症と診断ができる．SOFAスコアの上昇は死亡率の上昇につながるとの報告がある．また，敗血症性ショックは，十分な輸液において，「①平均血圧≧65mmHgの維持に血管作動薬を必要とする」「②乳酸値＞2mmol（18mg/dL）」の2つを満たす場合と定義されている．現段階では，初期輸液前の状態ではあるが，乳酸値は25mg/dL，平均血圧は68.7mmHgである．敗血

2. 初期対応の実際　⑨発熱・腰背部痛

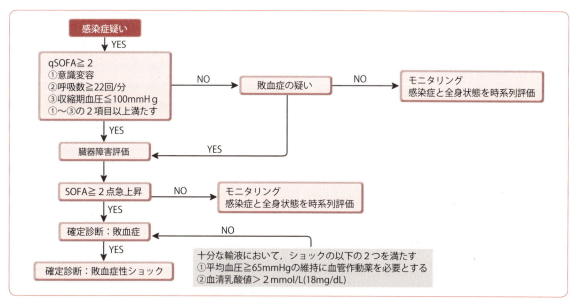

図2　敗血症と敗血症性ショックの診断の流れ
(日本集中治療医学会,日本救急医学会：日本版敗血症診療ガイドライン2016 (J-SSCG2016) ダイジェスト版, 真興交易(株)医書出版部, 2017, p.27.より引用)

表2　SOFAスコア

	0点	1点	2点	3点	4点
呼吸器 P/F	≧400	<400	<300	<200 +呼吸補助	<100 +呼吸補助
凝固能 血小板（/uL）	≧15万	<15万	<10万	<5万	<2万
肝臓 ビリルビン（mg/dL）	<1.2	1.2-1.9	2.0-5.9	6.0-11.9	>12
循環器	MAP ≧70mmHg	MAP <70 mm Hg	DOA or DOB<5	DOA5.1-15 or Ad≦0.1 or NOA≦0.1	DOA>15 or Ad>0.1 or NOA>0.1
中枢神経 Glasgow Coma Scale	15	13-14	10-12	6-9	<6
腎 Cr（mg/dL） 尿量（mL・日）	<1.2	1.2-1.9	2.0-3.4	3.5-4.9 <500	>5.0 <200

DOA：ドパミン, DOB：ドブタミン, Ad：アドレナリン, NOA：ノルアドレナリン

症性ショックに陥ってはいないが, 組織低灌流を示唆しており, 今後, 呼吸不全, 循環不全へ移行する可能性は潜在しており, きわめて重症度が高く, 緊急度は高い状態である.

看護実践の根拠

ショック徴候（ショックの5P）の評価

ショックは4分類に分けられるが、初期評価では各分類の特徴的な症状を踏まえて評価し、病態を予測することが重要である。そのなかで、敗血症性ショックの初期段階では、末梢が温かくなる所見を認める。これはwarm shockと呼ばれ、サイトカインにより末梢血管拡張が起こるために生じる。そして末梢血管抵抗は低下し、後負荷低下と組織灌流の減少を引き起こす。この状態が持続しショックが進行すると末梢血管抵抗は増大し、末梢冷感が出現するcold shockへと移行する。この時期にはショックの5P（虚脱・蒼白・冷汗・脈拍減弱・呼吸困難）が現れる。ガイドラインには、輸液や抗菌薬投与など初期段階での達成項目に目標時間が記されており、早期対応につなげるために、ショック徴候の観察と評価が重要である。

呼吸管理

一次評価において、酸素投与下で低酸素血症は改善している。しかし、呼吸回数が増えたことについて、発熱に伴う代謝亢進も考えられるが、代謝性アシドーシスからの呼吸パターン変調の可能性があるため、組織低灌流を考慮すると、さらに酸素供給と需要のバランスは破綻する危険性がある。

また、敗血症に伴い高サイトカイン血症に陥った場合、サイトカインにより血管透過性が亢進すると血管内水分はナトリウムと一緒に血管外のスペース（サードスペース）へ漏れ出す。サイトカインは感染源の局所だけでなく、血流により全身に回るため、特に全身の血液の集まる心臓・肺の血管はダメージを受ける。これにより生じる呼吸問題がARDS（acute respiratory distress syndrome；急性呼吸窮迫症候群）である。肺水腫の病態であるが、前負荷の亢進した肺うっ血とは異なり、血管透過性亢進が主たる原因であるため、高サイトカイン血症のコントロールが重要となる。本事例は、SOFAスコア（**表2**，呼吸2点）の低酸素血症を認めている。胸部X線では、肺門部陰影軽度あることから、肺水腫をきたしており、低酸素血症に陥っている。今後はARDSへと重症度が高くなる可能性も考えておく必要がある。つまり、潜在的にさらに低酸素血症を進行させる可能性が高く、SpO_2など酸素化の数値だけでなく、呼吸パターンなどのフィジカルアセスメントから潜在化した病態予測まで多角的な評価を加え、気管挿管や人工呼吸管理を視野に入れた対応と観察が重要である。

循環管理

収縮期血圧90台であるが、この数値だけではショック状態と評価することはできず、輸液の必要性は不明である。敗血症の可能性を評価すると、輸液の必要性が顕在化していることがいえる。敗血症性ショックでは臓器障害、組織低灌流を起こしており、ガイドラインでは、血管透過性が亢進して血管内の水分がサードスペースに漏れ出し、血管拡張により後負荷が減少するため、循環不全に陥ることから、晶質液30mL/kgの投与を推奨している。

2. 初期対応の実際 ⑨発熱・腰背部痛

潜在的ABCD異常の評価

呼吸，循環についての問題は前述してきたが，気道についての顕在的異常は認められず，潜在的な問題も小さいといえる．意識レベルの評価についてはJCS I-1であり，発熱と低酸素血症を伴っている状態から評価すると明らかな異常とは考えられない．また，臨床推論を進めるなかで神経学的異常所見は認めておらず，脳実質の異常は考えにくいため，組織低灌流や代謝亢進に伴う二次的な変化として潜在的なリスクを評価する必要がある．二次的な変化であるため，JCSやGCSなどに明らかな異常をきたしてからでは手遅れとなる．ここでの意識評価は「反応が鈍い」「落ち着きがない」などの不明動作をとらえ，患者の変化で緊急度の高さを再評価していくことが重要である．

救急初療の看護サマリー

◆ **医学診断** #腎盂腎炎，#敗血症
◆ **看護診断** #敗血症に伴うショックリスク状態
◆ **患者目標** 敗血症性ショックへの移行を回避できる／低酸素血症が改善される．
◆ **患者情報**
【主訴】腰背部痛
【現病歴】39℃の発熱と腰背部痛が出現し，walk in にて救急外来を受診される．
【既往歴／内服薬】高血圧／アムロジピン 5mg 1錠　糖尿病／ボグリボース 3錠3×
◆ **身体所見**
【バイタルサイン】HR 95 回/分（洞調律），BP 92/57mmHg，SpO_2 98%（酸素5L/分投与），RR 24 回/分，BT 38.5℃
【一次評価】頻呼吸（＋），頻脈（＋），JCS I-1，高体温（＋）
【二次評価】右CVA叩打痛（＋）
◆ **検査**
【血液ガス】pH 7.29，PaO_2 110torr，PCO_2 28.5torr，HCO_3^- 13.8mEq/L，BE -8.2mEq/L，Lac 25mg/dL
【血液検査】WBC 27,000/μL，CRP 19.82mg/dL，PCT 11.02ng/mL
【胸部X線／胸腹部CT】肺門部陰影軽度（＋），両腎盂尿管拡張（＋）
◆ **看護の実際**
【アセスメント】画像と検査結果から腎盂腎炎があり，qSOFA陽性，SOFAスコア5点より敗血症の状態である．敗血症に伴い，血管透過性亢進から血管内水分がサードスペースへ移行することによる循環血液量減少，また血管拡張に伴う末梢血管抵抗減少も重なり，ショック状態に陥る可能性が高い状態である．そのため，看護診断として「#敗血症に伴うショックリスク状態」をあげる．また，低酸素血症と呼吸困難を認めており，胸部X線で陰影もあることから肺水腫に伴う拡散障害をきたしていると推測される．敗血症に伴う血管透過性亢進が主たる要因であると考えられ，高サイトカイン血症のコントロールが重要となる．そのため，#に統合し，全身状態を評価していく．血清乳酸値25mg/dLより組織低灌流を起こしている可能性が示唆されるが，収縮期血圧は昇圧剤の使用なく，維持できている状態である．潜在的な循環動態破綻のリスクを評価し，看護目標として敗血症性ショックの回避／酸素化の改善をあげ，看護計画を立案する．

　敗血症の初期蘇生として，迅速な血液培養を採取後，抗菌薬を投与し，輸液負荷（30mL/kg），必要時アドレナリン投与を行い，全身観察を継続していく．肺水腫の増悪により，陽圧換気を必要とする可能性があり，

99

第1章 急性症状の初期対応

NPPVや気管挿管の準備を行っておく．また，大量輸液の可能性を考慮し，水分出納バランスを観察し，肺水腫の病態を評価する．全身管理の困難時は，CHDF（continuous hemodiafiltration；持続的血液濾過透析）など血液浄化療法も考慮しておく．

【看護計画／看護実践】

・O-P：

①モニター／呼吸状態，循環状態の継続観察

②ショック徴候の有無（蒼白，虚脱，冷汗，脈拍減弱，呼吸不全）

③熱型推移

④肺水腫所見（呼吸困難，呼吸音，心音）

⑤水分出納バランス

⑥血液検査（炎症データなど）／血液ガス／胸部X線

⑦疼痛の有無

⑧せん妄の有無

・T-P：

①抗菌薬投与

②内服薬投与

③輸液管理・昇圧薬の準備・管理

④酸素投与

⑤体位調整，

⑥疼痛コントロール

⑦体温管理

⑧環境調整

⑨人工呼吸器・CHDFなどの管理

・E-P：

①安静の必要性について説明する

②処置やケアについてわかりやすく説明する

③状態変化時は知らせるように説明する

引用・参考文献

1）志馬伸朗・他：Severe Sepsis&Septic Shock, INTENSIVIST, 6（3），2014.

2）山勢博彰，山勢善江編：救命救急ディジーズ；疾患の看護プラクティスがみえる，学研メディカル秀潤社，2015.

3）石松伸一・他：実践につよくなる看護の臨床推論 ケアを決めるプロセスと根拠，学研メディカル秀潤社，2014.

4）日本救急医学会・他監：緊急度判定支援システムJTAS2012ガイドブック，へるす出版，2012.

5）日本救急医学会・他監：緊急度判定支援システムJTAS2017ガイドブック，へるす出版，2017.

6）日本集中治療医学会，日本救急医学会：日本版敗血症診療ガイドライン2016（J-SSCG2016）ダイジェスト版，真興交易（株）医書出版部，2017.

2. 初期対応の実際　⑨発熱・腰背部痛

発熱・腰背部痛患者の救急初療看護プロトコール

第一印象

一次評価（ABCDEアプローチ）

不安定 ← → 安定

二次評価（重点的アセスメント）

緊急度：蘇生

問診	身体所見
【主訴】 腰背部痛 **【現病歴：OPQRST】** **O**：突然発症，発熱との時間軸 **P**：排尿時，発熱前後の変化 **Q**：疼痛程度，鋭い痛み， 　　叩打痛，腹部圧痛，排尿時痛， 　　引き裂かれたような疼痛 **R**：片側の腰部痛，疼痛の移動， 　　腹部圧痛 **S**：呼吸困難，嘔吐，発熱，倦怠感， 　　手足の痺れ，麻痺，発赤 **T**：徐々に軽快，悪化 **【AMPLER】** **P**：尿管結石，尿路感染，腎盂腎炎， 　　胆石，膵炎，腹部大動脈瘤 **R**：喫煙，アルコール	**顔面**：紅潮 **頸部**：呼吸補助筋の使用 **胸部**：呼吸音（左右差・副雑音） 　　　心雑音・Ⅲ音・Ⅳ音 **腹部**：筋性防御，板状硬反跳痛 　　　Murphy徴候， 　　　腹部拍動性腫瘤 **腰部**：CVA叩打痛 **四肢・皮膚**：しびれ，麻痺，CRT 　　　末梢温度，発赤，腫脹

モニター
酸素
末梢静脈路確保

一次評価（再評価） — 安定 →

不安定

呼吸・循環不全の
原因検索
（医師と情報共有）

見逃してはいけない疾患（表）の可能性

緊急度：緊急

救急処置の準備，介助

気管挿管，BVM
人工呼吸器，大量輸液，
昇圧薬

検査の準備・実施

心臓腹部エコー・胸腹部X線・
血液ガス・血液検査・血液培養・
胸腹部CT

治療の準備

抗菌薬・CHDF・
エンドトキシン吸着
鎮痛薬・手術

医学診断：見逃してはいけない疾患

一次評価・二次評価・検査データ・病態のアセスメントの統合

看護診断

入院調整

一般病棟	救急病棟	ICU/CCU/HCU	手術室

表 見逃してはいけない疾患／よくある疾患

見逃してはいけない疾患	よくある疾患
敗血症を伴う感染（腎盂炎，急性膵炎など）／化膿性脊椎炎／ 腎梗塞／手術を必要とする後腹膜炎（胆嚢炎，腸管穿孔など） 腹部大動脈瘤破裂／大動脈解離	尿管結石／急性胃炎／胃十二指腸潰瘍

第2章

外傷の初期対応

1. 外傷のアセスメントと初期対応 ———————— 104

2. 初期対応の実際

① 頭部外傷 ———————————————— 113

② 顔面・頸部外傷 ——————————— 122

③ 胸部外傷 ———————————————— 129

④ 腹部外傷 ———————————————— 136

⑤ 骨盤骨折 ———————————————— 143

⑥ 脊椎・脊髄外傷 ——————————— 152

⑦ 四肢外傷 ———————————————— 159

第2章 外傷の初期対応

1. 外傷のアセスメントと初期対応

外傷のアセスメントと初期対応

　外傷看護とは，標準化された医師による外傷診療の場面での協働であり，そのなかで展開される「診療の補助」と，それと同時に展開される看護独自の視点から成る「療養上の世話」である．高エネルギー外傷による死亡は，病院前で即死または数分で死亡する群，呼吸障害や出血が原因で2〜3時間で死亡する群，脳死や多臓器不全で数日から2〜3週間後に死亡する群がある．外傷看護は，この第2群，第3群の患者を対象に展開されるが，外傷看護の最初の目標はこの第2群の「防ぎえた外傷死」（preventable trauma death；PTD）を回避することにある．この段階での適切な外傷看護は，第3群の死亡者数の減少にもつながる．本稿では，第2群に展開される外傷のアセスメントと初期対応について述べる．

PSにおけるアセスメント

PSにおけるアセスメントとは

　PS（primary survey）とは一次評価の意味であり，外傷患者に対して最初に行うべきアセスメントである．最初に行うべきというのは，言い換えると最も緊急性の高い，つまり生命を脅かす病態への初期対応のためのアセスメントである．そのアセスメントのために生命維持の生理と蘇生の手順を理解しておく必要がある．人間の生命は大気中の酸素を体内に取り込み，全身へ酸素を供給する一連のしくみによって維持される（図1）．このしくみのどの部分が障害を受けても生命維持は困難となるため，障害があれば，ただちにこのしくみを立て直す必要がある．PSでのアセスメントは，この生命維持のためのしくみの障害の把握と，障害された部位への対応である蘇生の判断である．体内への酸素の供給は，気道から酸素を取り込むことが最初であり，次に呼吸器系，循環器系，中枢神経系といった順になる．初期段階において簡便かつ迅速に対応できるのは気道・呼吸器系に対してであり，次に循環器系である．初期の段階において中枢神経系に行える対応は限られている

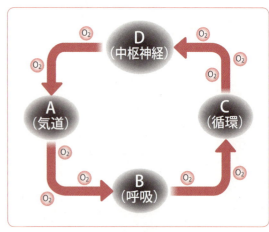

図1　生命維持のしくみ（酸素供給のしくみ）

が，呼吸・循環の安定を図ることが頭蓋外因子による中枢神経系の二次損傷を回避することにつながる．これらの理由から，PSでのアセスメントの順番は気道（Airway），呼吸（Breathing），循環（Circulation）とすることが合理的であり，ABCの安定に引き続き，中枢神経系（Dysfunction of CNS）の障害を把握することとなる．つまり，PSではABCの蘇生がDの蘇生よりも優先される．そして，以上のABCDの観察や蘇生を行うために，着衣をとり全身を露出（Exposure）する必要がある．しかし，外傷患者は失血による体温低下のリスクに加え，脱衣により外気温にさらされることで体温が低下するリスクがある．低体温は「外傷死の三徴」（図2）の一つであり，低体温の回避は不可欠であるため，外傷看護として体温の評価と保温（Environmental control）にも努める必要がある．以上を系統化したABCDEアプローチがPSにおけるアセスメントとなる．

PSにおけるアセスメントの実際

■ A：気道のアセスメント（表1）

気道閉塞・狭窄の症状・所見の有無を観察し，確実に気道確保を行う．まず，気道の開放を確認するとともに，気道閉塞・狭窄の症状・所見を観察する．もし，気道の異常を発見すれば，ただちに蘇生を行う必要がある．看護師が実施できる蘇生処置として，下顎挙上法による用手的気道確保，口腔内の血液や吐物などの吸引，脱落した歯牙や義歯などの異物を除去することなどがある．

蘇生の一環として確実な気道確保が必要となるのは，気道緊急*の場合，陽圧換気・補助換気を要する場合，重症ショックなどの場合などがあげられる（表2）．看護師はそれらの所見を認めた場合，医師が確実な気道確保を試みることを予測して，必要物品・薬剤の準備を速やかに行う必要がある．確実な気道確保は，標準的には気管挿管が選択されるが，下顎骨折を伴い口腔内に多量の出血を認める場合には，外科的気道確保（輪状甲状靱帯穿刺あるいは切開）が選択されることがあり，それを予測して準備を行う．

外傷患者の初期対応は頸椎損傷が隠れているものとして，頸椎を愛護的に扱う必要がある．ただし，頸椎保護に努めはするが，決して気道確保を犠牲にしてまで頸椎固定が優先されることはない．

*気道緊急：無反応，無呼吸，瀕死の呼吸状態など，ただちに気道確保を必要とする状態．

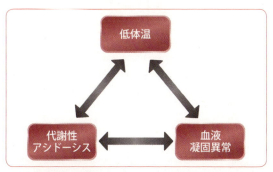

図2 外傷死の三徴

表1 PSにおけるAの観察

視診	顔面・頸部の外傷（変形，腫脹，出血，打撲痕）の有無，努力呼吸（呼吸補助筋の使用，陥没呼吸，鎖骨上窩陥凹，シーソー呼吸，気管牽引）の有無，開口障害，口腔内の異物（出血，吐物など）の有無，SpO_2の低下
聴診	発語の有無，呼吸音聴取不可，ゴロゴロ音，狭窄音，嗄声などの有無
触診	上顎・下顎の変形や動揺，気管の偏位・圧迫

表2 確実な気道確保の適応

- 気道閉塞
- 遷延するショック
- 切迫するD
- 心停止
- 呼吸不全（低酸素血症・換気不全）

第2章　外傷の初期対応

■ B：呼吸のアセスメント（表3）

患者の症状と所見から，単に呼吸の異常の有無を判断するのではなく，致死的胸部外傷の有無（表4）を迅速に判断することが肝要となる．胸部および頸部のフィジカルアセスメントが基本となるため，看護師は医師との連携を図り，必要に応じてこれを実践して致死的胸部外傷の有無をアセスメントする．

蘇生の一環として，高濃度酸素投与のみでは低酸素血症，高二酸化炭素血症が改善できない場合は，BVM（バッグバルブマスク）による補助換気を実施し，気管挿管の準備と介助を行う．気胸がある場合は，気管挿管後の陽圧換気によって緊張性気胸を引き起こすおそれがあるため，気管挿管後は緊張性気胸を見逃さないよう身体所見の観察を慎重かつ継続的に行う．胸部外傷の85％において胸腔ドレナージが根治的であるといわれており，

受傷機転，症状・所見から胸部外傷が疑われる場合は，胸腔ドレーンの挿入を予測して準備を行う．また，身体所見とともに胸部X線検査や超音波検査（エコー）による気胸の検出（EFAST）などが行われるため，その準備・調整を行う．

■ C：循環のアセスメント（表5）

外傷患者は様々な程度に循環が障害されるが，PSにおける循環のアセスメントはショックであるかを評価することである．ショックとは，全身の重要臓器において有効な血流が維持できず，組織灌流の低下のため細胞機能が保てなくなった場合に呈する症候群である．外傷においては，起こりうるショック全体の90％以上が出血性ショックであるため，出血性ショックの有無を評価することが中心となる．冷感・湿潤の有無，橈骨動脈を触知し，触れるか触れないか，緊張が強いか弱いか，速いか遅いかを確認したうえで血圧を測定する．収縮期血圧が90mmHg以下ならショック状態と判断する．収縮期血圧は循環血液量の約20％以上の出血がなければ低下しないからである．

外傷における出血性ショックは，出血部位を迅速に把握し，一刻も早く止血することが重要である．体幹内における大量出血のほとんどが胸部，

表3　PSにおけるBの観察

視診	頸部：外傷痕の有無，頸静脈怒張の有無，呼吸補助筋（胸鎖乳突筋）の動き 胸部：呼吸数，奇異性呼吸（フレイルチェスト）の有無，開放創（開放性気胸）の有無，胸郭運動の左右差の有無 その他：中心性チアノーゼの有無，SpO_2 の低下
聴診	呼吸音の聴取（左右差の有無），穿通創を認める場合は呼吸時の吸い込み音の有無
触診	頸部：皮下気腫の有無，気管偏の有無 胸部：皮下気腫の有無，胸郭の動揺，軋音の有無
打診	鼓音の有無（前胸部で確認，緊張性気胸の患側），濁音の有無（側胸部で確認，血胸の患側）

表4　呼吸の異常を呈する致死的胸部外傷

- 緊張性気胸
- 開放性気胸
- フレイルチェスト
- 肺挫傷
- 気管・気管支損傷
- 大量血胸
- 外傷性横隔膜破裂

表5　PSにおけるCの観察

視診	蒼白の有無，虚脱（意識の変調）の有無，外出血の有無，末梢性チアノーゼの有無（チアノーゼを認める場合は大量出血の可能性が低い），呼吸不全（頻呼吸）の有無，脈拍数増加の有無，収縮期血圧・脈圧の低下の有無
聴診	患側呼吸音の低下の有無（緊張性気胸），心音減弱の有無（心タンポナーデ）
触診	冷感・湿潤の有無，脈拍触知困難の有無，CRT遅延（2秒以上が目安）の有無

腹腔内，後腹膜腔（骨盤腔内）のいずれかである．胸部と後腹膜腔は単純X線写真，腹腔内は迅速簡易超音波検査法（FAST）の所見から出血の有無を把握できる．受傷部位が四肢に限局していることが明らかな外傷を除き，それらの画像診断の準備・調整を行う．また，四肢主幹動脈損傷などによる活動性の外出血によっても出血性ショックとなるため，活動性出血の有無の観察も重要である．意識の変調からも出血性ショックの有無をアセスメントする．相当量の出血があっても初期は脳血流が保護されるため，意識は消失しないが，興奮作用のあるカテコラミン（アドレナリン）分泌によって不安，不穏，攻撃的な態度となる．それらを認めた場合は，出血性ショックの存在を考慮しなければならない．また，無反応や昏睡は，頭部外傷が原因である場合を除き，脳血流の自己調節機能の破綻を意味し，心停止直前の危険な状態と判断する．出血性ショックの場合は大量輸血療法の適応となる．

　出血によらないショックとしては，緊張性気胸と心タンポナーデによる閉塞性ショックがある．緊張性気胸は主に身体所見，心タンポナーデは身体所見に加え，FASTによって確定診断される．また，出血で説明がつかないショックの場合は，閉塞性ショックの存在を身体所見の重点的な観察などによってアセスメントする必要がある．脊髄損傷によっても神経原性ショックをきたすが，徐脈，四肢の麻痺，四肢の冷汗の欠如などを観察することで鑑別できる．

　看護師による蘇生として，ショックに対しては，成人の場合は18G以上の留置針を用いて2ルート以上を確保する．小児の場合は末梢静脈路確保が困難な場合は骨髄内輸液路の確保が必要なため，その準備・介助を行う．39℃に加温した細胞外液

による急速輸液を行い，循環の反応を観察する．外出血を認めた場合は，ただちに滅菌ガーゼや手指によって直接圧迫止血を試みる．出血性ショックに対しては，大量輸血療法を行うことを考慮し，施設基準に応じた輸血の準備・調整を行う．また，PSのアセスメントによって出血部位を予測し，大量出血の場合は出血源に応じた止血術（**表6**）が行われることを予測し，止血術の準備・調整を行う．

　緊張性気胸が疑われる場合は胸腔ドレナージ，心タンポナーデが疑われる場合は，心嚢穿刺，心嚢開窓術の準備を行う．

■ D：中枢神経障害のアセスメント（**表7**）

　呼吸や循環の異常は脳環境に悪影響を及ぼし，脳に二次的な損傷を与え，予後を悪くするため，頭部外傷の評価は呼吸・循環の安定化を図りながら行うのが原則である．頭部外傷において，生命を脅かす最も緊急性の高い病態は脳ヘルニアである．よって，PSにおいては「切迫するD」（**表8**）と呼ばれる脳ヘルニア徴候の有無をアセスメントする必要がある．

　看護師による蘇生として，「切迫するD」があれば，気管挿管による確実な気道確保が必要となる

表6　外傷における出血源と止血法

出血源	主な止血法
胸腔	開胸止血術
腹腔	開腹止血術
後腹膜腔（骨盤）	外固定（バインダー，手術），血管内塞栓術
長管骨	外固定，牽引
外表	圧迫止血，手術

第 2 章　外傷の初期対応

表7　PSにおけるDの観察

視診	意識レベル（原則GCS），瞳孔所見（両側の大きさと対光反射），片麻痺の有無，クッシング現象の有無

表8　切迫するD

PSにおいてABCを安定させて評価し，以下の3項目のうち1つでもあれば「切迫するD」と判断する

- GCS合計点が8点以下（またはJCS 30以上）
- 経過中，GCS合計点が2以上低下
- 以下の脳ヘルニア徴候を伴う意識障害
  - ・瞳孔不同
  - ・片麻痺
  - ・クッシング現象（高血圧を伴う徐脈）

ため，準備・介助を行う．また，PS終了後に頭部CT検査が行われるため，準備・調整を行う．

■ E：PSにおける脱衣と体温管理

　ABCDとほぼ並行して，着衣を四肢，体幹の前面で裁断し，体幹前面がすべて観察できるようにする．看護師は，着衣を切るため裁断バサミなどを事前に準備しておき，医師との協働のなかで，必要があれば裁断を行う．

　外傷患者は，大量輸液の影響や脱衣で急激に体温が下がる．低体温は出血傾向を助長する生命を脅かす危険な因子である．そのため，救急初療室搬入直後より積極的な加温を行う必要がある．

　低体温を予防するための環境（室温）調整や輸液の温度管理は，主に看護師が担うことが多く，体温管理は外傷看護における重要な役割の一つである．入室前から室温を上げ，加温輸液を使用するのはもちろん，ブランケットウォームや輸液加温器（LEVEL 1）などの準備や，タオルケットや毛布などを使用して，不必要な体表の露出を避け保温に努める．

外傷における緊急度の判断

　外傷患者の緊急度の判断は，「生理学的評価」「解剖学的評価」「受傷機転」「既往歴ほか」の4つの視点で系統的に行う．緊急度の判断は，救急隊からの受け入れ要請時の第一報から始まる．受け入れ要請の第一報の情報は，受傷機転，損傷部位，ショック状態やロード＆ゴーの適応となったサイン，応急処置などであり，バイタルサインなどの詳細な情報は第二報となることもある．搬入前の情報は必要最低限の簡潔な情報にとどまることが多い．その少ない情報から上記4つの視点で緊急度の判断を行う必要がある．その情報から「生理学的評価」として，ショックの有無やバイタルサインからのABCDの評価（**表9**），「解剖学的評価」として，重症外傷を示す所見の有無（**表10**），「受傷機転」として高エネルギー事故であるか（**表11**），「既往歴ほか」として高齢者または小児でないか，考慮が必要な既往歴の有無などによって緊急性を判断する（**表12**）．

　初療室到着後は「生理学的評価」であるPSによる緊急度の判断を最重要視し，「生命維持のためのしくみ」の障害の程度によって緊急性を判断する．「解剖学的評価」であるSS（secondary survey）による全身観察は，PSの完了と蘇生の継続によってバイタルサインが安定していることを確認して開始する．PSで「切迫するD」を認めた場合は，SSは頭部CT検査による頭部外傷の精査を優先的に行う必要がある．「切迫するD」が認められなければ，系統的に全身の損傷を検索し，緊急の根本治療の必要性によって緊急度を判断する．また，経過中に重症化する可能性の高い高エネルギー事故や，解剖・生理学的な特異性のある小児，

表9　生理学的評価の指標

呼吸	10 回/分未満または 30 回/分以上（乳児においては 20 回/分未満），補助換気が必要な場合，SpO_2 90%未満
循環	収縮期血圧 90mmHg 未満または収縮期血圧 200mmHg 以上，ショック
意識	JCS100 以上

表10　重症外傷を示す所見

- 頭部顔面の開放骨折・陥没骨折
- 頭頸部，体幹，大腿，上腕への穿通性外傷（刺創，銃創，杙創など）
- 頸部または胸部の皮下気腫
- 外頸静脈の著しい怒張
- 15%以上の熱傷を複合している外傷，顔面また気道の熱傷
- 呼吸音の左右差
- 胸郭の動揺・変形（例：フレイルチェスト）
- 高度な四肢の損傷（圧挫，デグロービング損傷，循環異常など）
- 腹部膨隆，腹壁緊張
- 骨盤骨折
- 多指切断，四肢切断
- 両側大腿骨骨折
- 四肢の麻痺

表11　高エネルギー事故

- 高所墜落
- 歩行者・自転車が車に衝突された
- 自動車事故（同乗者の死亡，車の横転，車から放り出された，車が高度に損傷している）
- 車に轢かれた
- 転倒したバイクと運転者の距離が大きい
- 機械器具に巻き込まれた
- 体幹部が挟まれた

表12　既往歴ほかの評価

- 高齢者，小児，20 週以降の妊婦
- 65 歳以上で収縮期血圧 110mmHg 未満
- 軽度の外傷
- 血液疾患，抗凝固薬服用中傷病者の頭部外傷
- 重症となりそうな印象
- 既往歴に考慮が必要（心疾患，呼吸器疾患，透析患者，肝疾患，薬物中毒，糖尿病などが病態に影響する可能性がある場合）

そのため，PS，SSを完了して状態が安定し，根本治療が終了した患者に対しては，繰り返し隠れた損傷を探すことが必要である．繰り返し症状を確認し，全身観察を繰り返すことが重要である．これをtertiary surveyという．

呼吸・循環機能の予備力が低下している高齢者は，緊急度が高いと判断する．

継続観察でのアセスメントのポイント

tertiary survey

外傷は，損傷部位が複数存在する場合が多く，また，様々な理由で症状や所見が確認しづらく，損傷が見落とされやすい．また初期診療では生命を脅かす損傷の検索を優先するため，生命予後に影響の少ない損傷の検索は不十分なこともある．

バイタルサインの解釈

PS，SSを完了した後の継続観察は，バイタルサイン（表13）と症状と所見の観察が中心となる．特にバイタルサインはタイムリーに生理学的徴候の変化を表す優れた客観的指標であり，継続観察はバイタルサインの変動の評価が重要である．バイタルサインは人間の生命徴候であり，その乱れは生命の危機を意味している．外傷患者の生命を脅かすような状態変化は，バイタルサインの変化からアセスメントする．バイタルサインに変化があれば，異常なバイタルサインをすべてチェックする．生命の危機にさらされると，そのストレス

第2章 外傷の初期対応

表13 バイタルサイン

・体温	・血圧
・心拍（脈拍）	・呼吸（数，パターン）
・意識	・尿量

に対する生理的反応としてカテコラミンが放出される．カテコラミンが放出されると，その影響で「血圧」「脈拍数」「尿量」が影響を受けるため，この3つの評価は怠ってはならない．尿量は継続観察において重要な指標となるバイタルサインであるため，可能であれば重症外傷の患者には早期から膀胱留置カテーテルによる尿量測定を行う．代表的なショックの特徴は，乏尿や意識障害などの臓器障害を伴う血圧低下である．呼吸状態をアセスメントする原則は「呼吸回数」「呼吸パターン」「経皮的酸素飽和度（SpO2）」をセットで評価することである．

バイタルサインの変化を認めた場合，PS，SSからアセスメントした結果，起こりうる緊急性の高い病態に伴う症状と所見の有無を観察する．

看護実践（初期対応）の根拠

外傷初期看護の目標はPTDの回避であるため，初期診療の場面では，生命の危機が迫っている傷病者へ適切な診療を提供するための「診療の補助」が優先される．外傷診療は医師，看護師，コメディカルが連携したチーム医療が必要不可欠である．そのなかで，看護師に求められる専門性には「情報伝達」「準備」「調整」がある．その役割を最大限に発揮するためには，医師によって明白に診断が確定される前に，傷病者のリスクをアセスメントする必要がある．つまり，PSやSSにおいて，

患者の状態を適切にアセスメントし，考えられる疾患や状態悪化などの潜在するリスクを読み取る技能が看護師には求められる．それによって，医師に対して，潜在するリスクの存在と，その根拠を提示することが可能となり，説得力のある情報伝達が可能となる．また，考えられる病態や状態悪化を予見し，それに対応するための「準備」「調整」といった看護実践の根拠となる．1分1秒を争う外傷初期診療の場面においては，この看護師の予見による事前の準備・調整が必要不可欠である．チーム医療の能力が発揮されるのは，そういった看護師の根拠に基づいた看護実践技能と，医師のタイミングのよい反応が連動するときである．

ERでの看護過程展開

看護過程（nursing process）は，「個別的で根拠に基づく看護実践のための系統的な問題解決アプローチ」である．1分1秒を争い，目まぐるしく状況が変化する外傷初期看護の実際において，看護過程の展開を想起することは難しいかもしれない．しかし，救急看護師はエキスパートであるほど，看護過程という問題解決過程を展開しながら外傷看護の実践を行っている．看護過程は系統的な問題解決過程であり，看護過程イコール看護記録ではなく，看護過程イコール思考過程であるといえる．以下，外傷初期看護における看護過程の概要を系統的に紹介する．

①情報収集

「情報」とは患者の状態をアセスメントするための主観的・客観的情報である．外傷初期看護の場

面では，PTD回避が当面の目標であるため，「生理学的評価」「解剖学的評価」「受傷機転」「既往歴ほか」に関する情報収集を行う．

②アセスメント

看護過程のなかで，最も論理的思考を必要とする要素である．情報収集により得られたデータの意味を考える（分析する）．分析の結果から何らかの臨床判断を行う．さらにデータの意味から，起こりうることを推測（推論）する．外傷初期看護の場面では，PS，SSと一連の流れに沿うかたちで，系統立てて分析を行う必要がある．PSに関する情報が最も優先されるため，まず生理学的評価に関する分析を行い，ABCDのどこに異常があるのかと蘇生の必要性を判断する．次に解剖学的評価に関する分析を行い，予測される病態を判断する．また，受傷機転から高エネルギー事故であるか，年齢，性別や既往歴などからどの程度リスクがあるかを判断する．それらの情報と分析を統合し解釈して，緊急度を判断する．

③問題の明確化

看護上の問題とは，患者の健康上の問題である．アセスメントの結果，顕在化する問題，潜在化する問題から看護上の問題を明らかにする．問題が明確化されれば，その問題を看護診断に置き換える．医師が医学的診断によって治療を導くように，看護診断によって，看護介入方法と成果指標が導かれる．

④看護計画立案

外傷初期看護の場面では，複数の問題が存在するため，優先順位を決定する．PTD回避の目標を達成するための問題が最優先されるため，まず，生命維持のためのしくみの異常に関する問題があげられる．そして，問題ごとに達成可能な目標を設定する．生命維持のためのしくみの異常に関する問題は，緊急度が高く時間的猶予はない．よって，設定する目標はタイムリーに評価できるものでなければならない．そのため，直接的な看護介入の目標はタイムリーに評価可能であるバイタルサインの値で設定したり，看護介入によるバイタルサインの変化によってケアの評価をしたりすることが多い．

⑤実践

立案した看護計画をもとに，患者の状態を把握しつつ看護介入を行う．患者の状態によっては，看護介入を中止することもある．看護介入を実施後，患者の反応を観察する．ABCDの異常に対し，蘇生を行う場合は反応を確認し，タイムリーに介入の評価を行う．

⑥評価

設定した看護計画上の目標に対する達成度を評価する．目標が部分達成または未達成の場合は再アセスメントを行う．

第2章　外傷の初期対応

外傷患者の救急初療看護プロトコール

第一印象

モニタリング
血圧・心電図・SpO₂・呼吸数

primary survey

気道評価・確保
口腔内の異常音，狭窄音
嗄声，陥没呼吸

呼吸管理
視診：胸郭の動き・体表（胸部から頸部）の創傷
聴診：呼吸音の左右差，異常音
触診：胸郭全体（胸郭動揺・胸郭運動の左右差）皮下気腫，圧痛
打診：鼓音・濁音
＊頸部：皮下気腫・頸静脈怒張・気管の偏位・呼吸補助筋の使用

循環管理
ショックの早期認知
外出血の有無

切迫するD
GCS合計8以下
GCSが急速に2点以上の低下
瞳孔不同／片麻痺／クッシング現象

脱衣と体温管理
活動性出血や開放創の有無
保温

不安定

医学診断：PTDを引き起こす疾患

検査の準備と実際
FAST／胸部・骨盤X線／
血液ガス／血液検査

緊急度：蘇生

緊急処置の実際
高濃度酸素投与／吸引／異物除去／
用手的気道確保／BVM換気
末梢静脈路確保／止血
簡易固定法（シーツラッピングなど）

緊急処置の準備と介助
気管挿管／外科的気道確保
胸腔穿刺／ドレナージ
心嚢穿刺／輸血／止血術

再評価

連絡・調整　手術室／血管造影室　　不安定

切迫するD　CT（SSの最初で）

安定　　安定

secondary survey（画像診断含む）：医師と情報共有

医学診断

PS・SS・検査データ・病態のアセスメントの統合

看護診断

入院調整

| 一般病棟 | 救急病棟 | ICU | 手術室／血管造影室 |

2. 初期対応の実際

① 頭部外傷

症例紹介

◆ **患者** 19歳，男性

◆ **救急隊情報** 自転車走行中に普通自動車にはねられて10mほど飛ばされ救急車要請される．

◆ **第一印象** 呼吸数は20回/分だが浅い呼吸で，意識レベル JCS Ⅲ-300，瞳孔径 3.0mm（R＝L），対光反射は左右ともに緩慢で，右共同偏視を呈している．

◆ **PS**

【A】気道開通（＋），口腔内出血（－）

【B】頸静脈怒張（－），呼吸補助筋の使用（－），気管偏位（－），浅い呼吸（＋），胸部外傷（－），
呼吸音左右差（－），副雑音（－），皮下気腫（－），胸郭動揺（－），礫音（－），鼓音（－），濁音（－）

【C】橈骨動脈触知良好，頻脈（－），冷汗（－），蒼白（－），左側頭部裂創（＋），出血（＋）

【D】GCS 6（E1 V1 M4），瞳孔 3.5mm（R＝L），対光反射緩慢，右共同偏視（＋）

【E】低体温（－），外傷（頭部）

【検査】胸部・骨盤X線：異常なし，FAST 陰性．

◆ **バイタルサイン** 呼吸回数 20回/分（やや浅い），SpO$_2$ 96%（リザーバー付き酸素マスク 15L/分投与），
脈拍数 87回/分，血圧 164/74mmHg，GCS 6（E1 V1 M4），瞳孔 3.5mm（R＝L），対光反射緩慢，体温 36.8℃

◆ **SS ー 問診**

【現病歴】自転車走行中に普通自動車にはねられて10mほど飛ばされ受傷．車のフロントガラスはくもの巣状に割れていた．

【既往歴・内服薬】特記事項なし

【喫煙・飲酒】なし

【頭〜骨盤CT】（Trauma Pan-Scan CT）右急性硬膜下血腫，びまん性軸索損傷，外傷性くも膜下出血．頭部以外には大きな異常所見は認めなかった．

【血液ガス分析】pH 7.385，PaCO$_2$ 42.6 mmHg，PaO$_2$ 164.5mmHg，HCO$_3^-$ 24.9 mEq/L，
BE 0.2mEq/L，SaO$_2$ 99.3%，Lac 14mg/dL（リザーバー付き酸素マスク 15L/分）

【血液検査】WBC 1.14×10^4/μL，RBC 4.87×10^6/μL，Hb 15.5 g/dL，Ht 45.8%，
PLT 2.94×10^5/μL，PT 13.1秒，PT% 105%，D-dimer 6.0 μg/mL，TP 6.9g/dL，Alb 4.4g/dL，
BUN 15.4mg/dL，Cr 0.74mg/dL，Glu 144 mg/dL，AST 58U/L，ALT 34U/L，LDH 318U/L，
CK 212U/L，CRP 0.02mg/dL

◆ **診断** #1右急性硬膜下血腫，#2びまん性軸索損傷，#3 外傷性くも膜下出血

第 **2** 章　外傷の初期対応

PSにおけるアセスメント

　まず，生命維持のための生理機能を迅速に評価するABCDEアプローチを最優先する．本症例は頭部外傷による意識障害を呈していることが特徴的であったが，高エネルギー外傷であり，ABCの評価が必要である．それらを踏まえたうえで，PSでのD（意識障害）について言及する．Dの評価で必ず観察すべき神経学的所見は，意識レベル，瞳孔所見（瞳孔不同と対光反射の有無），片麻痺であり[1]，それらに沿って考察していく．

意識レベル

　意識レベルがGCS 6（E1 V1 M4）であり，意識障害がある．外傷による意識障害は，頭部外傷だけではなく，呼吸や循環，体温などのバイタルサインの異常でも生じる．呼吸・循環障害では，十分な酸素やエネルギーが脳に供給されないために生じ，体温異常では脳の代謝異常から生じる．また，アルコールによる意識への影響なども考慮する必要がある．

外傷における意識障害の原因
(1) 低酸素血症，高・低二酸化炭素血症（A・Bの異常）
(2) 循環障害（Cの異常）
(3) 頭蓋内病変（Dの異常）
(4) 低体温，高体温（Eの異常）
(5) その他：急性アルコール中毒，薬物中毒，一酸化炭素中毒，基礎疾患による意識障害

　本症例では気道・呼吸・循環・体温の異常は認めず，それらによる意識障害ではないと考える．ア

ルコールや基礎疾患による意識障害も否定できないため，家族や関係者からの情報収集も必要である．
　後述するように，瞳孔異常や片麻痺を生じていることからも，高エネルギー外傷による頭蓋内病変により意識障害をきたしている可能性が高い．GCS 6であり，重症頭部外傷があると判断できる（**表1**）．頭部外傷による意識障害は，外力による脳実質の直接損傷や，頭蓋内出血や脳浮腫による頭蓋内圧亢進が脳幹や大脳に機能不全を起こすことで生じる．
　損傷の範囲によっては，意識障害に加えて異常肢位がみられる場合がある．異常肢位には除皮質硬直と除脳硬直があり，脳ヘルニアが切迫した状態であることを示す危険な徴候である．除皮質硬直は大脳皮質や白質が広範に障害されたときに生じ，痛覚刺激に対し上肢を屈曲内転し，膝関節・足関節は伸展位の肢位をとる．さらに障害が進み脳幹部に及ぶと，上肢を回内伸展し下肢も進展する除脳硬直を認める．本症例では異常肢位の出現はなく，頭蓋内の広範な損傷はないと考えるが，意識レベルの確認とともに，異常肢位の出現にも注意が必要である．

瞳孔所見

　対光反射が緩慢で右共同偏視を呈しており，瞳

表1　頭部外傷の重症度分類

GCSスコア	重症度
3〜8	重症頭部外傷
9〜13	中等症頭部外傷
14, 15	軽症頭部外傷

（日本外傷学会，日本救急医学会監：外傷初期診療ガイドラインJATEC，改訂第5版，へるす出版，2017，p.68. を参考に作成）

孔異常の状態である．対光反射は，網膜の視細胞で受けた光刺激による興奮が視神経を介して中脳の動眼神経へ伝えられ，動眼神経内の副交感神経線維を通じて瞳孔収縮を起こす現象である．対光反射の遅延は視神経や動眼神経の直接損傷でも生じうるが，本症例では，テント切痕ヘルニアによって視神経・動眼神経が圧迫・障害され対光反射が緩慢となっている可能性もあり，その場合は緊急性が高い．また対光反射には，光を当てた側の瞳孔が収縮する直接対光反射と，光を当てた側とは反対側の瞳孔が収縮する間接対光反射がある．間接対光反射を評価することで，視神経・動眼神経損傷の有無を把握することも可能である．

　眼球の水平運動の中枢は前頭葉に存在する．ここからの神経線維は中脳下部で交叉し，反対側の橋下部にある傍正中橋網様体に至り，同側の外転神経核に通じている．そこから同側眼球の外直筋（眼球を外側に動かす筋）と，反対側の内直筋（眼球を内側に動かす筋）が出ており，それらが刺激されることで水平性眼球運動が生じる．本症例では右共同偏視がみられており，その原因としては，中脳下部で交差する前の右側神経線維が障害された場合か，交叉した後の左側神経線維が障害された場合が考えられる．

　また，本症例では瞳孔径は両側3.5mmと瞳孔不同は認めなかった．左右差が1mm以上のときを瞳孔不同といい[2]，瞳孔径が5mm以上に拡大した場合を散瞳，2mm以下になった場合を縮瞳という．瞳孔不同は動眼神経麻痺による瞳孔収縮障害により散瞳をきたすことが多い．特に，一側の瞳孔散大固定による瞳孔不同は，同側のテント切痕ヘルニアの所見であり，緊急度が高くなる．

▎片麻痺

　左上下肢の不全麻痺は，脳の局所性病変または脳ヘルニアを疑う所見である．前頭葉の運動野や内包の局所性病変，またはテント切痕ヘルニアで大脳脚が圧迫されることによって片麻痺が出現する．一般的に，運動機能を司る神経線維である錐体路は大脳運動野から発し，内包後脚を通って延髄の下部で交差する．本症例では左片麻痺があり，右の頭蓋内損傷が考えられる．

▎その他

　受傷機転からは自転車と普通自動車の事故という情報だけだったため，事故の詳細は不明だったが，左側頭部に裂創を認めていることより，直接衝突部位が左側頭部であると考えられる．しかし，頭部外傷の場合，外力を受けた側の脳組織への損傷と同時に，直後の反動で脳組織が対側の頭蓋骨に衝突し，外力を受けた部位と反対側に損傷が生じる場合があるため，慎重に判断する必要がある．

　以上から，本症例は右頭蓋内病変により意識障害を呈している可能性が高いことが考えられた．切迫するDの状態であることを考慮すると，SSの最初に頭部CT撮影が必要であり，緊急手術を必要とする可能性のある状態と判断できる．

外傷における緊急度の判断

　切迫するDの判断が緊急度を大きく左右することになる．その原因には頭蓋内出血性病変が考えられ，脳ヘルニア徴候も示唆される．呼吸や循環の安定化，またはそれらが安定していても確実な

第2章 外傷の初期対応

気道確保のために気管挿管が必要となる．また，JTASに沿って考えても，GCS 3～8では生命を失うおそれがある状態，または差し迫った状態であり，積極的な治療がただちに必要な状態だと判断される．したがって，JTASレベル1（蘇生）であり，緊急度は高い状態である．

継続観察でのアセスメントのポイント

ABCの安定化を最優先する

頭部外傷患者の管理において重要なことは，二次性脳損傷を最小限に抑えることである．二次性脳損傷とは，受傷後の様々な要因で生じる脳損傷を指す．

二次性脳損傷をきたす原因
頭蓋内因子：占拠性病変による圧迫・破壊，脳ヘルニアによる脳幹障害，脳虚血，脳浮腫，痙攣，感染
頭蓋外因子：低酸素血症，低血圧，高・低二酸化炭素血症，貧血，高体温

それに対して一次性脳損傷は，外傷を受けたときに決定してしまうものを指し，医療者による介入は困難である．二次性脳損傷の基本的な病態は脳虚血であるため，呼吸不全や循環不全は患者の転帰不良に直結する．搬入時の患者の状態から意識障害に目を奪われがちであり，呼吸や循環の評価がおろそかになる場合があるが，優先すべきは気道の確保と十分な酸素化と換気，および循環の安定化である．本症例では，ABCは安定していたが，意識障害の悪化によるABの異常や，出血の持続によるショックの出現などで，二次性脳損傷

を悪化させうる状態にあると考えられるため，継続的にABCの安定を確認することが重要である．ABCが不安定な場合や体温の異常がある場合には，Dの評価が信頼性に欠けることを念頭に置いておく必要もある．

手術が必要な頭蓋内占拠性病変はないかを推測する

生命を脅かす（ただちに緊急手術が必要となる）頭蓋内占拠性病変の有無を神経症状と身体所見から推測することが，PSにおける中枢神経系の評価の最大の目的である．そのために，必ず観察すべき神経学的所見は，意識レベル，瞳孔所見（瞳孔不同と対光反射の有無），片麻痺である．意識障害を有する患者には「切迫するD」を的確に認識することが重要になる．本症例では，意識レベルGCS 6（E1 V1 M4），対光反射が緩慢である，また左上下肢の不全麻痺が生じていることから，切迫するDだと判断できる．頭蓋内占拠性病変があると推測され，緊急手術が必要となる可能性がある．

意識レベルの評価方法

意識レベルの評価スケールには様々なものがあるが，外傷患者の評価にはGCSを用いることが望ましい[1]．GCSはE（eye opening：開眼），V（verbal response：言語音声反応），M（best motor response：最良の運動反応）の3つの評価項目でそれぞれを得点化し，各項目の合計点を求める．

本症例のEは，痛み刺激に対しても開眼することがなかったため1点である．Vは，来院時から発声がないことから1点と評価する．また気管挿管後の評価では，発声ができないのでVTと記載し，

1点と評価する．Mは，点滴ライン挿入という痛み刺激に対して逃避するような動きがみられたため，4点と評価する．本症例では左上下肢に不全麻痺を認めていたが，このように麻痺などで左右の運動反応が異なる場合には，良い側の反応で評価するため，右手の痛み刺激への逃避反応をMの評価とする．記録をする際には合計点のみでなく，E1 V1 M4と各項目の得点を記載する．

意識レベルの変化

意識の変動は頭蓋内の病態把握および予後推察の重要な因子であり，「経過中にGCSが2点以上低下」した場合も切迫するDの判断基準である．意識レベルの悪化は，頭蓋内占拠性病変の進行が推測される．患者は来院後から意識レベルの変化はなかったが，経時的に意識レベルを評価していくことが重要である．さらに，意識障害の前に意識清明期を認める場合であれば急性硬膜外血腫，初めから意識障害が持続している場合であれば急性硬膜下血腫や脳挫傷の存在を疑う．本症例のように，救急隊接触時からの意識の観察だけでなく，受傷直後からの意識の変動を把握することも必要である．

切迫するDの認識とその対応

切迫するDへの対応として，2つ重要な点がある．ABCの安定化と早期の頭部CT撮影である．

本症例は「切迫するD」の状態である．この場合，頭蓋外因子による二次性脳損傷を防ぐために，ABCの安定化を再確認する必要がある．呼吸や循環障害による二次性脳損傷を最小限にとどめるため，AB安定化のために気管挿管の施行，また，

ショックに陥らないように循環の評価を行う必要がある．本症例では早急に気管挿管が施行され，循環も安定していることが再確認できた．看護師は気管挿管の準備や介助，確実な輸液やバイタルサインの測定など，迅速に対応する必要がある．

次に，SSの最初に頭部CT撮影が必要となる．患者を安全に移送することができるよう，ライン類の管理，各種モニターの準備，酸素ボンベ，バッグバルブマスクや緊急薬剤などの準備を行う必要がある．もちろん，移動中や検査中のバイタルサインの変動を注意深く観察し，必要時には迅速に対応できるようにしておくことも重要である．

痙攣の有無

痙攣の有無にも注意する必要がある．痙攣は脳神経細胞の異常な興奮で誘発され，頭部外傷後にみられることがある．呼吸筋の痙攣により呼吸抑制を生じたり，唾液の分泌亢進により気道閉塞をきたしたりするなど，ABの異常につながる可能性がある．観察を続けるとともに，痙攣発作時には救急処置を行えるよう準備する必要がある．

以上のことなどから，頭部外傷患者に対しては，常にABCの安定化を図りつつ，「切迫するD」の認識，意識レベルや痙攣の有無などの経時的な観察が重要である．

看護実践の根拠

呼吸管理
（低酸素血症・高二酸化炭素血症の予防）

酸素化の管理目標は，$SpO_2 > 95\%$，$PaO_2 > 80mmHg$である．二酸化炭素の管理目標は，

第 2 章　外傷の初期対応

表2　重症頭部外傷の初期治療

（1）気道の確保
① GCS 合計点 8 以下, 最良の運動反応が 5 以下であれば, 気管挿管を原則とした確実な気道確保が推奨される
（2）外傷例における確実な気管挿管の適応基準
①気道閉塞 　（a）用手的気道確保では気道確保が不十分 　（b）血液や吐物による誤嚥・窒息の危険性 　（c）局所の損傷や血腫による気道狭窄の危険性
②呼吸管理を前提とした気道確保 　（a）無呼吸 　（b）低換気 　（c）低酸素血症（十分な酸素投与でも改善しないもの）
③重症の出血性ショック・心停止
④意識レベルの低下（GCS スコア 8 以下, 急激な 2 点以上の低下）など, "切迫する D" の状態
（3）呼吸管理
（a）末梢動脈血酸素飽和度（SpO_2）＞95% （b）動脈血酸素分圧（PaO_2）＞80mmHg （c）動脈血二酸化炭素分圧（$PaCO_2$）または安静時呼気終末二酸化炭素分圧（$EtCO_2$）, 頭蓋内圧亢進時：30 〜 35mmHg, 頭蓋内圧正常時：35 〜 45mmHg
（4）循環管理
①収縮期血圧（SBP）＞120mmHg
②平均動脈血圧（MAP）＞90mmHg
③脳灌流圧（CPP）＞50mmHg（頭蓋内圧を測定している場合）
④ヘモグロビン（Hb）＞10g/dL

（日本脳神経外科学会, 日本脳神経外傷学会監, 重症頭部外傷治療・管理のガイドライン作成委員会編：重症頭部外傷治療・管理のガイドライン, 医学書院, 2014. を参考に筆者作成）

$PaCO_2$または$EtCO_2$が, 頭蓋内圧亢進時で30 〜 35mmHg, 頭蓋内圧正常時で35 〜 40mmHgである（**表2**）.

　脳血流量は$PaCO_2$によって増減する. $PaCO_2$の低下は脳血管を収縮させ, 頭蓋内血液量が減少し, 頭蓋内圧亢進が軽減される効果がある. 逆に$PaCO_2$の上昇は脳血管を拡張させ, 頭蓋内血液量が増加し, 頭蓋内圧亢進が助長される. 特に頭部外傷では, わずかな高二酸化炭素血症でも頭蓋内圧が著明に上昇するため, 呼吸状態に注意する必要がある. 来院時のデータでは, $PaCO_2$ 42.6mmHg, PaO_2 164.5mmHg（リザーバー付き酸素マスク15L/分）であり, 低酸素血症は認めないが, P/F比165と酸素化不良であるため, 酸素投与の継続は必要である. また切迫するDであることから頭蓋内圧は亢進していると考え, $PaCO_2$を低下させることが必要である. 気管挿管が施行されたため, 過換気療法を行い, 目標値である30 〜 35mmHgにする必要がある. 一方で, 過度の過換気は脳血流を減少させ, 脳虚血を助長するため注意が必要である.

循環管理
（クッシング現象・血圧コントロール）

　頭蓋内占拠性病変の増加により頭蓋内圧が上昇すると，その圧に抵抗するために自動調節能（autoregulation）により平均血圧を上昇させ，脳灌流圧を維持しようとする反応が起こる．収縮期血圧が上昇し，脈圧が増加する．その血圧上昇に対し副交感神経の亢進が生じ，徐脈が生じる．この収縮期血圧上昇，脈圧増加，徐脈の出現はクッシング現象と呼ばれる．クッシング現象は頭蓋内圧が40mmHgを超えると出現するといわれている．本症例ではクッシング現象は出現しなかったが，クッシング現象出現時には，脳ヘルニアが起こる危険性が非常に高まった状態だと判断し，降圧より頭蓋内圧亢進の改善を優先することが重要である．

　循環の目標管理は，収縮期血圧＞120mmHg，平均動脈血圧＞90mmHg，（頭蓋内圧を測定している場合には）脳灌流圧＞50mmHg，Hb＞10g/dLである（表2）．本症例では，収縮期血圧164mmHg，平均血圧104mmHg，Hb 15.5 g /dLと目標を満たしている．頭蓋内圧亢進の外傷患者では，血圧が低下することで脳灌流圧が急激に低下し，転帰を悪化させてしまうため，現在の循環管理が継続できるようバイタルサインの変化に注意していく必要がある．なお，高血圧をどこまで許容するかに関しては，明らかな基準はない[3]．

頭位挙上（体位管理）

　頭蓋内圧コントロールの目的で頭位挙上は有用であり，30度とする[3]．頭位を挙上することで，静脈灌流を促進し，脳浮腫の軽減が期待できる．30度以上の頭位挙上は脳血流量の減少を生じるた

め勧められない．また水平臥位や頸部の屈曲では，静脈灌流が阻害され頭蓋内圧の亢進につながる．高エネルギー外傷患者では，脊髄損傷の可能性には注意し，医師と連携し体位管理を行っていくことが必要である．

　本症例では所見や画像検査から脊髄損傷はないと判断され，手術までのあいだ頭位挙上を行うことで，頭蓋内圧亢進の予防につながったと考える．

薬剤投与

　頭蓋内圧亢進時には，マンニトールの使用が勧められる[3]．有効投与量は0.25 ～ 1.0g/kgであるが，収縮期血圧が90mmHg未満の低血圧時には使用は推奨されていない．作用機序は，急速に血漿成分を増加させることにより血液粘度を低下させ，それにより脳血流量と脳酸素供給量を増加させる．また，血管内壁と血漿間に浸透圧較差をつくり出すことによる脳浮腫の改善作用を有している．一方で，血液脳関門が障害されている部位では，マンニトール自体が漏出し脳組織内の浸透圧を上昇させ，脳浮腫を悪化させる反跳現象をきたすとも考えられている．

　わが国では，反跳現象が少ないとされているグリセオール®を使用することもある．グリセオール®はマンニトールと同様に浸透圧利尿による脳浮腫改善効果があるが，障害脳組織より正常脳組織の自由水を有意に減少させる作用がある．本症例では頭蓋内圧亢進に対する薬剤投与は行われなかったが，薬剤を使用する際は脳浮腫の悪化や循環血液量の減少に注意し，バイタルサインの変化をみていく必要がある．

第 **2** 章　外傷の初期対応

医療スタッフとの連携

　外傷患者の初期診療では緊急度が重要視され，時間との戦いとなる．搬入前，および搬入後の看護師の業務が迅速かつ円滑であるほど，患者の救命につながると考える．救急看護師には，患者搬入前から集中治療室に入室するまでの手順を把握し，医学的知識と看護スキルを基に業務をすることが求められる．

　本症例では，高エネルギー外傷患者が搬入されるという情報から，ABCDE アプローチに沿って順に系統立てた準備を行い，ABC の安定を確認しつつ意識レベルの変化に注意し，気管挿管の準備や介助，CT 撮影室への移動，緊急手術を考慮した対応を行った．救急医や救急看護師との連携はもちろん，脳外科医師・放射線技師・手術室看護師など，他部署との連絡・調整も看護師の重要な役割となる．

　また，本症例では家族の来院がなく家族対応の機会はなかったが，患者家族への接遇やコミュニケーション，精神的な援助も看護師の重要な役割であることを意識しておく必要がある．

救急初療の看護サマリー

◆ **医学診断**　＃1 右急性硬膜下血腫，＃2 びまん性軸索損傷，＃3 外傷性くも膜下出血
◆ **看護診断**　＃頭部外傷による頭蓋内病変の増大に関連した頭蓋内許容量減少
◆ **患者目標**　頭蓋内圧亢進を生じることなく経過できる．頭蓋外因子による二次性脳損傷を回避できる．
◆ **患者情報**　19 歳，男性
【主訴】意識障害
【現病歴】自転車走行中に普通自動車にはねられて 10m ほど飛ばされ受傷．車のフロントガラスはくもの巣状に割れていた．
【既往歴／内服薬／アレルギー】なし
◆ **身体所見**
【バイタルサイン】呼吸回数 20 回/分（やや浅い），SpO2 96%（リザーバー付き酸素マスク 15L/ 分投与），脈拍数 87 回/分，血圧 164/74mmHg，体温 36.8℃
【PS】GCS 6（E1 V1 M4），瞳孔 3.5mm（R＝L），対光反射緩慢，右共同偏視（＋）
◆ **検査**
【頭〜骨盤 CT】右急性硬膜下血腫，びまん性軸索損傷，外傷性くも膜下出血
◆ **看護の実際**
【アセスメント】受傷時からの意識レベルが GCS 6 と，意識障害を認めた．外傷による意識障害は頭部外傷だけでなく，呼吸や循環，体温などのバイタルサインの異常でも生じうるが，ABC は安定しており頭蓋外因子による意識障害ではないと考えた．歩行者と自動車の高エネルギー外傷であり，頭部に出血を認めていたことから，頭部に強い衝撃が加わっていることが予測された．よって本症例は，頭部外傷による頭蓋内病変により意識障害をきたしている可能性が高かった．

　意識障害は，脳実質の直接損傷や，頭蓋内出血や脳浮腫による頭蓋内圧亢進が脳幹や大脳に機能不全を起こすことで生じていた．対光反射が緩慢であったことから，頭蓋内病変は視神経や動眼神経を圧迫している可能性があった．右共同偏視は，右側の神経線維が中脳下部で交差する前に障害されたことによって生じており，左上下肢の不全麻痺も，右頭蓋内損傷により錐体路が障害されることによって生じていたと考える．

以上のことから，本症例は，頭部外傷により右頭蓋内に出血性病変を生じ，その増大から頭蓋内の許容量が減少し，頭蓋内圧の亢進が生じていたと考えられる．そのため，「#頭部外傷による頭蓋内病変の増大に関連した頭蓋内許容量減少」を看護問題として抽出する．

　頭蓋内圧を亢進させないために，前述のように，気管挿管によって気道・呼吸の安定化を図り，酸素（SpO$_2$）や二酸化炭素（EtCO$_2$など）のモニタリングを継続する必要がある．循環管理においては，特にクッシング現象の出現には注意を要する．ABC の安定化を確認し，継続的な意識レベルの評価が必要となる．また，30 度の頭位挙上により頭蓋内圧亢進を予防することも考慮する．クッシング現象や意識レベルの低下などがある場合には，速やかに医師へ報告する．

　本症例では，頭蓋内出血性病変のため頭蓋内圧が亢進しており，非常に緊急性の高い状態であったが，ABC の安定化を図るための気管挿管により気道・呼吸管理ができたこと，継続的に循環管理を行ったことで，頭蓋外因子による二次性脳損傷の回避ができたと考える．また，呼吸・循環管理，体位管理を継続したことで，頭蓋内因子による二次性脳損傷の回避につながったと考えられる．そして救急医や救急看護師との連携，脳外科医師・放射線技師・手術室看護師など他部署との連絡・調整により，早急な治療を行うことができた．

【看護計画／看護実践】

・O-P：

①意識レベル（GCS），瞳孔所見（瞳孔径や対光反射の有無），眼球運動障害，麻痺の有無，異常肢位（除皮質硬直・除脳硬直）

②呼吸，血液ガス分析（低酸素血症の有無，低・高二酸化炭素血症の有無）

③循環（クッシング現象の有無）

④体温（低・高体温の有無）

⑤痙攣の有無，嘔吐の有無

・T-P：

①気道確保（吸引，気管挿管の準備・介助）

②酸素療法

③輸液管理・薬剤投与

④体位管理

⑤血圧管理

⑥緊急手術の調整・準備

・E-P：

①病状や処置，安静の必要性について説明し，本人・家族に承諾を得る

②血圧を変動させる因子について説明する

引用・参考文献

1）日本外傷学会，日本救急医学会監：外傷初期診療ガイドラインJATEC，改訂第5版，へるす出版，2017，p.10.

2）前掲書1），p.68.

3）日本脳神経外科学会，日本脳神経外傷学会監，重症頭部外傷治療・管理のガイドライン作成委員会編：重症頭部外傷治療・管理のガイドライン，医学書院，2014，p.19.

第 **2** 章 　外傷の初期対応

2. 初期対応の実際

② 顔面・頸部外傷

症例紹介

◆ **患者**　31歳，男性
◆ **救急隊情報**　山中での作業中，ロープが首に当たり頸部を受傷した．呼吸困難を訴えているため救急要請する．
◆ **第一印象**　苦悶様表情（＋），呼吸促迫（＋）
◆ **PS**

【A】気道狭窄音（strider）（＋），口腔内の異物，出血（－）

【B】頻呼吸（＋），呼吸補助筋の使用（＋），頸静脈怒張（－），気管変位（－），前頸部皮下気腫（＋），輪状軟骨動揺（＋），前胸部の腫脹（＋），連続性副雑音（＋），RR 36回/分，SpO$_2$ 85%（酸素10L/分）→ミダゾラム（ドルミカム®），ロクロニウム（エスラックス®）を投与した後に，エアウェイスコープ®（airway scope；AWS）を使用し，迅速気管挿管（rapid sequence intubation；RSI）を実施．挿管後はstrider消失．挿管後呼吸回数12回/分，SpO$_2$ 99%に改善

【C】橈骨動脈触知（可）CRT 1秒以内，BP 144/68mmHg，HR 90回/分，FAST（－），胸部X線，骨盤部X線は特に問題はなし．→左右中正中皮静脈から18Gの留置針で静脈路を確保し，39℃に加温した乳酸リンゲル液を維持投与．

【D】GCS 12（E4 V2 M6），瞳孔/対光反射（L=R3.0mm/＋），四肢麻痺（－），鎮静薬を使用すると意識中枢神経系の評価が困難になるため，鎮静を行う前にDの評価を実施．

【E】低体温（－），BT 36.0℃

【検査】胸部・骨盤X線：大量血胸・不安定型骨盤骨折なし，FAST：陰性

◆ **SS ― 問診**

【主訴】呼吸困難

【現病歴】山中で木材の切り出し作業を行っていた．ロープ（直径約1cm）で括っていた木材をワイヤーに交換する作業を行っていたところでロープが切れ，切れたロープが頸部を直撃し，反動で3m程度飛ばされた．その後呼吸困難が出現し消防防災ヘリにて救出後，搬送された．

【既往歴】なし

【内服薬】なし

【アレルギー】なし

◆ **SS ― 身体所見**　挿管後も前頸部を中心に皮下気腫があり，輪状軟骨にも動揺を認めた．さらに皮下気腫は上胸部全体にも広がっていた．その他解剖学的に異常は認められなかった．

◆ **診断**　#喉頭・頸部気管損傷

PSにおけるアセスメント

A

気道は「見て，聴いて，感じて」評価を行う．外観上顎，下顎には明らかな損傷はないが，頸部にはロープによる圧迫痕が残り，前頸部を中心に腫脹と明らかな皮下気腫が存在しているため，血腫の形成や気管損傷が強く疑われる．聴診ではstriderが聴かれる．striderは一般的に上気道，すなわち鼻から鼻腔，鼻咽腔，咽頭，喉頭までの閉塞を疑うが，輪状軟骨の動揺を認められることから，喉頭よりも肺側の気管にも閉塞が及んでいると推察される．口腔内にも異物や出血はないことを考えると，Aの異常は気管損傷による血腫や気腫の増大による気道閉塞の可能性が高いと考えられる．

酸素10L/分（リザーバー付きマスク）を投与してもSpO₂ 85％と低値であり，P/F値も100以下である可能性が高いことは容易に想像でき，RR 36回/分（腹式呼吸）であることから，気道の異常により肺胞低換気をきたし低酸素血症を起こしていると考えられる．したがって，いち早く気道を確保する必要があり，気道確保の適応（**表1**）であることから，気管挿管を行っている．本症例はAWSを用いて挿管を実施しているが，気道閉塞が疑われ，かつ頸部の進展が困難であるため，挿管困難である可能性も高かった．困難である場合は迅速に輪状甲状軟骨穿刺・切開を行い，外科的に気道を確保する必要がある．

表1 確実な気道確保の適応

Aの異常	・気道閉塞 ・簡便法では気道確保が不十分 ・誤嚥の可能性（血液，吐物などによる） ・気道狭窄の危険（血腫，損傷，気道熱傷などによる）
Bの異常	・呼吸管理が必要 ・無呼吸 ・低換気 ・低酸素血症（高濃度酸素投与法によっても酸素化が不十分）
Cの異常	・重症の出血性ショック（non-responder） ・心停止
Dの異常	・「切迫するD」

（日本外傷学会，日本救急医学会監：外傷初期診療ガイドラインJATEC，改訂第5版，へるす出版，2017，p.38.を参考に作成）

B

気管挿管により確実な気道の確保を行うことができたため，次に呼吸の評価に移ることができる．筋弛緩薬と鎮静薬を用いているため，患者からの訴えや表情の変化などが観察しにくくなることも考慮しておく必要がある．本症例は気管挿管を行った後にSpO₂ 99％に上昇しており，気道開通したことによって酸素化が改善され，低酸素血症が回避されたことが推察される．頸静脈の怒張や気管偏位はなく，胸郭挙上や呼吸音の左右差もない．さらに，開放創もみられず打診でも異常音はないことから，致死的胸部外傷である心タンポナーデ，フレイルチェスト，緊張性気胸，開放性気胸，大量血胸の可能性は現段階では低いと考えられる．しかし，前胸部（特に上部）に皮下気腫を認めるため，挿管後に陽圧換気を行うことで，緊張性気胸を誘発する危険性もあることを念頭に置いておかなければならない．

第2章 外傷の初期対応

C

循環の評価では，外出血の圧迫，ショックの同定，大量血胸，腹腔内出血，骨盤骨折の検索にポイントを絞って観察していく．本症例は，外出血もコントロールされており，ショック状態ではないと判断できる．またX線や画像上も体内への大量の出血を起こしている可能性は低い．したがって現段階で循環は安定していると評価できる．

D

Aにおいて異常が認められたためRSI（rapid sequence intubation；迅速導入気管挿管）を実施している．RSIを実施する際には鎮静薬を使用するため，Dの評価が行えなくなることが予測された．したがって，挿管を行う前にDの評価を実施している．

瞳孔径や四肢の動きにも異常はみられず，GCS 12（E4 V2 M6）でV（言語）に異常が認められるが，気道の異常によって発語ができない可能性が高い．したがって，積極的にDの異常を疑う状況ではないと判断できる．

E

脱衣を行い，全身の観察を行うことは重要であるが，体表面を外気にさらすことで低体温をきたす可能性がある．本症例は低体温ではないが，低体温は凝固異常，アシドーシスとともに死の三徴と呼ばれており，全身の観察を行った後は速やかに保温する必要がある．

外傷における緊急度の判断

受傷機転からの判断

受傷機転は救急隊からのMIST（Mechanism：受傷機転，Injury site：主な受傷部位，Sign：ロード＆ゴーの適応となったサイン，Time＆Treatment：搬送時間と行った処置，の頭文字）によるファーストコールによって，ある程度明らかになっている場合が多い．

本症例の受傷機転をみてみると，患者は頸部にロープが当たり，反動で3mほど飛ばされている．このことから，頸部に相当な外力が加わっていることが容易に想像でき，気道に何らかの異常をきたしていると推測される．したがって，受傷機転がわかった時点で緊急度が高いものとして対応しなければならない．

ABCD評価から考えた病態を含めた判断

PSでA，B，C，Dの順に生理学的徴候を観察するのは，気道，呼吸，循環，意識中枢神経系のそれぞれが障害された場合に，この順番で死の危険性が高まるからである．したがって，気道に障害をきたしている状態が時間的に死に最も近い状態であり，緊急度が高いと認識する必要がある．

本症例は第一印象の時点でA，Bに明らかな異常が認められ，Aの評価でも，頸部の腫脹による窒息が疑われた．したがって，緊急度はかなり高いと判断できる．

呼吸についてはRR 36回/分と明らかに頻呼吸であり，低酸素血症を回避するために代償的に呼吸回数が上昇していると考えられる．また代謝性

アシドーシスの代償機能として換気回数が上昇している可能性もある．低酸素症を引き起こす低酸素血症の原因には様々あるが，外傷初期診療においては，A，Bの異常として認知する．したがって，本症例は，呼吸のバイタルサインからも緊急性の高い病態が考えられる．

循環については，BP 144/68mmHg，HR 90回/分である．外傷の初期診療において収縮期血圧はあまりあてにはできないが，外傷による推定出血量を推測する方法にショック指数（shock index＝心拍数÷収縮期血圧）がある．本症例はショック指数0.6（正常値：0.54±0.07）であるため，データ上は，積極的に出血を疑う状況ではないと考えられる．

気道の異常を回避する処置に関しては，唾液や出血などの分泌物による異常であれば，吸引を行い，異物を除去することで気道が開通する場合がある．しかし，気道そのものの腫脹により窒息する場合には，気道を確保するための挿管自体が困難になる場合もあるため，気道安定に時間を要する可能性があることを念頭に置いておかなければならない．

継続観察でのアセスメントのポイント

顕在的問題の安定化に対する評価

本症例では，気道の異常に対して挿管を行い，気道を開通させることで呼吸の安定が図られている．まず大切なのは異常に対して行った処置の評価を継続的に行うことである．すなわち挿管を行った後も気道が開通しているかどうかを観察するということである．気道が開通しているかどうかは

呼吸にも影響してくる観察項目であるため，胸郭挙上の左右差，呼吸音の左右差，チアノーゼの有無など，フィジカルアセスメントを駆使して観察を行う．

潜在的問題に対する観察

次に大切なのは，PSの受傷機転やABCD評価から予測される病態の悪化やほかの生理学的異常の出現がないかを継続的に観察することである．

患者の胸部には皮下気腫や打撲痕が存在しており，気胸は完全に否定されているとは言いがたく，挿管後陽圧換気を行うことで緊張性気胸が出現する可能性もある．また，受傷機転からわかるように強い外力が身体に加わっているため，心タンポナーデや大量血胸などの呼吸や循環動態に変調をきたす異常が出現してくる可能性もある．それらの病態の出現によって生じる生理学的変化を見逃さないために，継続的にABCDの評価を行うことが重要である．

看護実践の根拠

気道確保と気管挿管の介助

外傷における気道確保は原則として下顎挙上法が用いられる．本症例では頸部に直接的に強い外力が加わったことが推測され，下顎挙上を行うことで，頸椎の動揺が最小限にとどめられる．しかし用手的に気道確保を行った後にもstriderは消失せず，頸部の腫脹によって気道が閉塞する危険性があったため，気管挿管を実施している．挿管を行う判断をする一方で，実際に経口挿管が行える

第2章 外傷の初期対応

表2 挿管困難予測（LEMON）

L（Look externally）	外見上，挿管不可能な条件はないか
E（Evaluate the 3-3-2rules）	・口が三本指のサイズ開くか ・オトガイから舌骨までの距離が指三本分あるか ・顎下から甲状切痕までの距離が指二本分あるか
M（Mallampati）	（開口時の口蓋垂の見え方で分類したマランパティ分類） Class1　口蓋垂全体が見える Class2　口蓋垂先端が見えない Class3　口蓋垂の基部しか見えない Class4　口蓋垂が見えない
O（Obstruction）	気道閉塞の徴候はないか
N（Neck mobility）	頸部伸展可能か（鈍的外傷では頸椎固定されているため，口頭展開は一般的に難しい．気道確保は常に頸椎保護に優先する）

（日本外傷学会，日本救急医学会監：外傷初期診療ガイドライン JATEC，改訂第5版，へるす出版，2017，p.39．を参考に作成）

状態かどうかをLEMON（**表2**）に沿ってアセスメントする必要がある．本症例では喉頭展開を行う前の段階で，少なくともO，Nの項目が該当し，経口挿管が困難になる可能性があったため，エアウェイスコープ®（AWS）を使用して経口挿管を実施した．AWSによる気管挿管はマッキントッシュ喉頭鏡と比べ挿管困難患者への挿管に優れている[2]うえに，頸椎の動揺を最小限にできるという利点がある．

前述したように，気道の異常は生理学的に最も緊急度が高く，いち早く気道を開通させるための処置が必要とされる．したがって，看護師は医師とコミュニケーションをとりながら，事前に経口挿管が困難になることが予測される場合には，外科的気道確保（状甲状軟骨穿刺・輪状甲状軟骨切開）の準備を整えておく必要がある．輪状甲状軟骨切開による気道確保の成功率は90％を超える（病院前での実施も含む）[3]との報告もあり，経口挿管が困難な場合は躊躇せずに外科的気道確保を行わなければならないことを認識しておく必要がある．

経口挿管中のモニタリング

RSIの手順は①Preparation（準備），②Preoxygenation（事前酸素化），③Premedication（前投薬），④Palalysis（筋弛緩），⑤Placement（留置）の5Pで表現されることが多い．

鎮静薬と筋弛緩薬を使用している場合，呼吸が抑制される．そのため，挿管操作に時間がかかると容易に肺胞低換気による低酸素血症をきたし，低酸素症に陥ってしまう．このことから，事前の酸素化とSpO2のモニタリングは重要である．特に，医師は挿管操作中にモニタリングが行えないため，看護師がSpO2のモニタリングを行わなければならない．また，呼吸のモニタリングだけでなく，脈の触知，皮膚の状態，心拍数などを含めた循環の評価も同時に行い，循環の異常が出現した際に迅速な対応ができるように準備を整えておく必要がある．

呼吸の継続的観察

患者は気管挿管によって気道が確保され，呼吸の安定化が図られている．しかし，一時的にでも陽圧換気を行うことで，緊張性気胸を誘発してしまう可能性がある．また頸部周囲に強い外力が加わっていることを考えると，今後心タンポナーデや大量血胸が出現する可能性もあるため，気道が開通した後の酸素化を含めた呼吸について継続して観察する必要がある．

調 整

看護師が外傷初期診療について熟知することは，医師またはその他のメディカルスタッフと共通言語を用いて協働するうえで重要である．看護師は顕在的・潜在的問題をアセスメントし，直接的・間接的にケアを行う．本症例でも放射線部門，検査部門，事務部門との連携を図りながら外傷の初期診療を行っており，受け入れ段階から他部門と調整を行っておくことで診察や処置がスムーズに行える．

PSではABCDアプローチを基本としており，そのなかで顕在的・潜在的問題をアセスメントし，看護師として直接的・間接的にケアを行っていく．間接的なケアのなかには家族や他部門との調整を行うことも含まれる．救急搬送されてくる患者家族のニードは情報のニードや，命が助かってほしいという保証（希望）のニードが高いといわれている[4]．したがって，医師からの説明の場を設けたり，面会のタイミングを調整したりすることは看護師の重要な役割である．本症例では挿管する際に鎮静を行うため，発語はないながらも，意思疎通が図れるときに面会をしていただいた．タイミングを逃してしまうと，二度と会話ができなくなる可能性もあることを知っておかなければならない．

このように，医師と連携，協働するなかで，病態をアセスメントし緊急度を判断しながら，準備性や予測性をもって間接的に介入することも重要である．

第2章 外傷の初期対応

救急初療の看護サマリー

- ◆ **医学診断** #喉頭・頸部気管損傷
- ◆ **看護診断** #気道閉塞による肺胞低換気に伴うガス交換障害
- ◆ **患者目標** 気道が開通し，低酸素血症から離脱できる．
- ◆ **患者情報** 31歳，男性．

　【主訴】呼吸困難

　【現病歴】山中で木材の切り出し作業を行っていたところ，木材を固定していたロープが頸部を直撃し受傷．

　【既往歴／内服薬／アレルギー】なし

- ◆ **身体所見**

　【バイタルサイン】BP 144/68mmHg, HR 90回/分, RR 30回/分, SpO_2＝85％（酸素10L/分）

　【一次評価】気道狭窄音（strider）（＋），頻呼吸（＋），呼吸補助筋の使用（＋）

　【二次評価】前頸部皮下気腫（＋），輪状軟骨動揺（＋），前胸部の腫脹（＋），連続性副雑音（＋）

- ◆ **看護の実際**

　【アセスメント】頸部に直接的な外力が加わったことによる喉頭・頸部気管損傷と診断された．患者は循環や意識・中枢神経系，体温に異常がみられないことから，気道自体の損傷もしくは血腫によって気道が確保できないために肺胞低換気をきたし，酸素供給量（delivery O_2；DO_2）が低下していたと考えられる．したがって看護診断としては#1をあげる．低酸素血症が遷延し循環動態にも影響を及ぼす影響があるため#1と統合し看護計画を立案する．

　気道の異常に対していち早く気道を確保するために気管挿管が必要となるが，気道狭窄によって経口挿管が困難な場合は外科的気道確保が必要になる．また気道確保を行った後も出血や痰などの分泌物増加による気管チューブの閉塞のリスクがある．したがってチューブの固定状況，呼吸の評価などを観察すると同時に，出血や分泌物などによる気道閉塞因子に対して迅速に対応ができるように準備をする必要がある．

　【看護計画／看護実践】

　・O-P：

　①モニター／呼吸状態（呼吸回数，呼吸補助筋の使用，SpO_2），循環状態の継続観察

　②血液ガス／酸素化の評価（P/F値）

　③喀痰，分泌物の性状の観察

　・T-P：

　①酸素投与，②体位の調整，③気管挿管の準備，④外科的気道確保の準備，⑤鎮痛・鎮静薬の準備，⑥人工呼吸器の準備

　・E-P：

　①安静の必要性について説明する

　②行う処置については事前にわかりやすい言葉で説明する

　③身体状況の変化があった場合には知らせるように説明する

引用・参考文献

1）日本外傷学会，日本救急医学会監：外傷初期診療ガイドライン JATEC，改訂第5版，へるす出版，2016，p.38-39.

2）平林由広・他：誘導溝型ビデオ喉頭鏡；メタ解析，麻酔，62（7）：886-893，2013.

3）Mattox K, et al：Trauma, 7th Edition, McGraw-Hill professional, 2012.

4）日本救急看護学会監：外傷初期看護ガイドライン JNTEC，改訂第4版，へるす出版，2018，p.194.

5）地域医療振興協会監：Primary-care Trauma Life Support；元気になる外傷ケア，シービーアール，2014.

2. 初期対応の実際　③胸部外傷

2. 初期対応の実際

③ 胸部外傷

症例紹介

◆ **患者**　71歳，男性

◆ **受傷機転**　18時頃から21時頃まで飲酒し，その後就寝した．23時頃，妻は2階の窓を開ける音，そしてその直後にドスンという大きな音を聞いたため2階に様子を見に行くが夫の姿がなく，玄関先で仰向けに倒れてうなっている夫を発見し，救急要請した．救急隊からの情報は，患者は「酔ってトイレと勘違いした」と訴えており，現場の状況としては2階から地面までは約3m あり，芝生に飛石が埋め込まれていて，置かれていた植木鉢が割れていた．

◆ **第一印象**

【A】気道開通（＋），発語（＋）　【B】頻呼吸（＋），奇異呼吸（＋）

【C】橈骨動脈触知充実，皮膚冷汗・湿潤（－），活動性の出血（－）　【D】意識レベルI桁，酔っている

◆ **バイタルサイン**　RR30回/分，SpO$_2$ 87%（リザーバー付き酸素マスク10L/分投与下），PR83回/分，BP 90/53mmHg，GCS 14（E3 V5 M6），BT36.1℃

◆ **PS**

【A】自発呼吸（＋），気道開通（＋）

【B】頸部：呼吸補助筋の使用（－），頸静脈怒張（－），気管偏位（－），後頸部の圧痛（－）

　　　胸部：左胸郭変形（＋），奇異呼吸（＋），RR30回/分，SpO$_2$ 87%（リザーバー付き酸素マスク10L/分投与下），左呼吸音（－）・右は良好，左胸郭圧痛・動揺（＋），左側胸部に皮下気腫（＋），左鼓音（＋）・濁音（＋）

【C】橈骨動脈触知充実，冷汗（－），皮膚湿潤（－），活動性出血（－），HR90回/分（洞調律・整），BP151/90mmHg，FAST陰性，胸部・骨盤X線は左多発肋骨骨折・両肺挫傷（＋），骨盤骨折（－）

【D】GCS（気管挿管による鎮静後：E1 V1 M1 ＝3，来院時：E3 V5 M6 ＝14），瞳孔2.5mm 同大で対光反射迅速（＋）．酒酔い状態であるが，健忘なく転落したときの状況を話せる，四肢麻痺（－）

【E】BT 36.1℃

◆ **緊急処置「気管挿管」**

・陽圧換気による内固定目的に気管挿管を施行した

・人工呼吸器設定：PCV-SIMV，FIO$_2$ 1.0，PEEP 5，PIP 18，f15

＜処置後＞

・頸部：頸静脈怒張（－），気管偏位なし（－），奇異呼吸（－）

・胸部：RR 15回/分，SpO$_2$ 100%，胸郭拳上左弱め，呼吸音左弱，左鼓音（＋），濁音（－）

◆ **緊急処置「胸腔ドレナージ」**

・脱気目的に左第5肋間前腋窩線より胸腔ドレーンを挿入，－7cmH$_2$Oで持続吸引開始となった

＜処置後＞

・胸腔ドレーンの評価：脱気（バウリング）確認，エアリークと呼吸性変動（＋），血性排液（－）

・頸部：頸静脈怒張（－），気管偏位（－），奇異呼吸（－）

・胸部：RR 5回/分，SpO$_2$100%（リザーバー付き酸素マスク10L/分投与下），奇異呼吸（－），左呼吸音は改善するがコースクラックル（＋），左鼓音（－）

◆ **SS**

【胸部】左胸郭の圧痛・動揺（＋），左胸腔ドレーン挿入中，皮下気腫の広がり（－）

【全身CT】左第1～10肋骨骨折，肺挫傷（右＜左，特に下肺挫傷），左血気胸，左肺虚脱は軽度

◆ **既往歴**　アキレス腱断裂（手術，30歳），胃潰瘍（内視鏡治療，56歳），高血圧（ニフェジピン CR 20mg）

◆ **診断**　#1左多発肋骨骨折，#2肺挫傷，#3左血気胸

129

第2章 外傷の初期対応

PSにおけるアセスメント

A

発語があり気道開通していることから，気道確保の適応となる気道閉塞はない．中枢神経の呼吸運動の命令があり，気道からの酸素の取り込みは可能である．

B

RR 30回/分と頻呼吸があり，血中ないし組織酸素供給が十分でなく呼吸仕事量が増大している状況にある．SpO_2 87％は，酸素解離曲線からPaO_2 50mmHgほどと推測でき，低酸素血症をきたしている状態と判断できる．

左胸郭の変形，左胸郭の圧痛・動揺があることから，連続した3本以上の肋骨ないし1本の肋骨に2か所以上の骨折が存在していることが考えられる．多発性肋骨骨折により，吸気時に陥没，呼気時に膨張し，正常な胸壁運動が障害される奇異呼吸が生じている．吸気時に胸腔内圧が増大すると，多発肋骨骨折により骨性胸郭の連続性が失われたフレイルセグメントが内側に落ち込み，胸腔内圧変化が十分に起こらず左肺の拡張が不十分となる．呼気時には，胸腔内陰圧の低下（胸腔内圧の上昇）に伴いフレイルセグメントが外側に突出すると同時に，十分な圧変化が起こらず肺の虚脱が不十分となる．また，疼痛があり，胸壁運動制限からの一回換気量の低下による肺胞低換気があると判断できる．

胸壁圧痛・動揺のほか，左鼓音や皮下気腫があることから，鈍的外力や急な肺胞内圧の上昇など

で肺胞が破裂する，または，肋骨骨折の骨折端による肺損傷があり外傷性気胸や血気胸を併発しているおそれがある．肺損傷により，肺胞面積の減少によるガス交換障害である拡散障害，換気血流不均等，肺コンプライアンスの低下とシャント率の増加による低酸素血症を引き起こしている可能性が考えられる．

低酸素血症は，生体内の各組織や細胞レベルにおける組織低酸素症を招くことになるため生命維持にとって危険な状態であり，早期に低酸素状態を改善する必要がある．肋骨骨折・フレイルチェスト・胸郭動揺による疼痛，継続する低酸素血症に対する初期治療としては，陽圧換気による内固定を行うことであり，気管挿管が必要である．

■ 気管挿管後

陽圧換気の圧力によりフレイルセグメントを固定後，SpO_2 100％へと上昇しており，血中の酸素含量には改善がみられた．しかし，左胸郭拳上は弱め，左呼吸音も弱く鼓音が残存した．陽圧呼吸を行うことにより損傷肺から胸腔への大量の空気の漏出が生じ，外傷性気胸・血気胸の悪化，さらに緊張性気胸へ移行する可能性を考慮し，胸腔ドレナージが必要である．

■ 胸腔ドレナージ後

胸腔ドレーンからの脱気が確認でき，鼓音は消失し呼吸音が確認できることから肺膨張があると判断できる．皮下気腫の広がりはなく，外傷性気胸・血気胸の悪化やさらなる緊張性移行の回避につながった．胸腔ドレーンからの血性排液はみられず，血胸なしまたは少量と考えられる．聴診上，コースクラックルが聴取されることから肺挫傷が強くあることが示唆される．

2. 初期対応の実際　③胸部外傷

■ 処置後

　陽圧換気による内固定，胸腔ドレーン挿入による脱気で換気・ガス交換が行われるようになったが，肺挫傷のため肺胞は虚脱しやすく，肺コンプライアンスの低下，シャント率増加による無気肺形成が容易な状態である．また，臥床による機能的残気量の低下から換気血流不均等が増大するなど，安静臥床や不動の二次的合併症である廃用症候群が呼吸器系にも現れ，胸郭の可動性低下から呼吸筋萎縮，呼吸筋力低下から沈下性肺炎，背側横隔膜の動きの低下から下肺野障害などをもたらすことが考えられる．酸素供給とともにポジショニングを行い，酸素化の改善を図る必要がある．

C

　橈骨動脈触知は充実しており，皮膚冷汗や湿潤がなくショック徴候はない．ショックインデックス（SI）は「90/151＝0.59」であり出血量は600mL程度と推測できる．出血性ショックの重症度分類はクラスⅠであり，出血量は循環血液量の15％以下と予測できる．外表上の活動性出血はみられず，FAST・胸部X線から大量血胸，腹腔内出血，心嚢液貯留はみられない．よって，出血による循環血液量の低下，心拍出量の低下のある出血性ショックは否定できる．

　気管挿管後の動脈血液ガスデータ（**表1**）より，低換気による呼吸性アシドーシスがあり，代謝性の代償反応がみられる．P/F 129.0，A-aDO$_2$ 500と開大があり，酸素化能は不良である．Lac 2.96mEq/Lと中等度上昇があり，組織酸素不足であり，好気性代謝から嫌気性代謝へ移行したと判断できる．CaO$_2$ 17.5mL/dLと低値であり，組織に酸素を供給するためには不十分であるといえる．

酸素運搬量低下・心拍出量低下による低酸素に伴う代償的反応としての血圧・脈拍の上昇や，代償機転が限界を超え破綻し，心筋酸素消費量の需要に見合うだけの供給ができないことからの血圧低下・不整脈の出現など循環変動を起こす可能性がある．

D

　気管挿管のために鎮静薬を使用後，GCS 3（E1 V1 M1）で薬剤使用下の影響にある．来院時はGCS 14（E3 V5 M6）で飲酒後であり，アルコールによる脳神経作用で脳網様体が麻痺すると，理性を司る大脳皮質の活動が低下し，抑制されていた大脳辺縁系（本能や感情を司る）の活動が活発となる「酒酔い症状」があった．頭部に明らかな外傷はなく，健忘もないことから，生命を脅かす中枢神経障害はないと判断できる．

E

　体温は36.1℃であるが，アシドーシスの進行に伴い心拍出量の低下や低体温，凝固異常などの合併症を引き起こす可能性があるため，保温が必要である．

表1　本症例の動脈血液ガス値

pH	7.213	Lac	2.96mEq/L
PaCO$_2$	66.7mmHg	Hb	13.4g/dL
PaO$_2$	129.0mmHg	HCO$_3^-$	26.3mEq/L
Na	141mEq/L	BE	-2.9mEq/L
K	3.4mEq/L	AG	10mEq/L
Cl	108mEq/L	SaO$_2$	97.5%
Gul	133mg/dL		

外傷における緊急度の判断

高所からの墜落という受傷機転を考慮すると「緊急」レベルである．SpO_2 87％は重度の呼吸障害であり「蘇生」レベルである．総合的に判断し，転落外傷による肺挫傷・フレイルチェスト，低酸素血症をきたしている致死的胸部外傷で「蘇生」レベルと判断できる．

継続観察でのアセスメントのポイント

① 的確なフィジカルアセスメントにより低酸素血症の症状に関する情報を得る

呼吸困難は，血中ないし組織の酸素不足状態に対し，呼吸運動を活発にして頻呼吸を生じる．それに伴い，呼吸補助筋の使用の有無，胸郭拳上の左右差，呼吸音・副雑音の有無，胸郭の広がりなどから情報をとり，呼吸仕事量増大につながる呼吸努力の徴候を察知する必要がある．

② 早期に適切な治療・処置により酸素供給を行い，呼吸状態の安定化を図る

陽圧換気による内固定でフレイルセグメントを固定し，肺膨張を図り酸素供給を行う．動脈血液ガスデータ（**表1**）より，低換気による呼吸性アシドーシスがあり，人工呼吸器設定のf（呼吸回数）15→20回/分，一回換気量300→400mL，PEEP 5→10cmH2Oへ変更，換気・酸素化の改善を図るとともに呼吸仕事量の軽減につなげる．

③ 的確なフィジカルアセスメントにより低酸素に伴う循環障害の症状に関する情報を得る

低酸素に伴う代償的反応としての血圧・脈拍の上昇や，さらに，代償機転が限界を超え破綻すると，心筋酸素消費量の需要に見合うだけの供給ができず血圧低下・不整脈の出現などの循環変動をきたす．血圧や脈拍の変動，脈圧，冷汗・湿潤の有無，チアノーゼなどの情報をとり，低酸素に伴う循環変動，ショック徴候の有無を早期に発見する必要がある．

以上の①〜③より，酸素の需要と供給のバランスを考慮し，呼吸・循環の安定化を図ることで，酸素運搬能低下，心拍出量低下による組織低酸素症を回避する必要がある．

看護実践の根拠

気道・呼吸管理

生理学的徴候として，頻呼吸と奇異呼吸があり，「蘇生」レベルとなるSpO_2低下がみられた．100％酸素投与を継続しているにもかかわらず，PaO_2は酸素解離曲線で50mmHg程度と予測でき，低酸素血症があると判断できる．考えられる原因は，奇異呼吸，患側呼吸音減弱があることから肋骨骨折・フレイルチェスト・肺挫傷，皮下気腫や鼓音があることから外傷性血気胸が予測できる．肺胞毛細血管構造の断裂や破壊で生じる肺の間質と肺胞内への出血，それに伴う周囲の浮腫や微小無気肺によってガス交換能の低下が生じている．肺胞虚脱，気管支・細気管支への出血や分泌物が気道内に貯留することによる気道抵抗の増加により，

自発呼吸下での吸気に強い胸腔内圧が必要となり，胸郭の奇異運動が悪化している状況がある．また，疼痛により一回換気量の減少と気道内貯留物の排泄が障害されることが考えられた．肺挫傷に伴うガス交換障害と胸郭運動低下による換気障害が認められ，初期治療として気管挿管を行い，陽圧換気による内固定をする必要がある．

気管挿管後，左鼓音が残存していることから，陽圧換気による外傷性気胸・血気胸の悪化，さらに緊張性気胸への移行を考慮し，胸腔ドレナージが必要である．肺挫傷・フレイルチェストによる換気・ガス交換障害に対し，早期に適切な処置で酸素供給を行い酸素化の改善を図る必要がある．

胸腔ドレーン準備と管理

外傷性気胸・血気胸の合併も考えられ，陽圧換気により緊張性気胸への移行を回避するために，胸腔ドレーンによる脱気と肺の再膨張を図ることが必要である．また，肺膨張が図れた状況にあっても，チューブの屈曲や抜去，持続吸引器のトラブルなどによる再発や，反対側の緊張性気胸の発生に注意する必要がある．胸腔ドレーンからの排気の有無（エアリークや呼吸性変動），その量，排液の性状と量を観察し，胸腔内陰圧状況を確認していく必要がある．

ポジショニング

肺挫傷が強くある（特に左下肺挫傷）ことから肺コンプライアンスの低下からシャント率の増加，気道分泌物貯留により無気肺形成が容易である．また，臥床や不動による胸郭の可動性低下からの呼吸筋の萎縮，呼吸筋力低下から沈下性肺炎，背側横隔膜の動きの低下から下肺野障害などももたらすことが考えられる．右側臥位や$30 \sim 45$度の頭部挙上位によるポジショニングをとり入れることで肺胞換気量増大，一回換気量増加，肺内シャント低下，換気血流不均等分布改善，気道分泌物の移動・クリアランスにつなげていく必要がある．

循環管理

P/F 129.0，$A-aDO_2$ 500と開大があり，酸素化能は不良である．CaO_2 17.5mL/dLと低値であることから，組織に酸素を供給するためには不十分であるといえる．低酸素状態が継続すると代償的反応としての血圧・脈拍の上昇が，さらに代償機転が限界を超えて破綻すると心筋酸素消費量の需要に見合うだけの供給ができず血圧低下・不整脈が出現する．酸素運搬能低下・心拍出量低下による循環変動は，主要臓器への血流が維持されず，代謝性（乳酸）アシドーシスが進行し細胞死へつながる．現在，血圧・脈拍の異常はないが，低酸素に伴う循環変動に対応すべく，静脈ラインからの輸液を維持する．また，ポジショニングなどの身体を動かす活動は，疼痛の増強による呼吸仕事量増加や酸素消費量増大をきたす．肺虚脱を引き起こす可能性や重力の影響による体液分布の不均衡，重力の作用方向の変化により肺気量や血液分布，呼吸商も変化する．肺容量・重量による心臓への圧迫による循環変動や，胸腔内圧の急激な上昇による緊張性気胸への移行が考えられ，静脈血液量減少から心拍出量低下をきたす可能性がある．その結果，主要臓器への血流が維持されず，代謝性（乳酸）アシドーシスが進行し細胞死へつながることになる．ポジショニングの絶対的禁忌・相対的禁忌[1]（**表2**）を考慮したうえで血圧・脈拍・

心電図変化をモニタリングし，症状の早期発見に努める．本症例では**表3**を酸素消費量増大につながる変動の指標とし，ポジショニングの中止・禁忌基準とすることで，酸素消費量増大による組織低酸素症を回避する必要がある．

フィジカルアセスメントとモニタリング

低酸素血症は組織低酸素症を引き起こすため，生命維持にとって最も危険な状態といえる．そのため，低酸素血症を改善し，組織低酸素症を回避することが必要になる．呼吸仕事量増大につながる呼吸努力の察知，低酸素に伴う代償的反応としての血圧・脈拍の上昇や，さらに，代償機転が限界を超え破綻すると，心筋酸素消費量の需要に見合うだけの供給ができないことによる血圧低下・不整脈出現，ショック徴候の有無をフィジカルアセスメントとモニタリングで早期発見に努め，酸素運搬能低下，心拍出量低下による組織低酸素症を回避する必要がある．

表2　ポジショニングの絶対的禁忌，相対的禁忌

絶対的禁忌	①活動性出血 ②循環動態が不安定 ③固定されていない頭部・頸部外傷
相対的禁忌	①不整脈 ②コントロール不良な高血圧 ③頭蓋内圧亢進症状 ④活動性喀血 ⑤肺塞栓症 ⑥肋骨骨折 ⑦コントロール不良な疼痛

表3　本症例における酸素消費量増大につながる変動の指標，ポジショニング中止・禁忌基準

- 安静時脈拍 40～50 回/分以下，120～130 回/分以上，動作中 20%増加
- 致死的不整脈が出現している，動作後の不整脈出現
- 安静時収縮期血圧 80mmHg 以下，180mmHg 以上，動作中 20mmHg の変動
- 呼吸数 40 回/分以上，呼吸パターンの変調（呼吸努力，奇異呼吸の存在）
- ショック徴候がある（虚脱，皮膚蒼白，冷汗・湿潤，脈拍微弱，呼吸促迫）
- 進行するアシドーシス

救急初療の看護サマリー

- ◆ **医学診断**　#1 左多発肋骨骨折，#2 肺挫傷，#3 左血気胸
- ◆ **看護診断**　#肺胞低換気，肺挫傷，外傷性血気胸に伴うガス交換障害
- ◆ **患者目標**　低酸素状態が改善し酸素化の維持ができる．
- ◆ **患者情報**
  【主訴】 外傷に伴う左胸部の疼痛
  【現病歴】 18 時頃から 21 時頃まで飲酒し，その後就寝した．23 時頃，妻は2階の窓を開ける音，その直後にドスンという大きな音を聞いたため2階に様子を見に行くが夫の姿がなく，玄関先で仰向けに倒れてうなっている夫を発見し救急要請した．救急隊からの情報は，患者は「酔ってトイレと勘違いした」と訴えており，現場の状況としては2階から地面までは約3m あり，芝生に飛石が埋め込まれていて，置かれていた植木鉢が割れていた．
  【既往歴／内服薬】 30 歳アキレス腱断裂手術，56 歳胃潰瘍で内視鏡治療，高血圧／ニフェジピン CR20mg1 錠 1 ×
- ◆ **身体所見**
  【バイタルサイン】 RR 30 回/分，SpO₂ 87%（リザーバー付き酸素マスク 10L/分投与下），PR 83 回/分，BP151/90mmHg，GCS 14（E3 V5 M6），BT 36.1℃

【一次評価】左胸郭変形（＋）, 奇異呼吸（＋）, 左呼吸音（－）, 左胸郭圧痛・動揺（＋）, 左側胸部皮下気腫（＋）, 左鼓音（＋）

　＊気管挿管, 胸腔ドレナージ後

【二次評価】奇異呼吸（－）, 左呼吸音改善（＋）, コースクラックル（＋）, 左鼓音（－）, 皮下気腫の広がり（－）

◆ **検査**

【胸部X線】左多発肋骨骨折・両肺挫傷（＋）

【全身CT】左第1～10肋骨骨折, 肺挫傷（右＜左, 特に下肺挫傷）, 左血気胸, 左肺虚脱軽度

【血液検査】動脈血液ガス（気管挿管後 FIO_2 1.0）pH7.213, $PaCO_2$ 66.7mmHg, PaO_2 129.0mmHg, HCO_3^- 26.3mEq/L, BE -2.9mEq/L, Lac 2.96mEq/L

◆ **緊急処置：**気管挿管（人工呼吸器設定：PCV-SIMV, FIO_2 1.0, PEEP 5, PIP 18, f15）, 胸腔ドレナージ

◆ **看護の実際**

【アセスメント】転落外傷により奇異呼吸がみられ, 胸郭運動低下に起因する非効果的呼吸パターンに伴い肺胞低換気を招き, 呼吸不全に陥る. つまり, 吸入した空気のうち, ガス交換に直接関係する換気量が減少している状態であり, 看護診断として「非効果的呼吸パターン」があがる. 肺胞低換気量の減少は, PaO_2 が低下し, それに加えて $PaCO_2$ が上昇するため, 陽圧換気による内固定を行い有効な換気を確保し, 酸素化の改善を図る必要がある.

　また, 強い外力による肋骨骨折・肺挫傷があり, 外傷性血気胸の合併, さらに緊張性気胸への移行を考慮し胸腔ドレーンによる肺膨張を図る. 肺胞面積の減少による拡散障害, 肺コンプライアンスの低下からのシャント率の増加, 無気肺形成が容易であることや胸郭の可動性低下からの呼吸筋の萎縮, 呼吸筋力低下からの沈下性肺炎, 背側横隔膜の動きの低下からの下肺野障害による換気血流不均等が起こり, 看護診断として「ガス交換障害」があがる. これらを統合し「#肺胞低換気, 肺挫傷, 外傷性血気胸に伴うガス交換障害」として看護診断をあげ, 低酸素血症を改善するとともに組織低酸素症を回避することが必要になるため看護計画を立案する.

【看護計画／看護実践】

・**O-P：**

①モニター, ②呼吸状態の観察, ③循環動態の継続観察, ④不整脈の有無, ⑤疼痛の有無, ⑥検査データ（血液検査, 動脈血液ガス, 胸部X線, FAST, CT）

・**T-P：**

①人工呼吸管理

②胸腔ドレナージ管理

③ポジショニング

④疼痛管理

⑤輸液・薬剤管理

・**E-P：**

①安静の必要性について説明する

②処置・ケアの前にはわかりやすく説明する

③身体状況の変化（疼痛, 呼吸困難など）があった場合は, 知らせるように説明する

引用・参考文献

1）塚本圭介：患者の体位調整の考え方は？, 道又元裕編：重症患者の全身管理, 日総研出版, 2009, p.61.

2）小松由佳：クリティカルな患者の廃用症候群のアセスメントベストプラクティス, 道又元裕編：重症患者の全身管理, 日総研出版, 2009, p.40.

3）道又元裕：クリティカルケア看護技術の実践と根拠, 中山書店, 2011.

4）田中美智子：呼吸器看護のフィジカルアセスメント, メディカ出版, 2005.

5）日本救急看護学会監：外傷初期看護ガイドライン JNTEC, 第2版, へるす出版, 2011.

6）日本外傷学会, 日本救急医学会監：外傷初期診療ガイドライン JATEC, 第4版, へるす出版, 2012.

7）林 宗博：胸部外傷の初期診療, レジデントノート, 9（8）：1159-1167, 2007.

8）尾崎将之・平 泰彦：胸部外傷患者, 呼吸器ケア, 9（3）：340-345, 2011.

9）加賀基知三・他：胸部外傷, 日本胸部臨床, 69（増刊号）：565-570, 2011.

第 2 章　外傷の初期対応

2. 初期対応の実際

④ 腹部外傷

症例紹介

◆ **患者**　60 歳, 男性
◆ **受付情報**　正面受付より, 作業車が身体に乗り上げて, 少し息が苦しいと訴える患者が来院したと連絡あり.
◆ **来院時**　第一印象　苦痛表情（＋）, 車いす乗車し右側胸部に手を当ててやや前傾姿勢
◆ **PS**
　【A】会話可能で気道開通している
　【B】右側胸部に打撲痕（＋）, 胸郭上がり左右差（－）, 呼吸はやや促迫（＋）, 呼吸音は右下葉やや減弱,
　　　皮下気腫なし, 礫音なし, 鼓音・濁音なし
　【C】末梢冷感・皮膚湿潤なし, CRT 1 秒
　【D】GCS 15（E4 V5 M6）, 瞳孔／対光反射（L＝R 3.0／＋）
　【E】低体温（－）
　【検査】胸部 X 線：第 6, 7 肋骨骨折（＋）, 血胸なし, 気胸（＋）・骨盤：不安定型骨盤骨折なし, FAST：陰性
◆ **バイタルサイン**（来院時）　HR 96 回／分, BP 117/68mmHg, SpO$_2$ 99%（room air）, RR 22 回／分
◆ **SS**
　【主訴】右側胸部痛, 呼吸困難感
　【受傷機転】作業車の前輪と後輪の間で仰向けになり, 点検作業をしていたところ, 作業車が動き, 後輪が右側
　胸腹部に乗り上げかけた. 前方の機材に接触して作業車は停車し, 患者は脱出した. 右の側胸部の痛みと呼吸苦
　が少しあったが, 病院が職場から 10 分の距離にあったため, 同僚の車で搬送し受診となった.
　【既往歴】特になし
　【内服薬】なし
　【喫煙・飲酒】缶ビール 2 本／日
◆ **身体所見**
　【胸部】肋骨下縁に打撲痕あり. 皮下気腫なし, 礫音なし
　【腹部】肋骨下縁にかかる右上腹部に打撲痕. 打撲部の自発痛あり, 圧痛あり, 膨隆・膨満なし, 筋性防御なし.
　反跳痛なし, 打診による疼痛なし
　【骨盤】明らかな外傷なし, 圧痛なし, 動揺なし
　【胸部 CT】血胸なし, 気胸わずかにあり. 右下葉に肺挫傷あり
　【腹部 CT】肝右葉の低吸収域あり. 外側区と内側区の間に裂創を思わせる亀裂あり. 造影剤の漏出わずかにあり.
　右腎の損傷は否定的
◆ **診断**　#1肝損傷, #2肺挫傷

初期診療後の急変と初期アセスメント

初期診療の結果から「#1肝損傷」「#2肺挫傷」と診断されたが，いずれも保存的に治療していく方針となる．看護問題としては，「非効果的末梢組織循環リスク状態」をあげ，ICUへ引き継ぐ段階であった．ICUへの入室待機中，継続的に，緊張性気胸による閉塞性ショック，肝損傷からの出血による出血性ショック，腹膜炎などの徴候を観察していたところ，バイタルサインの変動があったため，再評価することとなる．

◆**急変時 第一印象** 呼吸はやや浅く速い．橈骨動脈は弱く速い，末梢冷感・皮膚湿潤（＋）．

◆**急変時PS**

【A】会話は可能，気道開通（＋）

【B】頸静脈怒張（－），気管偏位（－），右肋骨下縁から右側腹部の皮下血腫拡大（－），同部位に疼痛（＋），胸郭の上がり左右差（－），右下葉の呼吸音減弱 初期診療時と著変（－），礫音（－），皮下気腫（－），鼓音・濁音（－）．

【C】橈骨動脈弱く早い，末梢冷感・皮膚湿潤（＋），CRT 2秒．再度，胸部X線：血気胸（－），FASTモリソン窩に液体貯留，尿道留置カテーテル尿量50mL，血尿（－）

【D】GCS 13（E3 V4 M6）へと低下，瞳孔/対光反射（L＝R 3.0/＋）

◆**バイタルサイン** HR 120回/分，BP 82/48mmHg，SpO$_2$ 99%（鼻カニューレ酸素 4L/分），RR 28回/分，BT 36.3℃

◆**急変後SS**

【腹部の所見】腹部の膨隆・膨満（－），腸蠕動音は聴取可，筋強直（－），打診による疼痛（＋），筋性防御（＋），腹部の鼓音（－），濁音（－）

◆**血液検査** pH 7.30，PaCO$_2$ 42.5mmHg，PaO$_2$ 412mmHg，HCO$_3^-$ 18.4mEq/dL，BE-4.0mEq/dL，Lac 24mg/dL，Hb 10.5g/dL．

◆**診断** #肝損傷Ⅲb（深在性損傷 複雑型）による出血性ショック

PSにおけるアセスメント

腹部外傷のPSでは，出血性ショックの徴候を早期にとらえ，ショックの原因となる腹腔内出血を見つけること，そして蘇生を必要とする状態を判断し，蘇生としての緊急開腹止血術が実施されることを目標としている．

ショックへの初期対応と輸血

本症例は，末梢冷感・皮膚湿潤があり，HR 120回/分，BP 82/48mmHgと，頻脈に加え収縮期血圧の低下を認める．

ショックの重症度としてはクラスⅢを示し（**表1**），重症度分類から予測される出血量は循環血液量の30～40%の1,400～1,800mLとなる．患者はすでに800mLの輸液が投与された状態であり，2,000mL程度の出血量が推察できる．ショック指数1.46からも同様のことがいえる．

表1 ショックの重症度分類

分類	出血量/循環血液量	心拍数	血圧	身体所見
クラスI	＜15%	やや上昇	変化なし	
クラスII	15～30%	100↑	拡張期圧↑（脈圧↓）	・末梢冷感・冷汗
クラスIII	30～40%	120↑	収縮期圧↓	
クラスIV	40%＜	140↑	収縮期圧↓	

第 **2** 章　外傷の初期対応

ショックの原因検索とともに，蘇生としての初期輸液療法を行う．細胞外液の輸液は，生体が正常なときでも，細胞外液（間質液：血液＝3：1）の組成により，血管内にとどまるのは，計算上，投与した量の1/4程度の量となる．出血の際，循環する血液量を補うには，出血量の3倍の輸液量が必要とされており，本症例には，5,000mL以上の輸液量が必要な状態と判断できる．出血性ショックの際には，過大な侵襲によりサードスペースにも水分が移行するため，さらに大量の輸液が必要となることがある．

ショックの原因検索

腹痛を主訴にショックを呈していることから腹腔内出血が強く疑われるが，初期診療で肺挫傷と軽度の気胸，肝損傷の診断がついているため，緊張性気胸による閉塞性ショックと腹腔内出血による出血性ショックを念頭に原因検索を進める．

緊張性気胸の早期症状として，呼吸困難，頻呼吸，患側呼吸音の減弱，打診で鼓音がみられ，進展過程においては，心拍出量の低下により頻脈，皮下気腫の増大がみられる．晩期症状では，静脈灌流のうっ滞により，頸静脈怒張，頸部の気管偏位，チアノーゼ，ショックを呈するとされるが，循環血液量減少を伴う場合は，頸静脈怒張がみられないこともあり，気管偏位まで出現すると心停止寸前の状態となるため，観察のときに注意する必要がある．本症例はいずれの所見も示しておらず，緊張性気胸を発症しているとは考えにくい．

FAST（迅速簡易超音波検査法）での液体貯留の検出は，感度93.4％，特異度98.7％，精度97.5％[1]とされており，ショックを呈した腹部外傷にはFASTを実施する．本症例はFASTでモリソ

ン窩に液体貯留を認めており，損傷した肝からの出血の可能性が高いことが判断できる．右側腹部への高エネルギー外傷では腎損傷も考えられ，自由腔ではない後腹膜での出血は遅発的に広がるため，本症例においても考えられるが，初療時のCTで腎損傷を否定しており可能性としては低い．つまり，ショックの原因としては，肝損傷部位からの出血による可能性が高いと判断できる．

外傷における緊急度の判断

緊急度の判断

腹部外傷では，実質臓器損傷による出血と，消化管損傷による腹膜炎に大別されるが，持続する出血および出血性ショックの徴候が確認できるときは緊急度が高い．初期輸液療法によってもショックから離脱できない腹腔内出血では，緊急開腹止血術を行わなければ救命できず，緊急度は最も高い（**図**）．

病態から推察される緊急度

本症例は，ショック指数1.46，ショックの重症度としてクラスⅢを示し，すでに輸液が800mL入っていることも加味すると，重症度分類から予測される出血量は2,000mL近くと推察できる．本症例の肝損傷の損傷形態はⅢbであるが，肝損傷では損傷形態にかかわらず，循環動態が安定していれば保存的治療の選択となる．肝臓自体が動脈と門脈による二重血流支配の臓器で，体内血液の1/4が流入する血流量が非常に豊富な臓器であること，肝静脈は軽微な外力でも容易に損傷をきた

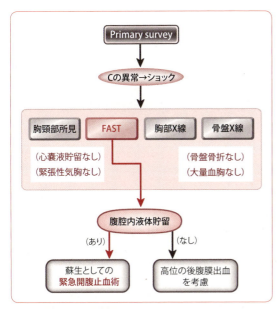

図 循環の不安定な腹部外傷評価アルゴリズム
（日本外傷学会, 日本救急医学会監：外傷初期診療ガイドライン JATEC, 改訂第4版, へるす出版, 2014, p.95. より引用）

すことなど, 脈管系の損傷時は容易にショックに陥るとされる. つまり, 本症例では今後さらなる出血によるショックの進行が予測されるため, 緊急度はJTASレベル1（蘇生）と判断できる.

継続観察でのアセスメントのポイント

初期診療後から急変までの継続観察では, 肝損傷, 肺挫傷, 軽度の気胸と診断を受けた患者に起こりうる問題として, 緊張性気胸による閉塞性ショック, 肝損傷からの出血による出血性ショック, 肝損傷部位の胆汁漏出による腹膜炎などが起こるリスクが高い状態である. つまり, 本症例においては, ショックの徴候を早期にとらえることと, 出血や腹膜炎による腹膜刺激症状などの徴候を早期にとらえることが重要となる.

ショック徴候の早期認知

血圧の低下は出血量が30%を超えてから顕在化する. このため, 出血性ショックの早期認知として血圧を指標とすると認知が遅れる. 出血性ショックでは, 段階を踏み血圧低下に至るとされる. 次に示す段階を徴候としてとらえる.

ショックの徴候（表1）

まず**心拍数が徐々に増加**し, 次いで**拡張期血圧が上昇**するために**脈圧が小さくなる**. さらに循環血液量が減少すると**血圧が低下**する. この血圧低下に至るまでの反応は, 交感神経の興奮によるもので, 拡張期血圧の上昇は末梢血管が収縮して起こるため, **手足が冷たくなり**, 同時に汗腺が開き**冷汗**を呈する. 出血による循環血液量の減少が起こると, 組織に届く酸素が減り（低酸素症）代謝性アシドーシスとなるため, **呼吸回数が増える**. 脳へ届く酸素も減るため, **意識レベルの低下や興奮**などが起こる. これら収縮期血圧が低下するまでの変化をショックの徴候として認知できるように観察する.

腹膜刺激症状

腹部外傷では, 腹腔内出血や腹膜炎が存在していても圧痛が出現しないことや, 腹壁損傷だけでも腹膜刺激症状と類似の症状を認めることもある. さらに, 後腹膜臓器の損傷の場合や, 頭部外傷, 脊髄外傷, 高齢者, 妊婦, 薬物服用やアルコール摂取患者では, 腹膜刺激症状は現れにくいことがある. また, 小児は腹壁が薄いため腹部への外力により後腹膜臓器を損傷することがあるが, 啼泣

第2章 外傷の初期対応

などで所見がとりにくくなる．腹膜刺激症状はなくても出血や腹膜炎を否定できないが，腹腔内出血や腹膜炎を検出する所見として有用性が示されており，変化も含めて継続観察する意義が大きい．腹膜刺激症状は，出血よりも腹膜炎において強く現れるが症状出現には数時間かかる．腹膜刺激症状と腹膜炎の検出率との関係を**表2**[4,5] に示す．

看護実践の根拠

緊急輸血の実施

急変後の血液検査結果では，代謝性アシドーシスを呈し，Lacが高値を示している．これは，出血による循環血液量の減少から，組織低灌流による低酸素症の状態となっていることを示している．これらを是正するためには，「$\dot{DO_2}$（酸素運搬量）$= CO$（L/分）$\times CaO_2$（mL/dL）$\times 10$」で示されるように，心拍出量を維持するための循環血液量を増やすことと，酸素含量を増やすための輸血が必要となる．血液製剤の使用指針では，「通常Hb 7〜8 g/dLあれば，十分な酸素供給が可能である」[8] といわれており，本症例の急変時のHb値だ

けをみるとまだ足りていると評価できる．しかし，輸液負荷により希釈される前の数値であることと，持続する出血によりさらなるHb値の減少が予測されるため，緊急輸血が必要となる．このことは，JATECにおいて，「循環血液量の30％以上が失われていると予測された場合」[1] もしくは「総輸液量が3Lになる前」[1] に輸血を開始すると推奨されていることの根拠となる．

緊急止血術の準備・調整

ショックの原因が腹腔内にあることがわかり，初期輸液療法によってもショックから離脱できない場合は，蘇生のための緊急開腹止血術を行わなければ救命できないとされ[1,3]，特に「重症肝損傷では，このような経過を示すことが多い」[3] とされる．PSにおいてショックを呈しているときはもちろん，ショックの徴候がみられるときは，SSへと進まず，緊急開腹止血術が実施できる体制を整えることが必要となる．これらから，本症例は初期輸液療法によってもショックの進行があるため，緊急開腹止血術へと進めることが必要となる．

表2 腹膜刺激症状と腹膜炎の検出率の関係

症状	LR*	説明
筋強直	3.7	腹筋の不随意的収縮であり，筋性防御より腹膜炎の検出率が高い所見である
打診痛	2.4	反跳痛より高い検出率を示しており，患者の苦痛が少ないため推奨される
筋性防御	2.2	患者に痛みを与えない程度に，腹部全体をごく軽く触れて，随意的な筋収縮（緊張）が認められれば，筋性防御は陽性となる．筋性防御は早期の腹膜刺激徴候であるが，精神的な緊張でも陽性となるため，聴診器などを使用し繰り返し確認する
反跳痛	2.0	壁側腹膜の刺激徴候であり，必ずしも腹膜炎の存在を意味しない

＊LR（陽性尤度比）＝検出率

保温

「大量出血を伴う重症外傷患者の術中・術後の最大死亡原因は，主要な出血源をコントロールできないことによる失血ではなく，"外傷死の三徴"と言われる代謝性アシドーシス，低体温，血液凝固異常の恒常性破綻による」[1]とされる．また，「出血傾向が出現した場合の死亡率は85％以上，体温32℃以下への低下症例の死亡率はほぼ100％」[1]ともいわれている．つまり，緊急止血術の適応判断が迅速に進むための検査体制の準備とともに，輸液や輸血による循環管理を確実に行うことが重要となる．そして，ABCD評価・介入と並行してE（脱衣と体温管理）を早期から実施することが，患者の救命において重要となる．

救急初療の看護サマリー

- ◆ **医学診断** #肝損傷Ⅲb　腹腔内出血
- ◆ **看護診断** #腹腔内出血による循環血液量の減少に伴うショックリスク状態
- ◆ **患者目標** 循環血液量減少性ショックからの離脱
- ◆ **患者情報**

  【**主訴**】呼吸困難感　右側胸部痛

  【**現病歴**】本日，作業車の下に仰向けで点検作業中，作業車が動き後輪が右側胸腹部に乗り上げかけ受傷した．同僚の車で搬送し受診となった．

  【**既往歴／内服薬**】なし
- ◆ **身体所見**

  【**急変時バイタルサイン**】HR 120回/分，BP 82/48mmHg，SpO$_2$ 99％（鼻カニューレ酸素 4L/分），RR 28回/分，BT36.3℃

  【**急変時PS**】

  A：気道開通（＋）

  B：右下葉の呼吸音減弱 初期診療時と著変（−）

  C：橈骨動脈弱く早い，末梢冷感・皮膚湿潤（＋），CRT 2秒，FAST：モリソン窩に液体貯留
  　　尿道留置カテーテル尿量 50mL，血尿（−）

  D：GCS 13（E3 V4 M6）へと低下

  E：KT 35.8℃

  【**急変後SS**】腹部：肋骨下縁に打撲痕（＋），打診による疼痛（＋），筋性防御（＋）
- ◆ **検査**

  【**血液検査**】pH 7.30，PaCO$_2$ 42.5mmHg，PaO$_2$ 412mmHg，HCO$_3^-$ 18.4mEq/dL，BE −4.0mEq/dL，Lac 24mg/dL，Hb 10.5g/dL

  【**画像検査**】急変前腹部CT：肝右葉の低吸収域あり．外側区と内側区の間に裂創を思わせる亀裂あり．造影剤の漏出わずかにあり
- ◆ **看護の実際**

  【**アセスメント**】FASTでモリソン窩の液体貯留を認めることから，損傷した肝からの出血によるショックが考えられるため，「#腹腔内出血による循環血液量の減少に伴うショックリスク状態」を看護診断としてあげる．ショック指数 1.46，ショックの重症度分類においてクラスⅢを示し，すでに投与されている輸液量800mLを加味すると，2,000mL前後の出血量が予想でき，予想出血量を補うためには5,000mL以上の輸液が必要となる．循環血

液量が減少したことによる組織低灌流とHbの喪失から，低酸素症を引き起こしており，代謝性アシドーシスを呈している．低酸素症を改善させ代謝性アシドーシスを是正するため，輸液療法のみではなく，緊急輸血の実施を急ぐことが必要となる．これら初期輸液療法によってもショックから離脱できない腹腔内出血症例の救命には，緊急開腹止血術が必要であり，適応の判断と同時に手術を可能とする体制を予測して準備する．止血術だけを目標とするのではなく，救命のためには，最大の死亡原因となる"外傷死の三徴"の回避が重要となるが，すでにアシドーシスを呈しており，初期輸液療法によってもショックから離脱できていない状態である．つまり，アシドーシスのさらなる進行と失血による体温喪失が予測できる．輸液療法と輸血の確実な実施を管理し，組織の低灌流と低酸素症を改善させ，アシドーシスを是正する必要がある．また，PSのABCD評価と並行して積極的に保温を実施する．

【看護計画／看護実践】

・O-P：
①モニター
②バイタルサイン
③循環状態の継続観察
④輸液量・輸血量
⑤尿量
⑥腹部所見の変化
⑦腹膜刺激症状
⑧検査データ：血液検査（血液ガス）／FAST

・T-P：
①輸血・輸液管理
②緊急開腹手術の調整・準備
③酸素投与
④呼吸管理
⑤挿管準備
⑥保温

・E-P：
①処置・ケア・手術準備の説明
②身体状態の変化があった場合は，知らせるように説明

引用・参考文献

1）日本外傷学会，日本救急医学会監：外傷初期診療ガイドライン JATEC，改訂第4版，へるす出版，2014．
2）日本救急看護学会監：外傷初期看護ガイドライン JNTEC，改訂第3版，へるす出版，2014．
3）日本外傷学会：外傷専門診療ガイドライン JETEC，へるす出版，2014．
4）Steven McGee著，柴田寿彦，長田芳幸訳：マクギーの身体診断学，改訂第2版，エルゼビア，2014．
5）急性腹症診療ガイドライン出版委員会：急性腹症診療ガイドライン2015，医学書院，2015．
6）大西弘高：The臨床推論，南山堂，2012．
7）岡元和文，道又元裕：輸液管理と体液ケア，急性・重症患者ケア，2（1），2013．
8）厚生労働省医薬食品局血液対策課：血液製剤の使用指針（改訂版），日本赤十字社血液事業本部医薬情報課，2012．

2. 初期対応の実際

⑤ 骨盤骨折

症例紹介

◆ **患者** 60歳，女性

◆ **受傷機転** 125ccバイクで走行中，後方を走行していた普通乗用車から衝突され，そのはずみで前方を走行していた中型トラックにも衝突し受傷．救急隊接触時に不穏状態，血圧測定不可であったため救急搬送となる．

◆ **第一印象**
・顔色不良（＋）
・しきりにマスクをはずそうとする様子あり，「息が苦しい」と不穏状態（＋）
・呼吸促迫（＋）
・橈骨動脈微弱
・末梢冷感，湿潤（＋）

◆ **バイタルサイン** BP 80/53mmHg，HR 110回/分，RR 36回/分，SpO₂ 97%（高濃度マスク10L/分），BT 36.2℃

◆ **PS**
【A】気道開通あり

【B】頸部異常なし，呼吸音や胸郭挙上の左右差なし，胸郭の圧痛・皮下気腫・轢音・動揺なし

【C】約1,000mLの初期輸液療法実施によりショックを離脱．しかし全身CT施行後に再度血圧の低下を認め，緊急輸血としてO型RBC 6単位，FFP 10単位，クリオプレシピテート3本投与．FASTは陰性であったが，胸部・骨盤X線にて骨盤骨折（open book type）を認めたためSAM sling® 装着

【D】GCS 13（E3 V4 M6），瞳孔3mm 対光反射あり，四肢麻痺なし，クッシング現象なし

【E】入室時に衣類を裁断し脱衣実施．レベル1ホットライン™ による加温輸血・輸液の投与と3M™ ベアーハガー™ による加温実施

◆ **SS** 全身CTを実施し，副腎損傷を疑う所見を認めたが，腹腔内や骨盤周囲を含めた後腹膜にextravasationはないことを確認．創外固定術への移動も考慮されたが，CTより帰室後に再度血圧の低下を認めたため，緊急TAE施行後に創外固定術の運びとなる．

◆ **既往歴** 高血圧症

◆ **内服薬** 降圧薬内服中

◆ **診断** #1不安定型骨盤骨折（open book type），#2出血性ショック

143

第2章　外傷の初期対応

PSにおけるアセスメント

A

搬入時から発声が確認できており，自発呼吸も認めていることから気道は開通している．また，顔面外傷を認めないことから気道緊急に至るリスクは現時点では高くないと考える．

B

患者はバイタルサイン上RR36回/分と頻呼吸を呈している．これは疼痛に伴う症状とも考えられるが，ショック状態に伴う末梢循環不全から引き起こされる代謝性アシドーシスに対する代償反応として交感神経の賦活化が起こり，結果として頻呼吸となっている可能性も考えられる．

またSpO2 97%（高濃度マスク10L/分）であり，現時点で低酸素血症は認めない．しかし低酸素症の存在に関しては，酸素化の指標となるCaO2が「CaO2 = 1.34 × Hb × SaO2 + 0.003 × PaO2」の式から求められるようにHbに依存しており，外傷に伴うショックの主な要因として出血性ショック（Hb低下）の可能性も考えられることから，末梢循環不全に伴う低酸素症を最小限にするためには高濃度酸素投与の継続は重要である．

C

不穏状態であることや頻呼吸（RR36回/分），頻脈（HR110回/分）を呈しており，末梢の冷感・湿潤を著明に認めていることからショック状態であると判断できる．実際に低血圧（NIBP

80/53mmHg）であり，交感神経の賦活化による代償反応としての早期ショックの状態から収縮期血圧の低下をきたす晩期ショックへの移行も考えられ，迅速な対応が重要である．初期輸液療法として加温した細胞外液の投与と原因検索を同時進行で行い，ショックからの離脱を図る必要がある．現時点ではSI（shock index）≒1.4であることから約1,400mLの出血の可能性が考えられるが，活動性の出血が存在している場合にはSIの数値としてタイムラグが生じることを考慮すると，初期輸液療法に対する反応とともに継続的なバイタルサインの推移を観察していくことが重要である．

PSで行われる原因検索としてはFASTと胸部・骨盤X線があげられる．本症例の場合，FASTは陰性であったが，X線にて骨盤骨折が確認されている（表1）．骨盤骨折の場合には約1,000〜4,000mLの出血をきたし，本症例のように血圧低下も認めるショックの場合には循環血液量の30%以上が失われていると予測できる．特にopen book typeの骨折は不安定型に分類され大量の後腹膜出血や臓器損傷を合併している可能性も考えられるため，まずは簡易固定（SAM sling®）を行いながら緊急輸血の準備を行い，積極的止血術や創外固定への移行が円滑に進むように環境調整と各部署（放射線部，血管造影室，手術室）への連絡を行っていく必要がある．また簡易固定法を実施する際には，神経・血管損傷や膀胱損傷の可能性もあるため，装着前・中・後の循環動態の変動だけでなく，下肢の血流・運動・神経障害の有無も含めて観察を継続していくことが重要である．

D

低酸素血症や循環不全による酸素供給の減少で

表1　骨盤骨折の分類

	分類	図	治療
I型：安定型	骨盤輪の連続性が保たれている		保存的
II型：不安定型 open book タイプ 側方圧迫タイプ	骨盤後方靭帯群が一部断裂して回旋方向への不安定性はあるが，垂直方向の安定性は保たれている		・簡易固定法（SAM sling®,T-POD®） ・創外固定 ・Pelvic clamp ・経皮的大動脈遮断 ・骨盤パッキング ・経カテーテル動脈塞栓術（TAE）
III型：重度不安定型 垂直剪断タイプ Malgaigne タイプ	後方靭帯群が完全に断裂したもので，回旋方向のみならず垂直方向への不安定性を伴う		

（日本外傷学会臓器損傷分類2008，日本外傷学会，日本救急医学会監：外傷初期診療ガイドライン JATEC，改訂第4版，へるす出版，2017，p.118-119．を参考に作成）

二次性脳損傷が生じると，意識障害の遷延を招き，正確な中枢神経の評価が行えないだけでなく頭部外傷の予後にも影響を与える可能性がある．そのため，呼吸状態や循環動態の安定化を図りながら継続的に評価していくことが重要である．中枢神経障害の評価項目としてはGCSで意識レベルの評価を行い，瞳孔所見として瞳孔不同や対光反射の有無，片麻痺の有無を観察していく．特にGCS合計点が8以下，もしくはGCS合計点の2以上の低下，瞳孔不同，片麻痺やクッシング現象から脳ヘルニアを疑う場合には生命を脅かす中枢神経障害（切迫するD）が存在すると判断する．患者の場合はGCS 13（E3 V4 M6），瞳孔3mmで対光反射を認めており，四肢麻痺やクッシング現象は確認されないため，現時点では「切迫するD」に当てはまらない．

E

外傷診療においてABCDと並行して全身の衣類を除去し，活動性出血や開放創の有無を観察していく．しかし同時に患者は脱衣や輸液・輸血の影響により体温の低下をきたしやすい状況となる．

本症例の場合，現時点では36℃前半であるが初期輸液療法や緊急輸血，またショックの遷延に伴う体温低下をきたしやすいと考えられる．そのため，早期から掛け物による保温に努めるとともに，レベル I ホットライン™による加温輸液・輸血の投与や3M™ベアーハガー™による直接的な加温を並行して行っていくことが重要である．

外傷における緊急度の判断

外傷患者においてショックとなる最大の要因は

第2章　外傷の初期対応

出血性ショックであり，生命の危機に直結するため緊急度・重症度ともに高い．ショックの認知に関しては収縮期血圧の低下も一つの指標であるが，収縮期血圧は出血量が循環血液量の30%を超えた時点ではじめて低下するため，血圧のみでなく呼吸，脈拍，皮膚所見，意識レベルを総合的に判断し，ショックの存在を早期に認知することが重要である（表2）．特に本症例は頻脈に加え収縮期血圧の低下も認めることから，晩期ショックに移行している可能性が考えられるため，より生命の危機状態にあると判断できる．

以下に緊急度の判断に際するショックの認知の方法を本症例のバイタルサインとともに述べる．

呼吸

本症例はバイタルサイン上RR36回/分と頻呼吸を呈している．外傷患者では受傷により打撲や創傷，骨折を伴っていることも多く，疼痛などの苦痛により呼吸回数の上昇を認める．またショック状態の際にも末梢への低灌流から循環不全が引き起こされ，その過程で乳酸が生成される．そして乳酸が蓄積することで代謝性アシドーシスとなり体内のpHが酸性に傾く．それに対して生体は酸塩基平衡を保つために代償反応として交感神経の賦活化が起こり，体内の酸（$PaCO_2$）を排出しようとするため頻呼吸を呈する．さらにショックの遷延や意識障害も伴う場合には呼吸パターンの変調もきたし，努力様呼吸や舌根沈下などの気道の異常も合併してくる可能性があるため，より緊急度・重症度は高くなる．

脈拍

血圧の測定も重要であるが，前述したように血圧の低下は早期ショックの認知にはならない．そのため第一印象でも観察する項目である橈骨動脈の触知を行う．早期ショックの際には代償として頻脈となり，心拍出量を増加させることで血圧低下を防ぐ反応がみられる．

末梢動脈とは橈骨動脈，鼠径動脈，頸動脈を指しており，それぞれの触知部位によりおよその血圧を予測することが可能である．具体的には橈骨動脈が触知できれば収縮期血圧80mmHg，鼠径

表2　出血性ショックの重症度分類

	重症度	ショックの程度	出血量（mL）	出血量（%）	脈拍（/分）	血圧	臨床症状
早期ショック	クラスI	なし	<750	循環血液量の15%まで	正常〜時に頻脈	不変	ほぼ無症状
	クラスII	軽度	750〜1500	循環血液量の15〜30%	頻脈（>100）	拡張期圧↑	呼吸速迫 四肢冷感・湿潤 不穏
晩期ショック	クラスIII	中等度	1500〜2000	循環血液量の30〜40%	頻脈（>120）脈拍微弱	収縮期圧↓拡張期圧↓	顔面蒼白 四肢冷感・湿潤 不穏〜意識混濁
	クラスIV	重症	>2000	循環血液量の40%以上	頻脈（>140）か徐脈	収縮期圧↓拡張期圧↓	昏睡 下顎呼吸 虚脱

（日本外傷学会，日本救急医学会監：外傷初期診療ガイドライン JATEC，改訂第4版，へるす出版，2017，p.47. を参考に筆者作成）

動脈では70mmHg，頸動脈であれば60mmHgなどである．それら末梢動脈の触知と触れの強弱，脈の速さを観察することでショックの存在を早期に認知することができ，またこれらの継続的な観察は治療介入によるショックからの離脱もしくは遷延を認知するのに役立つ．本症例は橈骨動脈触知において微弱と頻脈を認めており，モニター上でもHR110回/分の頻脈と収縮期血圧80mmHg台の低下傾向が確認された．

ただし，高齢者や薬剤（βブロッカーやCaブロッカー）服用患者では頻脈を呈しにくい場合もあるため注意が必要である．

皮膚所見

患者は接触時から顔面蒼白と皮膚の冷感著明であり，湿潤を認めていた．ショックに伴う交感神経の亢進により末梢血管は収縮する．そのため皮膚の冷感が出現し，さらに末梢組織への血液灌流は減少するため蒼白となる．同様に交感神経は亢進した状態であるため発汗を伴う．しかし，末梢は低灌流状態であるため，通常の発汗とは異なり冷たい汗となる．このように末梢の冷感，湿潤を認めた際にはショックの初期症状と判断し，緊急性が高い状態であると判断する必要がある．

意識レベル

中枢神経には脳循環自動調整（autoregulation）が存在し，平均血圧が60〜100mmHgまでのあいだは，血圧の変動が起こっても脳血流は一定に保たれている．しかし，早期ショックの状態では不穏や不安などの精神状態の変調をきたす場合があり，これはショックに伴う脳血流低下を意味する．実際に本症例は搬入時より不穏状態であり，マスクをしきりにはずそうとする様子がみられた．このように，頭部外傷を除いて精神状態の変調を認める場合は早期ショックの状態であると判断し，緊急度の高い病態が隠れている可能性を予測した迅速な対応が必要となる．

継続観察でのアセスメントのポイント

ABCDEに対する評価

ショックは「生体に対する侵襲あるいは侵襲に対する生体反応の結果，重要臓器の血流が維持できなくなり，細胞の代謝障害や臓器障害が起こり生命の危機に至る急性の症候群である」[1]と定義されているように，様々な臨床症状を呈する．そのため観察項目として気道，呼吸，循環，意識，体温の管理を継続することが重要である（図1）．各項目のアセスメントポイントを次に示す．

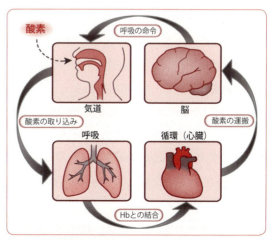

図1　生命維持のしくみ

第2章　外傷の初期対応

気道

本症例の場合は搬入時から発声があり，自発呼吸も確認できることから気道は開通していると判断できた．しかし，ショックの遷延に伴う虚脱や意識障害を呈する場合などは，診療の経過中に気道緊急に陥る可能性もある．

呼吸

ショック状態からの離脱ができれば呼吸回数は正常へと変化していく可能性がある一方で，ショックの遷延や意識障害を伴う場合には呼吸パターンの変調もきたす可能性がある．また，頻呼吸は機能的残気量の増加をきたし，酸素化の悪化を促進するだけでなく呼吸筋の疲労を助長させる危険性があるため，予測性をもって気管挿管も含めた気道確保を準備する必要がある．

循環

ショックを判断する際は血圧だけを指標とするのではなく，末梢動脈を触知するとともに皮膚の状態を確認する必要がある．前述したように末梢動脈の触知により脈の強弱や速さを認知することができ，皮膚の状態により蒼白の有無や湿潤・冷感の有無を確認することが可能である．

ショックと判断した場合には初期輸液療法の実施と同時に出血源の検索を行う．初期輸液療法の反応次第で血管内治療や手術などの治療方針が決定されるため，患者が輸液や処置に反応しているか否かを判断するうえでもフィジカルイグザミネーションによる観察が重要であり，継続的に観察することが大切である．本症例は，初期輸液療法に

よりいったんはショックを離脱したため全身CTを行ったが，帰室後に再度頻脈の出現と血圧低下をきたしたため，治療方針として創外固定術に加え血管内治療の選択となった．

意識

外傷における意識障害は頭蓋内病変だけでなく，呼吸や循環の異常による低酸素や循環不全をきたすことでも引き起こされる．呼吸や循環に関しては気道確保や人工呼吸器の装着，止血や輸液・輸血の投与により代償できるが，直接中枢神経系にアプローチすることはできないため，呼吸や循環動態の早期安定化を図り，二次性脳損傷を回避することが重要となる．特にショックが遷延した場合には呼吸中枢の異常をきたし，呼吸パターンの変調や舌根沈下による気道閉塞を招くおそれがあるため，確実な気道確保の準備も必要となる．本症例の場合でも，いったんは初期輸液療法によりショックを離脱したものの，再度ショック症状が出現したため経口気管挿管を行った．

体温

出血性ショックの場合には組織低灌流に伴う末梢循環不全から嫌気性代謝が亢進し，代謝性アシドーシスとなる傾向がある．そして低体温や代謝性アシドーシスは血小板活性低下や接着低下といった凝固因子の活性低下を招くため凝固異常を生じやすい．凝固異常はさらなる出血を助長するだけでなく，臓器への血流量も低下させDICやMODSによる生命の危機に陥る危険性があるため，診療の早期から継続して蘇生の妨げにならない方法で保温に努めることが重要である．本症例には

レベル1ホットライン™による加温輸液・輸血の投与や3M™ベアーハガー™による直接的な加温を並行して行うことで，来院時体温以下になることはなかった（**写真**）．

その他の指標による評価

■ 尿量

循環血液量の減少およびショックに伴う交感神経の亢進により，腎臓への血流が減少しレニン・アンジオテンシン・アルドステロン系（RAA系）の賦活化が起こり，バソプレシンの作用により尿量が減少する．適正尿量が得られることはショック離脱の指標となる．成人では0.5mL/kg/時間以上，小児で1mL/kg/時間の尿量確保を目安に循環動態を評価していく．

■ 血清乳酸値

バイタルサインのみではショックに伴う臓器組織還流の評価を行うことができない．そこで血清乳酸値の評価を行う．組織低還流の場合には血清乳酸値の上昇をきたすため，循環動態を評価する継続的指標の一つとして輸液・輸血の投与や治療戦略の考慮に役立つ．

これら「生命維持のしくみ」の構成要素を理解し継続的に観察していくことで，症状の改善がみられるのか，悪化しているのかを判断することができる．また，救急外来で働く看護師として，ショックからの離脱が困難な場合に行われると予測される検査・処置の予測や準備，また関係部署との調整を行っていくことが求められるため，重要な観察ポイントである．

看護実践の根拠

出血性ショックにおける看護実践としては，初期輸液療法の開始と，フィジカルイグザミネーションを用いたショックの継続観察，重症度の判断と輸血や積極的止血術に向けた準備と予測である．緊急度・重症度の判断とショックに対する継続観察に関しては，ショックの早期認知と「生命維持のしくみ」の継続的な観察が重要であることは前述したとおりである．そこで，ここでは初期輸液療法と輸血開始の基準に関して根拠を示す．

初期輸液療法は通常の輸液とは異なり，外傷診療においてはショックに対する治療方針を決定する基準としての役割も担っている（**図2**）．そのため低体温を予防するためにも加温した乳酸リンゲル液や酢酸リンゲル液を全開投与し反応を観察する．ただし，JATECではプレホスピタルからの総輸液量が3Lを超えるまでに輸血療法を開始することが望ましいとしている[2]．これは輸液に伴う体液への移動機序により説明できる（**図3**）．

初期輸液療法時に使用する乳酸リンゲル液や酢酸リンゲル液は細胞外液のため，血管内に入ると

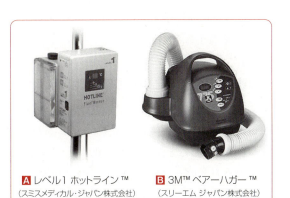

A レベル1 ホットライン™
（スミスメディカル・ジャパン株式会社）

B 3M™ ベアーハガー™
（スリーエム ジャパン株式会社）

写真 輸血・輸液加温システム

149

第 2 章　外傷の初期対応

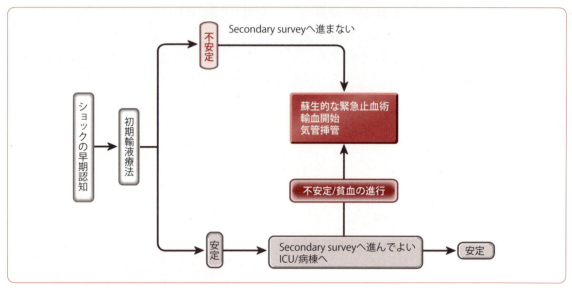

図2　初期輸液療法における循環の反応と治療方針

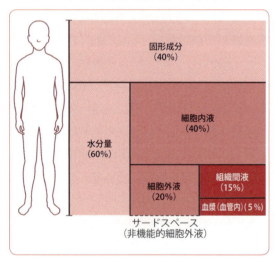

図3　輸液に伴う体液への移動機序

3：1の割合で血漿（血管内）に残り，それ以外は組織間液となる．つまり，1Lの輸液を実施した場合には組織間液に750mL，血漿（血管内）に250mL分布することとなる．特に外傷などの生体に侵襲が加わった際には皮下や胸腔内・腹腔内などのサードスペース（非機能的細胞外液）と呼ばれる部分に血漿成分の漏出が起こるため，さらに血管内水分量は減少する．そのため，出血量を補うためには大量の輸液が必要となる．しかし，大量輸液の継続は希釈性の貧血や凝固異常をもたらす危険性もあるため，ショックが遷延している場合には早期に輸血を開始し，赤血球輸血だけでなく，臨床的に出血傾向や明らかな凝固線溶系の検査異常を認めない場合にも，新鮮凍結血漿や血小板濃厚液の投与を行う必要がある．近年では受傷後24時間以内に10単位以上の濃厚赤血球が必要な（大量輸血）患者に対しては，新鮮凍結血漿（FFP）や血小板濃厚液（PC）を早期に十分量投与することが予後を改善するとされている．そして大量輸血が必要となる患者を予測するためのスコアとしてTrauma Associate Severe Hemorrhage（TASH）スコアやTraumatic Bleeding Severity Score（TBSS）などが報告されており，大量出血が予測される場合には早期から十分なFFPやPCが投与できるように，事前から体制やプロトコルの策定が勧められている．

2. 初期対応の実際　⑤骨盤骨折

救急初療の看護サマリー

◆ **医学診断**　#1不安定型骨盤骨折（open book type）　#2出血性ショック
◆ **看護診断**　#骨盤骨折に伴うショックリスク状態
◆ **患者目標**　出血性ショックから離脱できる.

【主訴】不穏状態, 腰部痛（交通外傷）

【現病歴】125ccバイクで走行中, 後方を走行していた普通乗用車から衝突され, そのはずみで前方を走行していた中型トラックにも衝突し受傷. 救急隊接触時に不穏状態, 血圧測定不可であったため救急搬送となる.

【既往歴／内服薬】高血圧症／アムロジピン 10mg1T1×

◆ **身体所見**

【バイタルサイン】BP 80/53mmHg, HR110回/分, RR 36回/分, SpO₂ 97%（高濃度マスク 10L/分）, BT 36.2℃

【PS】呼吸促迫, 橈骨動脈微弱, 不穏, 末梢冷感, 湿潤を認め, ショック状態に対して初期輸液療法を開始. 約1,000mLの初期輸液療法実施によりショックを離脱. 骨盤骨折（open book type）を認めたため SAM sling® 装着.

【SS】全身CTを実施し, 副腎損傷を疑う所見を認めたが, 腹腔内や骨盤周囲を含めた後腹膜に extravasation はないことを確認. 創外固定術への移動も考慮されたが, CTより帰室後に再度血圧の低下を認めたため, 緊急輸血としてO型RBC6単位, FFP10単位, クリオプレシピテート3本投与. 緊急TAE施行後に創外固定術の運びとなる.

◆ **検査**

【FAST】陰性

【胸部・骨盤X線】不安定型骨盤骨折（open book type）

◆ **看護の実際**

【アセスメント】骨盤骨折による出血性ショックに伴う交感神経の賦活化によって頻呼吸, 頻脈, 皮膚の湿潤冷感, 不穏状態といったショック症状を呈しており, 収縮期血圧の低下も認めることから晩期ショックの状態への移行が考えられる. 骨盤骨折の場合には約1,000～4,000mLの出血をきたし, 本症例のように血圧低下も認めるショックの場合には循環血液量の30%以上が失われていると予測できることから緊急度・重症度ともに高い状態である. また open book type の骨折は不安定型に分類され大量の後腹膜出血や臓器損傷を合併している可能性も考えられるため, 看護診断として「#骨盤骨折に伴うショックリスク状態」をあげる.

　早急な簡易固定法の実施と, ショックに対する初期輸液療法に伴うバイタルサインの変化とともに, ショックの遷延による気道・呼吸・意識への障害を継続的に評価し, 気管挿管や輸血, 積極的止血術への移行が円滑に進行するように準備・関係部署との調整を行う.

【看護計画／看護実践】

・O-P:

①バイタルサイン, ②ショック症状の観察（呼吸促迫, 皮膚湿潤・冷感, 意識）, ③各種検査（FAST／胸部・骨盤X線／全身CT）, ④SAM sling® 装着前後の下肢の観察（末梢動脈触知, 色調, 皮膚温, 運動障害・知覚異常, 軟部組織損傷の有無）

・T-P:

①初期輸液療法の準備・管理（継続観察）, ②骨盤骨折に対する SAM sling® 装着, ③血管造影室, 放射線部, 手術室との連絡調整, ④ショック遷延時の対応準備（気管挿管・輸血療法・止血術）, ⑤搬入早期からの積極的加温（体表・輸液・輸血）を行う

・E-P:

①今後行われる検査に関しての説明を簡潔に行う

②処置前後やケア前後には説明を行い, 症状増悪時には伝えてもらうように促す

引用・参考文献

1）日本救急医学会「医学用語解説集」
　http://www.jaam.jp/html/dictionary/dictionary/#

2）日本外傷学会, 日本救急医学会監：外傷初期診療ガイドライン JATEC, 改訂第5版, へるす出版, 2017.

第 **2** 章　外傷の初期対応

2. 初期対応の実際

⑥ 脊椎・脊髄外傷

症例紹介

◆ **患者**　23歳, 男性

◆ **救急隊情報**　軽自動車運転中, ガードレールに衝突した模様. シートベルトあり. エアバッグ作動, フロントガラスにくも状破損あり. 救急隊現着時, 腹式呼吸を認め, 四肢麻痺, 感覚障害を認め, 当センターに搬入となる.

◆ **第一印象**　前額部より出血を認める. 腹式呼吸あり. 橈骨動脈充実しているが遅い.

◆ **PS**

　【A】発語あり

　【B】頸部：後頸部圧痛（＋）, 頸静脈怒張（－）, 呼吸補助筋の使用（－）, 皮下気腫（－）, 気管偏位（－）
　　　　胸部：シートベルト痕（＋）, 呼吸音左右差（－）, Air 入りは弱い, 皮下気腫（－）, 腹式呼吸（＋）

　【C】橈骨動脈触知可能, 徐脈傾向, 末梢温やや温かい, CRT 2秒以下, 活動性出血（－）, FAST（－）,
　　　　胸部X線：血胸, 肋骨骨折（－）, 骨盤X線：不安定型骨盤骨折（－）

　【D】GCS 15（E4 V5 M6）, 瞳孔/対光反射（L＝R　3.0/＋）, 前額部に裂創（＋）, 圧迫止血中, クッシング徴候（－）, 四肢麻痺（＋）

　【E】低体温（－）, 外傷（－）

◆ **バイタルサイン**　JCS I, BP 105/63mmHg, BT 36.8℃, HR 53回/分（間欠的に HR40 回の低下あり）, RR 18回/分, SpO$_2$ 97%（リザーバー付き酸素マスク 10L/分下）

◆ **SS**

　【主訴】前額部, 後頸部痛

　【現病歴】本日16時頃, 軽自動車運転中, カーブを曲がりきれずにガードレールに衝突（時速 50km/時, シートベルトあり. エアバッグ作動, フロントガラスにくも状破損あり）. 救急隊現着時, 頸部・後頸部の圧痛, 腹式呼吸を認め, 四肢麻痺, 感覚障害を認めたことから脊髄損傷を疑い, 救命救急センターに搬入となる.

　【既往歴／内服薬】なし【喫煙／飲酒】なし／機会飲酒【最終食事時間】13時（受傷3時間前）

◆ **身体所見**

　【頭部】前額部に割創（＋）, 止血（＋）

　【頸部】後頸部圧痛（＋）, 皮下気腫（－）

　【胸部】胸郭運動は乏しい, シートベルト痕（＋）, 腹式呼吸（＋）, 呼吸音左右差（－）, 皮下気腫（－）

　【神経症状】弛緩性四肢麻痺あり, 乳頭2横指より下部知覚なし. 球海綿体反射陰性, 持続勃起あり, 肛門反射陰性. 腱反射消失, ドロップテスト陰性

◆ **検査**

　【全身CT】第4,6頸椎棘突起骨折

　【血液検査】pH7.401, PaO$_2$ 85.4mmHg, PaCO$_2$ 43.6mmHg, HCO$_3^-$ 26.5mEq/L, BE 2.0mEq/L, Lac 0.8mEq/L（リザーバー付き酸素マスク 10L/分投与下）, Na 140mEq/L, K 3.6mEq/L, Cl 104mEq/L, RBC 3.45×10^6/μL, Hb 11.0g/dL, Ht 31.1%, WBC 5.9×10^3/μL, PLT 2.03×10^5/μL, CK 175U/L, CK-MB <4U/L

　【12誘導心電図】HR 50回前後（間欠的に徐脈傾向）, 軸は正軸, ST 変化なし, トロポニン T 陰性

◆ **診断**　#頸髄損傷疑い, 第4,6頸椎棘突起骨折（神経原性ショック疑い）

2. 初期対応の実際　⑥脊椎・脊髄外傷

脊椎・脊髄外傷について

脊髄損傷は，脊髄組織に強い外力（圧迫，圧挫，断裂）に加え，二次的な脊髄局所の浮腫や虚血などにより損傷を受けた疾患であり，わが国では年間5,000人の患者が発生していると推測される[1]．脊椎・脊髄外傷の見逃しや不適切な対応は，不可逆的後遺症の原因にもなることから，高エネルギー外傷と判断した場合は「脊椎・脊髄外傷を伴っているかもしれない」ということを念頭に置き，完全に否定されるまでは，全脊柱固定などの体位管理をしっかり行っていかなければならない．

PSにおけるアセスメント

受傷機転

救急隊からの受傷機転における情報提供は，病態の予測においてとても重要である．なぜならば，前述のように脊椎・脊髄外傷は，強い外力によって起こるからである．本症例は，ガードレール衝突，エアバッグ作動，フロントガラスのくも状破損などからフロント前方の破損が大きいことが予想され，頭部，胸部，四肢の外傷を疑う必要がある．そして，頸部・後頸部の圧痛，腹式呼吸，四肢麻痺，感覚障害の情報があることから，脊椎・脊髄損傷のおそれがあると考える．

呼吸

呼吸運動は主に，第3〜5頸髄から出る横隔神経に支配される横隔膜と，胸髄から出る肋間神経（T1〜11）に支配される肋間筋のはたらきによって行われる．障害部位が第3頸髄（C3レベル）の上位頸髄損傷では，横隔膜と肋間筋の機能麻痺をきたすことから，呼吸の維持が困難となる．第5頸髄（C5）以下，第7胸髄（T7）付近の損傷の場合は肋間筋の運動障害により腹式呼吸を呈する．本症例では腹式呼吸を認めることから，第4頸髄から下の損傷が予測される．

血液ガスデータをみると，pHは中性，P/F比：94.9と低酸素血症であり，肋間筋の運動障害からの拘束性呼吸障害の可能性がある．リザーバー付き酸素マスクでの高流量酸素投与を継続し，低酸素化の悪化や意識障害出現時には，バッグバルブマスク（BVM）での補助換気や気管挿管の準備を行うとともに，呼吸回数，SpO_2の観察を行う．

循環

■ ショックの鑑別

受傷機転から，循環血液量減少性ショック，神経原性ショック，閉塞性ショックの有無を考える．まず，本症例のショック指数は0.50であり，正常範囲であることや，出血性ショックの場合，カテコラミンの分泌により汗腺が刺激されて冷汗や湿潤などが生じるが，本症例ではみられない．また，FAST，胸部・骨盤X線所見では，致死的胸部外傷，骨盤骨折，腹腔内出血は現段階では否定され，トロポニンT陰性，CK-MBも正常であることから，心筋挫滅も，現段階では否定できる．現在，四肢麻痺，感覚障害，持続勃起症を認めることから，今後，ショック徴候を認めた場合，出血性ショックよりも脊髄損傷による神経原性ショックになる可能性があると考える．

153

第2章 外傷の初期対応

■ 神経原性ショック

神経原性ショックの場合，交感神経が障害され副交感神経が優位となることから末梢血管抵抗の低下が起こり，それに伴って血圧が低下しショックとなる．通常，ショックになった場合，代償的に頻脈となり血圧を維持しようとする．しかし，脊髄損傷の場合，心臓機能を支配する交感神経が遮断されることから，頻脈にならずに徐脈をきたしてしまう．本症例では，間欠的に徐脈を呈している．徐脈の場合，心拍出量低下に血圧低下，酸素運搬能低下になる可能性もあることから，副交感神経遮断薬である硫酸アトロピンなどで対応する．高度徐脈の場合には，体外式ペースメーカーの適応となることもあるため準備しておく．

■ 初期輸液療法

輸液管理については，末梢血管抵抗が低くなることから，輸液を負荷して循環血液量を増やす必要がある．また，病変部の血流維持と二次性の虚血障害の防止のために，細胞外液による初期輸液療法を行う．仮に血圧低下における初期輸液療法を行った場合，血圧上昇の反応などは一過性である場合が多いことを念頭に置くとともに，輸液評価として500mL投与ごとにバイタルサインを確認し，異常がみられる際は医師に報告する．また，過剰な輸液は脊髄損傷部の浮腫をきたし損傷の悪化を招くので，ショックが神経原性であると判断した場合は，昇圧薬の投与指示を医師から早期に受けておく．

▌PSのまとめ

現段階のバイタルサイン，FAST，胸部・骨盤X線所見から出血性ショックは否定的である．持続

勃起症，弛緩性麻痺などから脊髄損傷による神経原性ショックのおそれはあるが，現在のところ間欠的な徐脈以外は異常もなく，切迫するDも考えられない．しかし，呼吸においては腹式呼吸による低酸素血症をきたしていることから，さらなる悪化の可能性も考えられるため，いつでも補助換気を開始できる体制をとっておく．神経原性ショックの早期発見に努めるためにモニタリングとこまめな血圧測定を行うとともに，脊髄損傷の程度を把握するために解剖学的評価に移行する．

外傷における緊急度の判断

▌受傷機転

JNTECでは「病院前救護における受傷機転からの重症以上との判断に高エネルギー事故と称される基準がある」[2]と述べられている．本症例では，「車が高度に損傷している」というキーワードから高エネルギー外傷と判断される．

▌症 状

現段階では，間欠的な徐脈から神経原性ショックに陥る可能性が高く，腹式呼吸を呈していることから呼吸障害をきたしている．また，低酸素血症でもあり，酸素運搬が十分に行えない場合は意識障害を起こすおそれもある．よって，B（呼吸），C（循環），D（意識）が保てなくなることや受傷機転から緊急度は高いと判断する．

継続観察でのアセスメントのポイント

脊髄ショック

脊髄ショック（spinal shock）とは，脊髄損傷レベル以下のすべての脊髄反射機能（弛緩性麻痺，感覚障害，腱反射消失）が一過性に消失する現象であり，その現象が受傷後数時間〜48時間程度持続することである．肛門反射や球海綿体反射の回復をみれば，脊髄ショックを脱したと判断できる．本症例では肛門反射が陰性，弛緩性麻痺，感覚障害，腱反射消失があり，球海綿体反射は陰性であることから，脊髄ショックをきたしていると考える．

知覚障害の把握

脊髄神経の皮膚知覚はおおまかに把握できることから，ピンや酒精綿を用いて知覚の悪化をきたしていないかを適宜観察する必要がある．本症例では，乳頭2横指より下部は知覚がないことから，C4領域の損傷と考えられる．よって，損傷部以下の運動・知覚の完全麻痺であることから，フランケル分類（**表**）はグレードAに分類される．

背面観察

二次損傷予防のために，なるべく人員を確保し，フラットリフトを用いて背面観察を行い，脊柱の圧痛や擦過傷の有無を観察する．圧痛や擦過傷を認めた場合は脊髄損傷を疑う．なお，フラットリフト使用後は必ずバイタルサイン測定と神経学的症状の観察を行い，麻痺の増悪が生じていないか

を確認する．本症例でも背面観察を行ったが，明らかな外傷や仙骨の発赤などの褥瘡形成は認めなかった．

看護実践の根拠

バイタルサイン

心拍の音量をERスタッフに聞こえる程度に上げる．徐脈は組織循環の酸素運搬能低下，血圧低下を引き起こすおそれがある．また，輸液に対する評価や，神経原性ショック・その他のショックの早期発見のための血圧測定をこまめに行う．

意識レベル

脊髄損傷は，低酸素による意識障害や，その他の外傷によるショックを生じるおそれがあることから，意識レベルをこまめに確認する．本症例では頸髄損傷で四肢麻痺を呈していることから，GCS

表　フランケル分類

グレード	フランケル分類
A	完全麻痺 損傷以下の運動・知覚の完全麻痺
B	運動喪失・知覚残存 損傷以下の運動は完全に失われているが，仙髄域などに知覚が残存するもの
C	運動残存（非実用的） 損傷部以下にわずかな随意運動機能が残存しているが，実用的運動（歩行）は不能なもの
D	運動残存（実用的） 損傷部以下に，かなりの随意運動機能が残存し，歩行も補助具の要否にかかわらず可能
E	回復 神経脱落症状を認めない

におけるMの評価は，開閉眼指示に従えるかによって確認した．

呼吸状態の観察，処置

高位の脊髄損傷の場合は呼吸障害をきたしやすいので呼吸様式の観察を行う．また，低酸素などの呼吸障害を認めた場合に補助換気や気管挿管を行うこともあるが，その際には頸椎保護下の喉頭鏡による喉頭展開（**写真1**）にて実施する．喉頭展開が困難であれば，気管支ファイバー下の挿管やエアウェイスコープなどを用いた挿管の準備も行う．気管吸引を行う際には，吸引の刺激による迷走神経過反射が生じ，徐脈や心停止を起こすおそれがあるため注意が必要である．

皮膚温の観察

神経原性ショックの場合，末梢血管抵抗が低くなることから，末梢が温かくなる．末梢温の確認は第一印象から行う必要がある．

輸液管理・その他の薬剤投与

末梢血管抵抗が低くなることから，輸液を負荷して循環血液量を増やす必要がある．輸液により血圧が上昇するが一時的なものであるため，脊髄損傷という器質的疾患があるときには，血管収縮と心拍出量の増大を図ることを目的として，昇圧薬の準備・投与を早い段階で行う．

体位管理

PSにおいて，処置に伴う体動や体位調整，移動が必要となることが多く，脊椎・脊髄損傷のリスクが隠れている．また，脊髄損傷の後遺症の大半は，受傷時の損傷ではなくその後の二次損傷によるものが多い[3]とされており，適切な体位管理が重要である．搬入時から正中中間位（**写真2**）に保つことを念頭に置き，ケア介入にあたる必要がある．頸部観察時は頸椎カラーをはずすが，その際にも正中中間位を保持し，頭部を動かさないよう説明した後に観察し，観察終了後は，患者に説明のうえ頸椎カラーを再装着する．頸椎カラーは

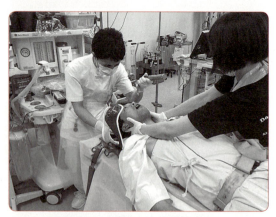

写真1 頸椎保護下の喉頭鏡による喉頭展開

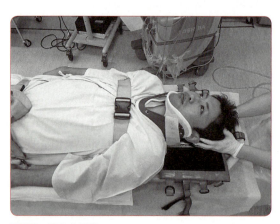

写真2 正中中間位

専門医の判断で除去するため，それまでは装着を行う．また，バックボードの使用は2時間までとし，処置中は頸椎カラーが当たる下顎部や側面・後頭部や仙骨部においては，同一体位保持を余儀なくされることから，褥瘡のハイリスク状態と考え，こまめに観察を行う．長時間装着していると体幹や頸椎カラー装着による圧迫感などが生じ，安静が保てなくなる可能性がある．患者に安静加療の必要性を説明するとともに，頸椎，体幹をねじらないようにすることも説明し，協力を得る必要がある．

救急初療の看護サマリー

◆ **医学診断** #頸髄損傷疑い，第4,6頸椎棘突起骨折
◆ **看護診断** #1 非効果的呼吸パターンの変調，#2 心拍出量減少リスク状態
◆ **患者目標** #1 酸素投与下で，PaO₂，PaCO₂が正常を維持できる．#2 正中中間位を保持し，神経原性ショックに陥らない．
◆ **患者情報**
　【主訴】前額部，後頸部痛
　【現病歴】本日16時頃，軽自動車運転中，カーブを曲がりきれずにガードレールに衝突した模様．救急隊現着時，頸部・後頸部の圧痛，腹式呼吸，四肢麻痺，感覚障害を認めたことから脊髄損傷を疑い，当センターに搬入となる．
　【既往歴／内服薬】特記事項なし
◆ **身体所見**
　【バイタルサイン】JCS I，BP 105/63mmHg，BT 36.8℃，HR 53回/分（間欠的にHR40回の低下あり），RR 18回/分，SpO₂ 97%（リザーバー付き酸素マスク10L/分下）．
　【一次評価】後頸部圧痛（＋），腹式呼吸（＋），前額部に裂創（＋），四肢麻痺（＋）
　【二次評価】四肢麻痺あり，乳頭2横指より下部知覚なし．球海綿体反射陰性．持続勃起あり，肛門反射陰性．腱反射消失
◆ **検査**
　【血液検査】血液ガス検査：pH 7.401，PaO₂ 85.4mmHg，PaCO₂ 43.6mmHg，HCO₃⁻ 26.5mEq/L，BE 2.0mEq/L
　【全身CT／心電図】第4,6頸椎棘突起骨折／HR50回前後（間欠的に徐脈傾向）
◆ **看護の実際**
　【アセスメント】受傷機転，身体所見，画像診断から脊髄損傷が考えられる．腹式呼吸を呈していることから，第4頸髄から下の損傷による肋間筋の運動障害（拘束性換気障害）により低酸素血症が生じていると考えられ，今後，さらなる酸素化不良が予想されることから，「#1 非効果的呼吸パターンの変調」を看護診断にあげる．また，末梢温が温かいこと，間欠的な徐脈を認めることから，交感神経が障害され副交感神経が優位となることから末梢血管抵抗の低下，心臓機能を支配する交感神経が遮断され徐脈をきたしていると考えられる．この状態が継続した場合，心拍出量低下による血圧低下，酸素運搬能低下による意識障害などが生じ，神経原性ショックに陥る可能性もあるため，「#2 心拍出量減少リスク状態」をあげて看護計画を立案する．
　初療室では，不十分な体位管理により脊髄損傷の後遺症の悪化が生じ，さらに神経原性ショックを助長させる可能性がある．よって，常に正中中間位に保つことを念頭に置き，モニタリングや血液ガス評価，呼吸状態の観察，輸液療法，徐脈の際にはアトロピン投与，血圧低下の場合は昇圧薬の投与，意識障害などを認めた場合はBVMによる補助換気が迅速に行えるようにしておく．そして，継続的な体位管理の場合，皮膚トラブルにも注意を要す

第2章 外傷の初期対応

る.そのため，2時間以内にバックボードの除去を行うように留意する.また，必ず背面観察の際には，仙骨部に褥瘡を形成がないか確認を行う.頸椎カラーは専門医の判断で除去するため，それまでは装着し続ける.その際には下顎部や頸椎カラーが当たる側面・後頭部や，処置中は同一体位保持を余儀なくされることから，こまめに観察を行う必要がある.

【看護計画／看護実践】

・O-P：

#1
　①意識レベル（JCS, GCS）
　②モニター（SpO_2, 呼吸数）
　③頸部観察
　④呼吸状態
　⑤検査データの把握（血ガス, Lac, 胸部X線, 頸部X線, 頸部MRI）

#2
　①意識レベル（JCS, GCS）
　②モニター（心電図, 心拍数, 血圧）
　③四肢末梢温
　④麻痺領域（運動麻痺・知覚麻痺・深部腱反射・持続勃起症, 肛門括約筋の緊張）
　⑤輸液管理
　⑥水分出納バランス
　⑦検査データ（心筋逸脱マーカー, 血液ガス, FAST, 胸, 骨盤, 頸椎X-P, 全身CT, MRI）

・C-P：
　①酸素投与（リザーバーマスクで高流量酸素投与）
　②BVMの準備
　③気管挿管の準備

・E-P：

#1, 2
　①処置, ケア前には, 事前にどのようなことを行うのか, わかりやすく説明する
　②呼吸困難など身体状況の変化があった場合は, 知らせるように説明する
　③正中中間位の必要性について説明する

引用・参考文献

1）日本外傷学会, 日本救急医学会監：外傷初期診療ガイドライン JATEC, 改訂第4版, へるす出版, 2013, p.146.

2）救急看護学会監：外傷初期看護ガイドライン JNTEC, 改訂第3版, へるす出版, 2014, p.129.

3）前掲書1）, p.227.

4）山勢博彰, 山勢善江編：救命救急ディジーズ；疾患の看護プラクティスがみえる, 学研メディカル秀潤社, 2015.

2. 初期対応の実際

⑦ 四肢外傷

症例紹介

◆ **患者** 30歳, 男性

◆ **救急隊情報** 車同士の衝突事故. 両下肢をダッシュボードに長時間挟まれる. 右下腿に開放創あり, 活動性出血がある.

◆ **第一印象** 頻呼吸 (＋), 橈骨動脈触知 (速い), 右下腿の活動性出血 (＋)

◆ **PS**

【A】気道開通 (＋) 【B】致死的胸部外傷の所見 (－)

【C】橈骨動脈触知 (速い), 皮膚の冷感・湿潤 (－), CRT (1秒), FAST (－), 胸部・骨盤X線 (異常なし), 右下腿中央内側の開放創より活動性出血 (＋)

【D】瞳孔/対光反射 (L＝R 3.0/＋), GCS 15 (E4 V5 M6), 麻痺 (－) 【E】低体温 (－)

【検査】胸部・骨盤X線：大量血胸・不安定型骨盤骨折なし, FAST：陰性

◆ **バイタルサイン** RR 30回/分, SpO_2 100% (酸素10L/分), HR 120回/分, BP 115/99mmHg, BT 36.9℃

◆ **SS — 問診**

【主訴】右下肢痛

【現病歴】本日, 8時頃, 車同士の衝突事故. ワンボックスカーを運転中に対向車線の車がスリップし, 自車線側に飛び込んできたため衝突した. 車体の前面が高度に変形し, 両下肢を長時間ダッシュボードに挟まれた状態であった. 右下腿に活動性の出血を認める開放創がある. 持続した右下肢痛の程度は10/10である. その他の随伴症状なし. 事故の状況を鮮明に覚えている.

【既往歴・薬歴・アレルギー・喫煙・飲酒】なし

◆ **SS — 身体所見** 右下腿のみの外傷

【右下肢】右膝蓋骨上の皮膚挫創 (＋), 右下腿中央内側・外側の開放創 (＋), 右下腿中央内側の開放創からの活動性出血 (＋), 右下腿の変形・腫脹・疼痛 (＋), 右下肢の皮膚色蒼白・冷感 (＋), CRT (2秒以上), 右足背動脈触知 (弱い), 右足趾の自動運動 (－), 知覚障害 (＋), 右下腿のMMT (1/5), 足背と足底の感覚 (残存)

◆ **検査**

【CT・X線検査】右脛骨骨折, 右腓骨骨折. 右後脛骨動脈損傷 (造影剤の漏出あり)

【血液検査】pH 7.39, $PaCO_2$ 37.5mmHg, PaO_2 100mmHg, HCO_3^- 22.0mEq/L, BE－1.8mEq/L, Lac 20mg/dL, Hb14.6g/dL, Ht 44.7%, K 4.4mEq/L, CPK 225U/L, Mb 377ng/mL, Ca 9.1mg/dL

【12誘導心電図】不整脈・ST変化はない

◆ **治療・処置**

【静脈路確保と輸液】左右の肘正中皮静脈に18Gの留置針で静脈路の確保, 39℃に加温した糖を含まない細胞外液補充液の急速投与

・外出血の止血：右下腿中央内側の開放創より, 活動性出血あり, ガーゼを用いた用手圧迫.

・抗菌薬の投与

・手術：洗浄とデブリドマン (組織除去), 筋膜切開術, 創外固定術

◆ **診断** #右下腿開放骨折 (開放骨折分類；**表1**)

第2章　外傷の初期対応

表1　開放骨折分類（Gustilo-Anderson）

Type I	軟部組織損傷程度が低く，汚染のない1cm以内の開放創
Type II	Type Iに比較して軟部組織損傷程度の強いもの．具体的には，開放創は1cmを超えるが，広範囲の軟部組織損傷やフラップ状または引き抜かれたような軟部の損傷を伴わないもの
Type IIIA	開放創の大きさに関係なく，高エネルギー事故による軟部組織損傷を伴うもの．一般的には，広範囲の軟部組織損傷，フラップ状または引き抜かれたような軟部の損傷を伴う．しかし，骨折部を十分な軟部組織で被覆が可能なもの
Type IIIB	軟部組織損傷が強く，通常，重篤な骨膜剥離，骨の露出，高度の汚染を伴うことが多い．骨折部を十分な軟部組織で被覆ができず，何らかの軟部組織再建が必要になる可能性が高いもの
Type IIIC	修復が必要な血管損傷を伴うもの

＊分類の最終決定はデブリドマン終了後に行うのが原則である．
（日本外傷学会監：外傷専門診療ガイドライン JETEC，へるす出版，第2版，2018，p.203．より引用）

PSにおけるアセスメント

四肢外傷のPSは，止血を行うことと，出血に伴う生命の危機状態を回避することが第一である．四肢の外傷部位に着目しすぎて，四肢以外の身体部位の致死的な徴候を見逃してはいけない．

表2　骨折と出血量のおおよその目安

	閉鎖	開放
骨盤	2,000mL	4,000mL
大腿骨	1,000mL	2,000mL
脛骨	500mL	1,000mL
上腕骨	300mL	500mL

（日本救急看護学会監：外傷初期看護ガイドライン JNTEC，第4版，へるす出版，2018，p.105．より引用）

予測される出血量からの輸液量・輸液の種類

開放骨折による動脈損傷により，活動性の出血を認めている．表2から開放性の脛骨骨折の場合，1,000mL以上の出血が考えられる．また，ショック指数1.04であり，約1,000mL以上の出血が予測される．この不足した循環血液量を補うために，電解質濃度が血漿とほぼ等しい細胞外液補充液を投与する．しかし，投与された細胞外液の1/4は血管内に残ることができるが，残りの3/4は組織間液へ移行してしまう．そのため，約1,000mLの循環血液量の不足分を補充するためには，細胞外液補充液を約4,000mL投与しなければならない．

輸液の種類は，糖を含まない細胞外液補充液を選択するが，生理食塩液は選択肢から除外する．その理由は，「生理食塩液の大量投与は，強イオン較差が低下することに起因する高クロール性代謝性アシドーシスの原因になる」[1]からである．

これらのことから，本症例では重炭酸リンゲル液を約4,000mL投与する必要がある．

出血による生体への影響

出血の初期は，血球と血漿が同時に失われる．そのため，血液量は減少するが濃度の変化はなく，HbとHtの低下はみられない．本症例もHb 14.6g/dL，Ht 44.7%となっていることから，出血

しても濃度は変わっていないことがいえる。しかし，前述のように，出血で奪われた循環血液量を補うために，治療として輸液を大量に投与しなければならないため，血液濃度が希釈し，HbとHtの低下が予測される。さらに，Hbが低下することによって動脈血酸素含有量（$CaO_2 = 1.34 \times Hb \times SaO_2 + 0.003 \times PaO_2$）も低下する。そして，体内では，運搬される酸素の減少により，組織への酸素需要に見合った十分な酸素供給ができなくなるため，心拍数・呼吸回数を増加させることで代償しようと変化が起こる。また，Lac 20mg/dLであることから，出血による低灌流により組織は低酸素状態にあり，エネルギー代謝が嫌気性代謝へ切り替わっていると推測する。pH 7.39で中性であるが，嫌気性代謝の最終産物である乳酸がさらに蓄積すると，代謝性アシドーシスをきたす可能性がある。そのため，乳酸値にも注意し観察を継続する。JATECでは輸液に関して，「初期輸液療法に反応しない場合には，輸血を開始する」[2]としている。出血のため輸液を投与しても，循環動態が安定しない場合は，輸血によりHbを補充し，酸素運搬能を維持することが必要である。

これらのことから，輸液と止血を継続し，輸血も考慮する。

本症例では，圧迫止血を継続し，輸液を投与したところ，HR 102回/分，BP 130/80mmHgと安定してきた。FASTは陰性，胸部・骨盤のX線に異常はなく，右下腿の開放骨折部以外に出血はない。致死的胸部外傷や切迫するDも考えられない。出血による生理学的異常はコントロールされつつあるため，循環異常をきたしている右下腿のSS（解剖学的評価）へ移行する。

外傷における緊急度の判断

症例は右下腿の開放骨折があり，開放骨折は感染を合併しやすいため，初期対応が重要である。初期対応を正しく行わなければ，開放創部の四肢の機能を失うおそれがある。

これまで開放骨折の場合は，6時間以内にデブリドマンを行うことで感染率を減らすと言われていた。しかし，デブリドマンについて，「近年6時間以前と以降のデブリドマンで感染率に差がないという研究結果が複数報告されており，一律な時間の縛りよりも，デブリドマンの質や開放骨折の重症度が重要視されている。ただし，Type II，IIIの開放骨折ではデブリドマンが遅れるほど感染率が上昇したという報告もあり，重症開放骨折や汚染の強い場合には可及的早期にデブリドマンを行うほうが安全である」[3]とされている。これらのことから，本症例はType II以上の重症開放骨折であり，即時に手術が必要であった。

また，HR 120回/分，BP 115/99mmHg，RR 30回/分であり，出血性ショックの重症度はクラスIIである。

以上より，本症例では，右下肢の機能を失うおそれがあり，迅速な治療が必要である。また，出血性ショックの重症度はクラスIIであり，悪化の危険がある。よって，JTASレベル1（蘇生レベル）と判定し，緊急度は高いと判断する。

継続観察でのアセスメントのポイント

四肢外傷は，生命の危機的状況を回避した後に，四肢機能の温存に着目した治療を行う。

第2章　外傷の初期対応

四肢の骨折・脱臼の有無

骨折や脱臼がある場合，その周辺の血管・神経損傷にまで及ぶ重篤な四肢機能障害を残す可能性があるため，観察が必要である．その観察では，「明らかな変形や腫脹，強い圧痛を認める部位では骨折や脱臼を疑う．関節内血腫の存在は関節内骨折や靭帯損傷を疑う．自動運動で疼痛なく四肢を動かすことができれば，骨折，脱臼や重篤な軟部組織損傷の可能性は低い」[4]と考える．

本症例は，右下腿に明らかな変形，腫脹や，疼痛があり，右脛骨と右腓骨の骨折を疑った．

末梢循環・神経所見

四肢の末梢循環に異常がないか末梢動脈の拍動（左右差）を触知し，CRTを測定する．**表3**のような徴候を認める場合は，主動脈損傷を疑う．また，CTアンギオグラフィ（CTA）は，「感度（95〜100%），特異度（98〜100%）ともに高く，近年では四肢主動脈損傷診断の第一選択とされている」[3]．さらに，知覚運動障害を早期に発見するために，筋力については徒手筋力検査（MMT）を実施する．そして，知覚領域と運動機能については，**表4**を参考にしながら観察する．

本症例では，出血が持続し，CRTは2秒以上，右足背動脈の触知は減弱し，右足趾の自動運動はなく，知覚異常，蒼白，疼痛，皮膚温の低下があった．また，CTAの結果より，右後脛骨動脈から造影剤の漏出があった．これらのことより，動脈損傷を疑った．さらに，右下腿のMMTは1/5であり，足背と足底の感覚は残存していたため，脛骨・浅腓骨・深腓骨神経は残存していると判断した．

表3　血管損傷のhard sign と soft sign

hard sign：外科的介入が必要な徴候
・拍動性の出血 ・進行性に増大する，あるいは，拍動を触れる血腫 ・thrill の触知 ・血管雑音の聴診 ・局所的な虚血所見（6つのP） 　pallor　蒼白 　paresthesia　異常知覚 　paralysis　運動麻痺 　pain　疼痛 　pulselessness　拍動の消失 　poikilothermia　皮膚温の低下
soft sign：追加の検査を行うべき徴候
・出血の現病歴 ・損傷形態（骨折，脱臼や穿痛性損傷） ・拍動の減弱 ・末梢神経の脱落所見

（日本外傷学会監：外傷専門診療ガイドライン JETEC，第2版，へるす出版，2018，p.205．より引用）

筋区画症候群

骨折，血管損傷，キャスト包帯等による固定後など様々な原因で，筋区画症候群が起こる．「意識清明の患者では，臨床所見をもとに診断するのが原則である．早期に出現し，信頼性が高い症状が疼痛と知覚異常である．損傷の程度に比例しない激痛，対象区画内筋肉の他動的伸長時の疼痛があれば疑う」[3]．意識清明でない患者は，筋区画内圧測定を行う．

本症例は，激痛，知覚異常，他動的伸張時の疼痛を認め，筋区画症候群の可能性は高い．

圧挫症候群

長時間四肢を圧迫されたときには，圧挫症候群を疑う．

圧挫症候群の初期にみられるのは，運動知覚麻

表4　各末梢神経の代表的な知覚領域と支配筋, 運動機能

	末梢神経	支配知覚領域	主な支配筋	主な運動機能
上肢	腋窩神経	肩外側部	三角筋	肩関節外転
	筋皮神経	前腕橈側部	上腕二頭筋 上腕筋	（前腕回外位での） 肘関節屈曲
	橈骨神経	母指示指間背側部	指伸筋 小指伸筋 示指伸筋	指MP関節伸展
	正中神経	示指部	母指対立筋	母指対立
	尺骨神経	小指部	背側骨間筋	小指外転 示指外転
下肢	大腿神経	膝関節前面 足関節内側	大腿四頭筋	膝関節伸展
	脛骨神経	足底部	長趾屈筋 長母趾屈筋	足趾底屈
	浅腓骨神経	足背外側	長腓骨筋 短腓骨筋	足関節外反
	深腓骨神経	第一, 二趾間足背部	前脛骨筋 長趾伸筋 短趾伸筋 長母趾伸筋	足関節背屈 足趾背屈

（日本外傷学会, 日本救急医学会監：外傷初期診療ガイドライン JATEC, 改訂第5版, へるす出版, 2016, p.177. を参考に作成）

痺のみで, 腫脹や疼痛は軽微で末梢動脈も触知できるため, 重症感がなく見逃されることがある. 血液検査では, 「代謝性アシドーシス, 血液濃縮, 高ミオグロビン血症, 高CPK血症, 高カリウム血症, 血清カルシウム値の低下」[4] を認める. ミオグロビン尿や, 心電図によるテント状T波にも注意する. 本症例でも, 長時間右下肢が挟まれ, 運動知覚麻痺があったため, 圧挫症候群に注意した.

また, 本症例の血液検査の結果からミオグロビン値の上昇を認めた. 骨格筋細胞が破壊されると筋膜の透過性が亢進し, 筋細胞内のミオグロビンが血中に逸脱する. 血液中の酸素を筋組織内に運搬する機能を有するミオグロビンは, CPKに比べると血中への増減が非常に早い性質をもっている.

そのため, ミオグロビンは骨格筋細胞の障害を鋭敏にあらわす検査値と考える. その後, CPKの上昇が予測されるため注意する.

看護実践の根拠

止血と整復

四肢外傷による動脈損傷により, 動脈性の出血が持続すれば循環血液量減少性ショックとなる. そのため, 「外出血はただちに滅菌ガーゼ, 手指で直接圧迫し止血する. 必要ならば動脈血管を出血部位より近位で圧迫する. 圧迫で出血を制御でき

ない場合にのみ止血帯を使用する」[5]．用手圧迫で止血できない致死的な場合に止血帯を用いるが，止血帯を安易に用いて長時間圧迫し，末梢循環障害を起こす医原性リスクだけは避けなければならない．よって四肢外傷が致死的な出血源となっていなければ，直接圧迫止血することが第一選択となる（既往歴や薬歴に出血を助長する要素がないか聴取しておくことも，止血方法を選択する上で大切である）．

また，骨折や脱臼により動脈を圧迫し末梢循環障害を呈している場合は，迅速にその骨折や脱臼を整復する．整復後も末梢循環障害を認める場合は，動脈損傷を疑う必要がある．

抗菌薬の投与

開放骨折の患者が搬送された場合，抗菌薬を準備する．「開放骨折ではとくに受傷後3時間を超えると感染率が上がるため，できるだけ早く，遅くとも3時間以内に抗菌薬投与を開始することが骨髄炎，軟部組織感染症発症予防に重要」[6]と報告されている．また，抗菌薬の種類は，「Gustilo-Anderson分類TypeⅠ，Ⅱではグラム陽性球菌に感受性のあるペニシリン系，第1世代セファロス

ポリン系抗菌薬を用いる．TypeⅢではグラム陰性桿菌もカバーする必要があるため，広域セファロスポリン，あるいはセファロスポリン系とアミノグリコシド系抗菌薬の併用をする」[6]．以上より，開放骨折患者には，早期に抗菌薬を投与する必要がある．

適切な施設への早期搬入

自施設で対応できないときは，適切な施設への搬送を早期に判断しなくてはならない．「開放骨折に対する不適切な初療は，感染を生じさせる可能性が高い．このため，開放骨折に対する処置は専門医に委ねるべきである．早期に専門医にコンサルトできない場合は，手術が可能な施設へ転送する」[4]．そのため，医師だけが早期の搬送を目標としていても，搬送の準備を中心となって行う看護師が医師と同じ目標をもって行動できていなければ，早期の搬送は難しくなる．そのためには，「多職種と連携・協同を基盤とした外傷医療チームを組織する」[7]ことが重要である．そうすることで，情報共有しやすく，早期の搬送が可能になり，患者にとって良い結果となる．

救急初療の看護サマリー

◆ **医学診断**　#右下腿開放骨折
◆ **看護診断**　#1 右下腿の活動性出血に伴うショックリスク状態
　　　　　　　#2 右下腿の循環不全と機能不全に伴う非効果的末梢組織循環
　　　　　　　#3 開放創の汚染に伴う感染リスク状態
◆ **患者目標**　#1 気道閉塞・致死的な胸部外傷・ショック徴候・切迫するD・体温の異常がなく，生命の安全が保証される．
　　　　　　　#2 右下腿の循環不全が最小限にとどめられ，右下腿の機能が温存される．
　　　　　　　#3 早期から感染リスクを減らす対応がされ，感染を起こさない．

◆ 患者情報

【主訴】右下肢痛

【現病歴】本日，8時頃の車同士の衝突事故である．両下肢をダッシュボードに挟まれ，長時間かけて救出される．右下腿に開放創あり，活動性出血がある．

【既往歴／薬歴】なし

◆ 身体所見

【バイタルサイン】RR 30回/分，SpO₂ 100%（酸素10L/分），HR 120回/分，BP 115/99mmHg，BT 36.9℃

【PS】頻呼吸（＋），橈骨動脈触知（速い），右下腿の活動性出血（＋）

【SS】右下腿のみの外傷．右下腿中央内側・外側の開放創（＋），右足背動脈触知（弱い），局所的な虚血所見（＋），他動的伸張時の疼痛（＋）

◆ 検査

【血液検査】pH 7.39，Lac 20mg/dL，Hb 14.6g/dL，Ht 44.7%

【X線／CT】右脛骨骨折，右腓骨骨折．右後脛骨動脈損傷（造影剤の漏出あり）

◆ 看護の実際

【アセスメント】医師の診断は，身体所見，検査などから，右下腿開放骨折である．PSでは，開放性脛骨・骨折部位より，活動性の出血があり，ショック指数1.04であることから，約1,000mL以上の出血量が予測され，循環血液量が減少するリスクがある．これは，身体組織への酸素供給が不十分になる危険があり，命に関わる細胞機能障害が起きやすく，健康を損なうおそれのある状態であると考える．このことから，「#1 右下腿の活動性出血に伴うショッククリスク状態」を看護診断にあげ，介入する必要がある．

　　SSでは，CTAの結果より，右後脛骨動脈からの造影剤の漏出があり，右後脛骨動脈損傷が考えられる．さらに，患者情報や身体所見より，筋区画症候群，圧挫症候群も疑う．これらのことより，末梢への血液循環が低下し，右下肢の機能を失う危険性が考えられるため，「#2 右下腿の循環不全と機能不全に伴う非効果的末梢組織循環」に介入する．また，骨，軟部組織の開放により，骨髄炎や軟部組織感染症などの感染を合併しやすい．これは，開放創から病原体が侵入し増殖しやすく，健康を損なうおそれのある状態である．そのため，「#3 開放創の汚染に伴う感染リスク状態」に介入する必要がある．

【看護計画／看護実践】

・O-P：

#1：①モニター装着，②呼吸状態，循環状態，中枢神経の継続観察，③輸液量の評価

　　　④検査データ:血液検査（血液一般,凝固・線溶,生化学等）／動脈血液ガス分析／FAST／X線（胸部・骨盤）

#2：①四肢の骨折・脱臼の有無，②開放創の有無，③末梢循環・神経所見，④動脈損傷の有無

　　　⑤画像検査：CTA／下肢のX線

　　　⑥筋区画症候群：疼痛・運動麻痺・知覚異常・他動的伸張時の疼痛の有無

　　　⑦圧挫症候群：血液検査（代謝性アシドーシス，血液濃縮，高ミオグロビン血症，高CPK血症，

　　　　　　　　　　　高カリウム血症，血清カルシウム値の低下）／ミオグロビン尿の有無／心電図によるテント

　　　　　　　　　　　状T波の有無

#3：①開放創の観察（汚染や異物など），②皮膚色の観察，③体温異常の有無

・T-P：

#1：①酸素の持続投与，②出血の状況から直接圧迫止血の実施，③39℃に加温した重炭酸リンゲル液を4,000mL

　　　準備し，医師の指示のもと2ルート確保し投与，④FASTの介助，⑤胸部・骨盤X線撮影の介助，⑥輸血の準備，

　　　⑦保温

#2：①止血と整復，②体位調整，③画像検査の介助

#3：①スタンダードプリコーションの実施，②抗菌薬の投与，③適切な施設への早期搬入の準備や搬入先病院と

　　　の連絡調整，④自施設の手術室との連絡調整

第 2 章　外傷の初期対応

・E-P：
#1，#2，#3
①安静の必要性について説明する
②下肢の疼痛増強，しびれ，感覚麻痺などある場合や，右下肢以外の異常な症状がある場合は，報告するよう説明する
③処置，ケア，検査の前にわかりやすく説明する

以上の看護過程の展開を図にまとめた．

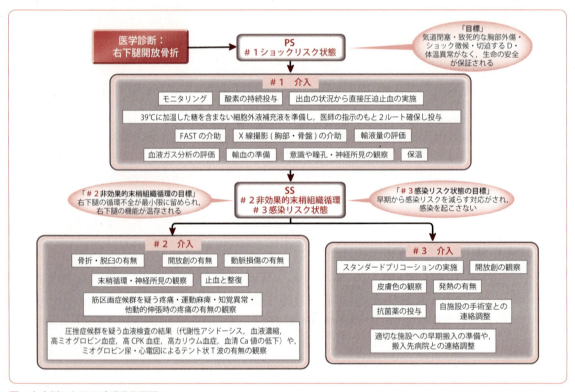

図　本症例における看護過程展開

引用・参考文献
1) 日比野将也・植西憲達・藤谷茂樹：輸液の薬理学,輸液・ボリューム管理 INTENSIVIST ,Vol.9 No.2，2017年，p.273-298．
2) 日本外傷学会，日本救急医学会監：外傷初期診療ガイドライン JATEC，第5版，へるす出版，2016年，p.43-59．
3) 日本外傷学会監：外傷専門診療ガイドライン JETEC，へるす出版，第2版，2018年，p.192-218．
4) 前掲書2)，p.175-185．
5) 前掲書2)，p.1-24．
6) 前掲書3)，p.354-356．
7) 日本救急看護学会監：外傷初期看護ガイドライン JNTEC，第4版，へるす出版，2018年，p.290-293．

第3章

多様な特徴のある患者への初期対応

**1. 多様な特徴のある患者の
アセスメントと初期対応** ───── 168

2. 初期対応の実際

① 高齢患者 ───── 177

② 妊娠中の患者 ───── 184

③ 小児患者 ───── 191

④ 精神疾患をもつ患者/
薬物中毒の患者/自殺企図者 ───── 198

⑤ 虐待を疑う患者 ───── 204

⑥ 飲酒患者 ───── 212

第 **3** 章　多様な特徴のある患者への初期対応

1. 多様な特徴のある患者のアセスメントと初期対応

　救急患者の特徴は年齢層や生活様式も様々であるため，発症様式や症状に差がある．患者対応では，対象者の成長・発達段階や生活背景を踏まえた対応が求められる．本稿では，高齢者，妊産婦，小児，精神疾患，虐待，飲酒の患者など，救急外来における特徴のある患者への対応についてアセスメント，緊急度の判定，看護実践（初期対応）の側面から述べる．

高齢者

アセスメント

■ 高齢者の特徴

1．身体機能の変化

　高齢者には，加齢に伴う身体機能の低下や生理機能の低下，各臓器の機能低下，侵襲に対する代償機能の低下が起こる．それらの機能低下は，疾患の罹患に伴う症状の発現の違いや薬物感受性の違いにも反映される．また，患者個々の生活様式の違いも急性疾患の発症や慢性疾患の重症化に関与する．

2．症状のとらえ方の難しさ

　救急外来で対応する患者の多くは，感染やショックなどの侵襲に対する代償機能が低下しており，恒常性維持機能が破綻しやすい．そのため，一見軽症であるようにみえても，重篤な状態に陥

ることもある．特に，中枢神経系における神経伝達速度の遅鈍や疼痛閾値の上昇により，痛みの訴えが軽度になることも多い．また，認知機能の低下や表現が乏しいことにより，症状をとらえるのが困難になることもある．

3．既往歴や薬剤の影響

　多くの高齢者は既往をもち，慢性疾患に関する薬剤を多剤服用していることが多いため，身体的な特徴と併せて既往歴や服用している薬剤による影響をアセスメントする必要がある．

■ 患者の周囲の人への問診

　問診では，患者本人から聴取できない場合は，家族や患者のことがわかる人から情報収集することが必要となる．この場合には，来院前の生活様式や症状に気づいた頃から受診するまでのあいだの日常生活行動についても情報収集を行い，見逃してはいけない疾患を念頭に置いて病態を予測する必要がある．

緊急度の判定

■ 高齢者の機能低下を踏まえた様相の観察

　患者と接触する前に行動や表情，会話の様子を観察し，呼吸様式や呼吸数，顔面や皮膚の色調など，全体の様相を観察する．高齢者は，肺活量やFEV$_1$（1秒率）の低下，機能的残気量（functional residual volume；FRC）の低下などにより呼吸機

能が低下する．さらに，肋軟骨の石灰化や胸壁の弾力性の低下，胸壁の筋肉や呼吸補助筋萎縮による胸郭コンプライアンスの低下があり，気管支粘膜の線毛運動や咳嗽反射，咀嚼・嚥下機能の低下が起こりやすい．そのため呼吸様式の観察は重要であり，酸素の取り込み具合はどうか，呼吸補助筋の使用はないかなど，若年者に比べてより注意が必要である．

■ 患者との接触時の評価・観察

全体の様相を観察した後は，患者に接触すると同時に声かけによる意識の評価と触れたときの皮膚の状態を観察し，緊急か，非緊急かを判断する．

■ オーバートリアージ

生理学的指標であるバイタルサインは病態を反映する大切な情報となるが，高齢者は生体の生理機能が低下するため，病態に伴う症状に対して恒常性維持機能による代償がないことも多々みられる．したがって，高齢者の緊急度判定においては，1ランク上げたオーバートリアージでの対応が必要な場合もある．

看護実践

■ 環境調整や物品の準備

受け入れ準備は，高齢者の特徴を踏まえて重症度を1〜2ランク上げた体制で行う．

高齢者は，視床下部，自律神経系機能の低下により体温調節能が低下するため，救急外来（初療室）の室温調整を行い，バスタオルや毛布などの保温具を準備しておくことが必要である．高齢者は頬が陥没していることがあり，マスクフィッティングが難しいことがあるため，数種類のマスクを

準備しておく．義歯装着者も多いため，義歯の保管ができるように，専用のケースや袋も準備しておく．脊椎後彎がある場合，診療用ベッドでの臥床が困難なこともあるため，バスタオルを丸めて挿入するなど，変化する体形への配慮をすることも重要となる．

■ バイタルサインの綿密な測定と解釈

一見状態が安定しているようにみえても，訴えが少ない，認知機能の障害がある，恒常性が低下しているなどのことから，重篤な状態が隠れている場合もある．そのため，バイタルサインは綿密に測定し，測定値の意味を理解することが重要である．

■ 患者・家族とのていねいなかかわり

高齢者の皮膚は損傷をきたしやすいので，測定や脱衣など，診療に協力を得られるように必要性を説明し対応する．声かけは明瞭かつていねいに行い，既往歴や内服歴などについて患者へ問診する際には，はっきりと簡潔にわかりやすい表現で尋ねるようにする．

認知症の程度によっては，医療行為に協力を得られないこともある．その場合は，患者の気質・行動を理解している家族や施設の介護者の協力を得ることも必要である．

妊産婦

アセスメント

■ 妊産婦に生じる症状の特徴

妊産婦は産科疾患だけでなく，内科や外科領域

の疾患に関連した症状で来院する場合も多い．下腹部痛や不正出血は代表的な症状であるが，下腹部痛では消化器疾患や泌尿器疾患が隠れていることも多い．

妊娠期・分娩期における症状の特徴は，「下腹部痛が起こって性器出血があった」「発熱し腹痛がある」など，複数の異なる症状が同時に出現する可能性があるという点である．主症状が産科に関連した主訴か，内科・外科など他科に関連した主訴かを判断することが重要となる（**表1**）．

■ 病態予測のための情報収集

病態を予測するうえで大事なことは，問診の際に，主訴に関連した発症時期や疼痛の部位・性質だけでなく，月経周期や妊娠の有無，性生活について確認をすることである．10～40代の女性は妊娠可能な年齢であり，妊娠に気づいていないことや，妊娠を隠していることもあるため，プライバシーに注意しながら聴取する．妊婦の場合は胎児への影響も注意することが重要であり，妊婦検診時の状況や母子手帳の記載事項も確認する必要がある．

緊急度の判定

■ 胎児の状態を考慮した評価

妊産婦の緊急度判定の困難さは，対象が妊婦と胎児の複数になることである．妊娠時の救急対応の原則は母体優先であるが，妊娠週数により胎児の状態を考慮した対応が求められる．一般に，胎児は妊娠22週以降であれば母体外での生存が可能になることを踏まえて緊急度・重症度の評価を行う．

■ 胎児の発育に伴う母体の変化を踏まえた判定

第一印象は全体の様相をみるため，まずは呼吸状態，皮膚の状態などの外観をみる．次に，接触して声かけを行うとともに，迅速評価を行う．その際に注意すべきは，妊娠初期から分娩期まで胎児の発育に伴う母体の生理学的変化や精神面の変化があるため，その特徴を踏まえて緊急度の判定を行う必要がある点である．

1．呼吸器系の変化

バイタルサインに関連することとして，呼吸器

表1 産科領域で遭遇する症状と主な救急疾患

症 状	妊娠に関連したもの	妊娠に関連しないもの
性器出血	外出血（切迫流産，切迫早産，弛緩出血），内出血（子宮外妊娠，常位胎盤早期剥離，前置胎盤，子宮破裂）	―
腹痛	切迫流産，切迫早産，子宮外妊娠，常位胎盤早期剥離，前置胎盤，子宮破裂	腹痛
頭痛	妊娠高血圧症候群，脳血管障害，子癇	疼痛
痙攣	妊娠高血圧症候群，脳血管障害，子癇	痙攣
呼吸困難	血栓性肺塞栓症	呼吸困難
嘔吐	妊娠悪阻，HELLP症候群	嘔吐
意識障害	妊娠高血圧症候群，脳血管障害，子癇	意識障害
精神疾患	―	外傷
失神発作	子癇	精神疾患

系では子宮の圧迫による横隔膜挙上のため、肺実質の体積が減少し腹式呼吸となり、肺活量や呼吸数が上昇し機能的残気量は減少する。そのため一回換気量は増え、酸素消費量は多くなるため、低酸素血症に陥りやすくなる。

2. 循環器系の変化

循環器系では、母体自体の体重増加によって胎児への血液を確保するため、循環血漿量が40％増加する。そのため心拍数は増え、心負荷も増大する。血圧はプロゲステロンの影響により変化しないか下降傾向となる。子宮の拡大により横隔膜が挙上し、心臓が押し上げられることで左外方に転位し、心雑音が聞こえるようになる。分娩後期では、側臥位から仰臥位になると心拍出量が20％減少するため、めまいや顔面蒼白、発汗、悪心などの低血圧症状が起こることがある。

3. 消化器系の変化

消化器系では子宮の拡大から腸管の蠕動運動が低下し、下部食道の括約筋の緊張も低下するため、胃・食道の逆流が起こりやすくなる。また、プロゲステロンによる平滑筋弛緩のため、便秘になりやすい。

4. 産科ショックインデックスの活用

妊産婦の不正出血は妊娠のどの時期においても出現する可能性があり、ショック状態やDIC（disseminated intravascular coagulation；播種性血管内凝固症候群）につながることを考慮して緊急度の判断を行う必要がある。妊産婦の循環血漿量は40％増加しているため、ショック症状が判断しにくくなっている。母体が軽度のショックにみえても、胎児への血流が減少してショックを起こしていることも考えられる。この場合は、産科ショックインデックス（SI）*を用いるとともに、バイタルサインや予想出血量、ショック徴候と合わせて重症度を評価することも必要である。

$$* \text{SI} = \frac{心拍数}{収縮期血圧}$$

SI＝1は約1.5L，SI＝1.5は約2.5Lの出血量であることが推測される

看護実践

■ 産科医・手術室への連絡

妊産婦の来院がわかった時点で院内の産科医へ連絡し、いつでも専門医の診察が受けられる体制を整えておくこと、産科ショックの場合は手術となる可能性もあるため、手術室との連絡をとっておくことが必要となる。

■ 胎児への対応の準備

胎児に対しては、胎児心音モニターの装着やエコーの準備を行い、母体と胎児の両方へ対応できるようにする。

■ ABCDEアプローチ

基本的にはABCDEアプローチを原則として対応する。妊産婦の生理学的変化に配慮し、母体・胎児の低酸素症を予防するため、高濃度酸素を投与できるよう準備しておく、臥床時に左側臥位がとれるように、体位調整用のクッションも準備しておく。

■ 妊産婦の精神面への配慮

妊娠中は精神的葛藤をもっていることが多く、救急外来を受診するという事態は、妊産婦の精神的負担を増大させる要因となる、悲観や自己を責めるという感情をもちやすいため、ていねいに説明を加えながら対応する。

第 **3** 章 　多様な特徴のある患者への初期対応

小児

アセスメント

■ 少ない情報と観察内容からの病態予測

　小児の症状は成人と異なり，非特異的でとらえにくいことが特徴である．たとえば，発熱を伴わない重症細菌感染症や，眠っているようにみえる低血糖などは代表的な例である．軽症のようにみえても重症な病態が隠れていることがあるため，保護者や小児から得られる少ない情報と観察内容を統合して病態を予測することが必要である．

■ 小児救急医療の特徴

　小児救急医療の特徴として，小児は重症であっても初発症状は軽症であることも多いが，病状の進行は成人に比べて早く，全身症状や複数の症状として現れることもある．疾患によっては年齢集積性があり，育児不安に基づく安易な受診が多いことも特徴である．

■ 成長・発達段階と保護者の気持ちを考慮した問診

　問診では，小児の成長・発達段階によっては自らの症状を訴えることや表現が十分ではないため，聞き方を工夫するなどし，小児からも可能な範囲で症状を確認する．乳児の場合は，泣き声や活気など非言語的な情報も自覚症状を判断する要素となる．保護者から病歴を聴取する場合は，救急外来では保護者の気持ちが動揺していることが多いため，保護者の表情や話し方から心理状態を配慮し，焦点を絞りながら聴取する必要がある．患児の状態については，必ず接して反応を把握するこ

とが重要である．「〜だろう」という思い込みは判断を惑わすため，注意しなければならない（**表2**）．

緊急度の判定

■ 第一印象の3要素

　小児の第一印象（初期評価）の3要素としては，外観（筋緊張，周囲への反応，精神的安定，視線・注視，発語・会話，啼泣，服装），呼吸（鼻翼呼吸，陥没呼吸，シーソー呼吸，吸気時間の延長，呼気時間の延長，呼吸補助筋の使用，呻吟，死戦期呼吸），循環がある（**図**）．これらは状態の極めて悪い，あるいは急激に状態の悪化する可能性が高い患児を迅速に同定する方法である．

1. 外観

　外観では，患児の全体的な様子と保護者を観察し，患児の立ち振る舞いや表情など患児の年齢や発達段階に見合ったものかを観察することで，患児の状態を把握できる．

表2　小児の救急疾患で見落としてはならない疾患

最重要	重要
喉頭蓋炎	気胸，縦隔気腫
気道異物	脳腫瘍
咽後膿瘍	脳梗塞，頭蓋内出血
脳炎・脳症	急性虫垂炎
心筋炎	HUS
化膿性髄膜炎・敗血症	卵巣嚢腫茎捻転
糖尿病性昏睡	薬物中毒
腸重積	児童虐待
腸管軸捻転，腸管回転異常症	—
ヘルニア嵌頓	—
精巣捻転	—

1. 多様な特徴のある患者のアセスメントと初期対応

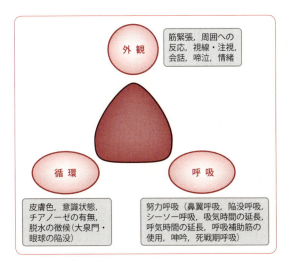

図　小児の第一印象の3要素

2. 呼吸

　小児の身体的特徴は，体表面積が大きく呼吸中枢が未熟であり，気道が柔らかく狭いことなど，生理機能の最大能力と通常時の能力の差である予備能力が乏しいことがあげられる．そのため呼吸努力がみられる場合は，酸素化や換気の障害をきたす重篤な病態に陥っていると判断することができる．

3. 循環

　循環の異常はチアノーゼや蒼白，まだら模様など皮膚の状態を主に観察するが，眼瞼の陥没や大泉門の陥没があれば潜在的に脱水状態がある．意識の状態を評価することは，脳循環に異常がないかを観察することにもなる．

■ バイタルサインの測定

　第一印象の3要素で緊急度が高くない場合は，その患児の状態に合わせてバイタルサインの測定を行う．緊急性が高いと判断したときは測定に時間をかけるべきではない．バイタルサインの測定値は，患児の年齢や身体の発達により個人差があることを考慮する．

看護実践

■ 成長・発達段階に応じた物品の準備

　ME機器（パルスオキシメータープローブ，血圧計マンシェットなど），酸素投与用品（マスク，カニューレ，バッグバルブマスクなど），静脈路確保（骨髄針，採血セットなど）に関するものは，小児の成長・発達段階に見合ったものが使用できるよう整備しておく必要がある．

■ 不安や恐怖心の緩和

　患児と接する際には，不安や恐怖心をできるだけ緩和できるように声をかけながら対応する．乳児に対しては，処置について気をそらすようあやしながら接する．幼児や学童児には年齢に応じたコミュニケーションをとりながら，理解に合わせた説明を行う．複数の医療者間で協力し，連携をしながら処置を進めていくことが重要である．

■ 静脈路確保と骨髄内輸液

　特に，小児の静脈路確保は難渋することが多く，留置針の固定方法には慣れておく必要がある．静脈路確保の代替法として骨髄内輸液が推奨されており，穿刺の際の固定などについても熟知しておく必要がある．

■ 室温調整や保温

　小児は成人よりも温度調節能が未熟であるため，室温調整やブランケットによる保温などを確実に行うことが必要である．

第 **3** 章　多様な特徴のある患者への初期対応

精神的に不安定な要素をもつ患者

アセスメント

■ 精神的に不安定な要素をもつ救急患者の特徴

　精神的に不安定な要素をもつ救急患者は，自殺企図や幻覚や妄想を訴える，重度の不安を訴える，自傷他害のおそれがあるなど，来院の理由は様々である．身体合併症をもっている場合は，緊急度・重症度を把握したうえで，生命維持の処置が優先となる．

■ 自殺念慮の確認

　救急患者は，精神的・社会的に不安定で複雑な問題を抱えていることが多く，それぞれの患者に対して精神医学的評価を行ったうえで早期介入が必要なことがある．自殺企図の患者の場合は，自殺念慮が強いか弱いか，いつからあるのか，どのような状況で自殺念慮が出現するのか，実際に自殺の再企図の計画を立てているのか，について確認する必要がある．そして，この自殺念慮は揺れ動いていることが多く，患者が本心を隠している場合や軽い意識障害の影響があるときは返答があいまいなことがあるため，複数回確認していく．

■ 強度の不安を訴える患者の観察

　患者が強度の不安を訴える場合は，極度の困惑や不安からカテコラミンが過剰分泌され，頻脈や高血圧などのバイタルサインの変化に加えて呼吸困難やめまい，胃部不快感など自律神経系の症状（パニック発作）をきたす場合もある．この症状は一時的なものではあるが，パニック発作の観察を行い，声かけへの反応や意識の状態，呼吸・循環の異常の有無などを観察する必要がある．

緊急度の判定

　緊急度の判定においては，問診をとおして患者の精神状態がどれくらい危機的であるかを判断する．緊急度の高い精神状態として，抑うつ，自殺行為，自傷行為，不安，状況的危機，幻覚，妄想，不眠，暴力的，殺人的行為，社会的問題，奇異な行動があげられる．具体的な状態の例を次に示す．

- 抑うつ・自殺行為・自傷行為があり，逃走のおそれがある場合や安全を確保できない場合
- 幻覚や妄想のある患者で，問診や患者の言動・行動から急性精神病や重度の不安・焦燥状態にあると判断した場合
- 不安を訴える患者で自己コントロールができず混乱状態になった場合
- 自傷他害のおそれが切迫している，またはその計画がある場合

看護実践

■ 人的・物的資源の確保と環境調整

　精神的に不安定な要素をもつ患者への対応では，安全かつ適切に患者を管理するために必要な人的・物的資源を確保する，つまり専門医への連絡，またはサポートチームの設置が重要である．自傷他害行為の可能性が高い場合は危険物から遠ざけ，できるだけ静かで落ち着いた環境を提供する．

■ 問診のポイント

1. 逆転移を起こさない

　問診する際には，患者が医療者のもつ感情を敏感に感じとるため，たとえ患者に向けた罪悪感や怒りの感情が生じても，行動や言葉に表さないようにする．また，医療者が無意識的な敵意を向け

てしまう「逆転移」を起こさないことも重要であり，逆転移があると自殺念慮を助長させてしまう．

2．傾聴，共感と受容，ねぎらい

患者の話を聞く場合は，傾聴（患者の言葉に耳を傾け，真剣に聴く態度），共感と受容（患者の言葉を全体的に受け入れ，理解する態度を示すこと），ねぎらい（来院したこと，心の内を吐露してくれたことをねぎらう）の3つを行うことが必要である．一般に，自殺企図患者へは次の「TALKの原則」に沿って対応する．

Tell：誠実な態度で話しかける

Ask：自殺についてはっきりと尋ねる

Listen：相手の訴えを傾聴する

Keep Safe：安全を確保する

3．家族の苦悩を認め，理解しようと努める

患者から問診ができない場合は，家族も患者と同様に苦悩を抱えていることも多いため，家族の言葉や気持ちを認め，理解しようとする態度で接するようにする．

虐 待

病態と虐待行為の緊急性を見極める

虐待は深刻な社会問題である．虐待が疑われる際は，病態の緊急性と虐待行為の緊急性を見極めることが重要となる．保護者や家族のあいまいかつ矛盾した説明内容，無関心な態度も虐待行為への気づきの一要素である．

■ 虐待の症例の特徴

小児では，先に述べた外観の観察において，一見ふつうにみえる親子関係であっても，季節に合わない着衣を着ている，汚れが目立つ，などがみられることが特徴的である．年齢に合わない身体の成長発達の遅れは，食生活など生活状況を反映している結果でもある．身体的には，新旧混じった外傷痕や通常では生じにくい部分に傷を負うという状況も特徴的である．

成人・高齢者では，身体的外傷が衣服に隠れた場所にあり，慢性的な痛みや疲労・愁訴を伴う特徴がある．家族や配偶者から威圧的かつ支配的な扱いを受けている傾向があり，自ら被害を受けていることを言い出せないことが多い．

これらの特徴を踏まえながら，病態の緊急性について的確に判断する必要がある．病態に緊急性がある場合は，病態の重篤化を避けることと生命維持を優先して対応する．

■ 問診時の聞き方と保護者の観察

小児の保護者への問診では，周産期歴や予防接種歴，健診歴，家族構成は確実に聴取し，養育上のキーパーソンについても確認する．母子手帳は患児の成長・発達の重要な情報源である．

成人・高齢者では，受傷状況や病歴，生活状況を聴取し，コミュニケーション能力についても観察を行う．保護者や家族の話で不自然でつじつまの合わない説明があった際は問いただすようなことはせず，いったん話を聞き入れ，時系列で情報を整理する．外傷の場合はできるだけ受傷機転を説明してもらい，傷害形成のプロセスを正確に聴取する．

話の内容は，だれが何を話したのかを記録に残すようにすることも重要である．そのうえで，患者の治療・処置に関する説明をした際の保護者や家族の受け止め方や言動を注視するようにする．

医療者間での情報共有と対応の検討

虐待が疑われる事実は，ほかのスタッフや診察をする医師へも報告し，虐待行為の緊急性を見極めることも重要である．

生後2か月の乳児の転落事故など，明らかに不自然な場合は，家庭環境が通常の養育環境であるかどうか，養育困難という徴候であるか否かも含めてアセスメントする必要がある．そのうえで，子どもの健全育成のための社会的介入として，児童相談所などへの通報が必要かどうかを検討することが重要である．

成人・高齢者に対しては医療者との接点が被害の拡大防止や擁護になり，患者が適切な援助や救済を受ける機会になることを意識する．

アルコール依存

飲酒の影響と飲酒患者の特徴

アルコール依存は，アルコールが中枢神経抑制作用をきたし，思考変調および気分変調作用があり，判断力を損ない衝動性を高めてしまう．そして，すでに罹患している精神障害があれば，その病状を悪化させることにつながる．精神障害がない場合でも，二次的に精神障害を引き起こす可能性があり，自殺の危険因子になる．

アルコール臭，呂律の回らない話し方，大声，言語や行動の抑制の消失，アルコール酩酊の徴候，離脱症状の突然発症，多幸とイライラの両極端を示すなど，飲酒患者特有の状態について観察する．このような患者は，アルコールを多飲しているということの認識不足があり，自身の行動の結果を受け入れることは少ない．したがって，患者の行動が目立つあまり，症状のとらえにくさがある．

飲酒患者に多くみられる病態

アルコール多飲の患者は潜在的に疾患を抱えていることが多い．多い病態には，脂肪肝・肝炎・肝硬変など肝機能障害や消化器疾患がある．神経系疾患には，ビタミンB_1欠乏による眼筋障害，運動失調，記憶障害など起こすウェルニッケ脳症がある．酩酊状態により転倒・転落を起こすことも多く，頭部を打撲したことによる慢性硬膜下血腫を発症する患者も多い．アルコール離脱に伴う意識障害の遷延やウェルニッケ脳症では説明のつかない歩行障害が急激に生じた場合には，慢性硬膜下血腫を考える必要がある．上下肢の脱力や麻痺の出現は頭蓋内の病変を疑う症状であり，緊急性が高いと判断する．

アルコール離脱症状では，意識障害が目立たず，幻聴を中心とした精神症状が起こるアルコール幻覚症やてんかん，発汗・血圧上昇を主とする自律神経症状があるため，呼吸・循環・意識の状態を綿密に観察し，症状が長引く場合は注意する．

飲酒患者への対応のポイント

飲酒患者を受け入れる場合は，人員確保を行い，転落などの危険防止を行う．また，医療者が逆転移を起こさないように，尊厳をもって対応する．アルコール離脱症状に対しては，ベンゾジアゼピン系の薬剤やビタミンB群，輸液が必要になるため，医師の指示を確認し準備しておく．

2. 初期対応の実際

① 高齢患者

症例紹介

◆ **患者** 82歳, 女性

◆ **主訴** 胃痛, 嘔吐

◆ **第一印象** 顔色不良 (＋), 徐脈 (＋) → JTAS レベル2 (緊急), 車椅子で ER 内のベッドへ案内し, 看護を継続

◆ **バイタルサイン** BP 108/39mmHg (右)・106/36mmHg (左), HR 38回/分, RR 24回/分, SpO$_2$ 97% (RA), BT 36.4℃, JCS I-1

◆ **二次評価 ― 問診**

【現病歴】 前日の就寝前より胃痛が出現し眠れなかった. 翌日も症状は持続し, 夕食後の18時頃より胃痛と気分不良, 腹部膨満感があり, 冷汗もあった. その後3,4回嘔吐した. 嘔吐後は症状が軽減したが, 家族が心配し22時に救急外来を受診した.

【既往歴】 虫垂炎手術, 両仙骨骨折・第4腰椎圧迫骨折, 心肥大指摘

【内服薬】 ボナロン®35mg, ロキソニン®, ムコスタ®

【アレルギー】 (―)

【その他】 認知症軽度, 要介護度1, 室内伝い歩き, 長距離移動時車椅子使用, 入浴見守りほか, ADL 自立

【身体所見】 両下肢浮腫 (＋), 胸部痛 (―), 背部痛 (―), 末梢冷感 (―), 皮膚湿潤 (―), 頸静脈怒張 (―)

◆ **検査結果**

【12誘導心電図】 完全房室ブロック, ST-T 変化 (―)

【心エコー】 asynergy (―), EF 61%

【胸部X線】 両肺うっ血 (＋), CTR 56%

【腹部X線】 フリーエア (―), ニボー像 (―)

【血液検査】 WBC 7.9×10^4/μL, CRP 0.47mg/dL, Hb 10.0g/dL, AST 25U/L, ALT 13U/L, LDH 228U/L, ALP 262U/L, AMY 68U/L, CPK 152U/L, BUN 27.4mg/dL, Cr 0.85mg/dL, Na 123.6mEq/L, K 4.80 mEq/L, Cl 91.5mEq/L, Ca 9.0mEq/dL, BNP 592.6pg/mL, トロポニン T 陰性

◆ **診断** #1完全房室ブロック, #2心不全

第 3 章　多様な特徴のある患者への初期対応

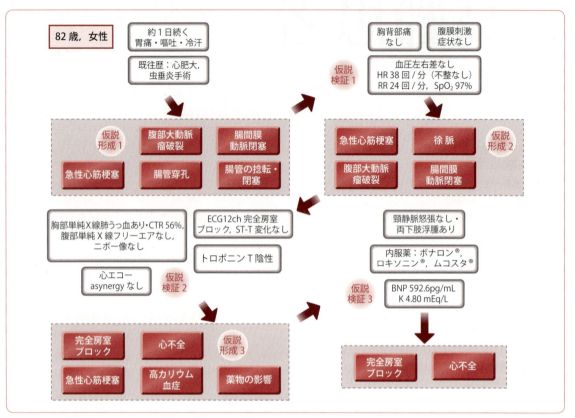

図　本症例の臨床推論

　高齢者の初期対応においては，高齢者の身体・精神機能の特徴と主訴の「あいまいさ」を理解し，緊急度のアセスメントを進めることが必要である．また，疾患だけでなく，患者・家族の生活環境・社会背景・精神面への配慮が必要であり，訴えを根気強く聞き，高齢者を全人的にとらえてアセスメントする姿勢が重要となる．

する閾値が上昇しているため，通常であれば強い腹痛と腹膜刺激症状を呈するような病態でも，症状を発見できないことがある．また，カテコラミンの放出・感受性の低下によって，心筋梗塞であっても胸痛がなく，腹痛などほかの症状として訴えることもあるため，高齢者の腹痛の鑑別は注意深く行う必要がある（表1）．血管性病変のトップに急性心筋梗塞があげられているように，腹部以外の重篤な疾患でも腹痛を訴える場合がある．そのため，「高齢者の臍から上の腹痛では，まず12誘導心電図で心筋梗塞のチェックを行う」[1]ことが大切である．

臨床推論（図）

仮説形成・検証 1

　高齢者は交感神経系の機能が低下して痛みに対

　本症例の主訴は，約1日持続している胃痛である．来院時は消失していたが冷汗もあったとのこ

表1　高齢者の危険な腹痛の鑑別

血管性病変	・急性心筋梗塞 ・腹部大動脈瘤破裂 ・腸間膜動脈閉塞
腸管穿孔	・大腸穿孔 ・虫垂炎・憩室炎・潰瘍の穿孔
腸管の捻転・閉塞	・S状結腸軸捻転症 ・閉鎖孔ヘルニア ・悪性腫瘍による腸閉塞

とである．高齢者の腹痛の見逃してはいけない危険な疾患として，「急性心筋梗塞」「腹部大動脈瘤破裂」「腸間膜動脈閉塞」を考え，次に「腸管穿孔」「腸管の捻転・閉塞」を考えた．

胸背部痛はなく，嘔吐後腹部症状は軽減し腹膜刺激症状もない．血圧に左右差はないが徐脈を認める．危険性の高い疾患として，急性心筋梗塞によって徐脈を合併している可能性を考えた．

仮説形成・検証2

12誘導心電図で完全房室ブロックの所見を認めた．完全房室ブロックの原因として急性心筋梗塞の可能性を最初に考えたが，心電図上ST変化はみられず，採血や心エコーの結果から急性心筋梗塞は否定的であった．ほかの原因として，薬剤の影響（β遮断薬，ジギタリス，Ca拮抗薬）や高カリウム血症の可能性を予測した．また，心肥大を指摘された既往があり，胸部単純X線の結果，両肺うっ血を認めたことから，心不全を起こしていることが予測できた．

仮説形成・検証3

完全房室ブロックの原因として，採血結果では高カリウム血症は認めず，β遮断薬やCa拮抗薬などの内服歴もない．頸静脈怒張はないが，両下肢浮腫を認め，BNP 108pg/mL→592.6pg/mLと上昇していたことから，「心不全を呈する完全房室ブロック」と診断された．

高齢者の臨床推論のポイント

高齢者においては，症状が軽減した状態で来院したとしても，家族の「何かおかしい」「何か気になる」といった訴えに着目し，他の身体所見とリンクさせながら，検査を予測し，診断につなげることが重要であり，難しい点でもある．

緊急度判断のための アセスメント

第一印象の重症感

重症度判断では患者と接触後A（気道），B（呼吸），C（循環）の異常，D（意識レベル）を3〜5秒で確認し，第一印象の重症感をアセスメントする．

本症例の主訴は胃痛で，接触した第一印象は顔色不良であった．高齢者は末梢循環の低下に加え，皮膚に張りがなくメラニン色素が少ないため，皮膚が白っぽく見えることが多く，毛細血管再充満時間（CRT）もあてにならないことがある．若年者に比べ皮膚所見は信憑性に乏しいことから，同時に皮膚湿潤や冷汗の有無，脈拍の緊張といったCの異常の有無の確認を行ったところ，徐脈を認

めた．そのため，トリアージレベルをJTASレベル2（緊急）と判断し，車椅子でER内のベッドへ案内した．そして，スタッフに応援を要請後，モニターを装着した．高齢者の腹痛の見逃してはいけない危険な疾患としてまず急性心筋梗塞を考え，心筋梗塞による徐脈の可能性を推測し，12誘導心電図記録を行いながら，ただちに医師に診察を依頼した．

A

会話ができない，呼吸時に異常な呼吸音（ヒューヒュー，ゼーゼー）が聞こえる場合は気道に異常がある．本症例では，会話が成立しており，異常な呼吸音もないため，気道に問題はないと判断した．

B

加齢に伴う呼吸の変化として，60歳を超えると，①肺への血流が30％低下し，肺胞レベルでのガス交換が衰える，②胸郭の動きや胸壁を構成する筋肉の柔軟性が衰えるため，呼気時間は短縮し呼吸回数が増加する，といわれている．SpO_2の値が正常であっても，呼吸回数が変化している場合は重篤な疾患の可能性があるため，呼吸回数を評価することが大切である．本症例はRR 24回/分，SpO_2 97％で，呼吸回数（正常値15〜20回/分）が正常値より逸脱していることから，呼吸に異常を認めた．

C

加齢とともにカテコラミンへの感受性は低下し，

ストレスに対する心拍数の反応が低下するため，ショックをきたしても，頻脈・冷汗・末梢冷感などが出現しない場合がある．動脈硬化のため末梢循環が低下しており，収縮期血圧が高値になっていることがあるため，血圧が正常範囲であっても，ふだんの血圧と比較して，異常であるかを判断する必要がある．本症例はHR 38回/分と徐脈であり，循環に異常がある．また，高血圧の既往はなく，降圧薬の内服もない．ふだんの血圧は不明であったが，加齢に伴う生理学的変化から考えて低い血圧である．呼吸と循環の異常からショックの可能性があり，緊急性が高い生命の危機状態と考え対応した．

D

本症例には軽度の認知症があるが，声かけに対しては正常に反応がみられ，意識に問題はないと判断した．しかし12誘導心電図をとる際に，患者は「私はおなかをみてもらいに来たのよ．胸を出すの？」と声を荒げ，そわそわと落ち着きがない様子がみられた．高齢者は新しい環境への適応力が低下しているため，自らの置かれている状況を的確に認識できず，パニックに陥りやすいといわれている．認知症がある場合はその確率がより高くなることが予測できる．本症例は軽度の認知症があり，突然車椅子でERのベッドに案内され，見知らぬスタッフに囲まれたため，不安が大きかったと考えられる．また，本症例の主訴は高齢者特有の非典型的な症状であったため，行われる処置は患者にとって予想外のことばかりで，さらに混乱させてしまったことが伺えた．そこで，緊急の処置と並行しながら，処置を行う理由をわかりやすい言葉で患者に説明し，家族に付き添ってもら

い，処置を進めた．

高齢者への対応のポイント

本症例の対応のポイント

■ ショックを予測した高齢者への看護

　高齢者は予備力が低下し恒常性を維持することが困難であるため，急変しやすいという特徴がある．本症例は徐脈であり，代償機能がはたらいて血圧を維持できている状況であるが，代償機能はいつ破綻するかわからない．ショックを予測し酸素投与，モニタリング，末梢静脈路確保を行い，バイタルサインを持続的に観察する必要がある．

■ 家族への看護

　体外式ペースメーカー挿入が必要であると病状説明が行われたが，患者の家族からは「今日はおなかをみてもらいに来たんですよ．ペースメーカーと言われても，突然のことで動揺しています」との発言があった．本症例の主訴が高齢者特有の非典型的な症状であったため，家族にとっても患者に行われる処置は予想外のことばかりで不安や混乱が大きく，上記の発言につながったと考えられた．そのため，循環器科医師に家族が動揺している状況を伝え，再度説明を依頼した．

　本症例の認知症は軽度であったため，症状についてははっきり返答できた．しかし，内服薬や心肥大の指摘などの既往歴については，家族からの病歴聴取で判明した．このように，高齢者の病歴聴取は，家族を巻き込んで行うことが大切である．また，家族に対して親身になって病歴聴取を行うことで，「大切にみてもらっている」というメッセージを伝えることにもなり，家族の不安軽減も期待できる．

高齢者の特徴を踏まえた対応

■ 高齢者の特徴を理解する

　高齢者の加齢に伴う正常な生理学的変化と身体所見を**表2**に，また身体・精神機能の変化を**表3**に示す．これらの特徴を踏まえて情報収集や観察を行い，背後に隠された危険な疾患を見逃さないようにすることが必要である．

■ 症状が典型的ではない

　高齢者は，防衛力の低下により疾患特有の症状や徴候が不明瞭で，自覚症状に乏しくなる．そして，発熱や胸痛という典型的な症状ではなく，「何となくいつもと違う」「食事が摂取できない」といった非典型的な症状で現れることがある．たとえば，高齢者の「元気がない」という主訴には，急性心筋梗塞，心不全，感染症，慢性硬膜下血腫，貧血など重篤な疾患が隠れている場合があるため注意が必要である．

■ 主訴があいまいである

　問診は通常，時間をかけて行うものではないが，高齢者は症状が典型的ではないうえ，難聴や認知症などで患者が自分自身の症状や病歴をうまく伝えられないことがあり，正確な情報が得られにくい．したがって，高齢者の問診ではより多くの時間を要することを念頭に置き，まず「ゆっくり，はっきり」と話し，「はい，いいえ」で答えられる質問形式にすることが大切である．

　訴えがはっきりしない場合は「ふだんどのような生活をしていたか」ADLを把握する（**表4**）．ま

第 3 章　多様な特徴のある患者への初期対応

表2　高齢者の正常な生理学的変化および身体所見

領域	生理学的変化	身体所見
神経系	・脳血流の減少 ・脳および脊髄内のニューロンの減少 ・神経伝達物質の減少 ・ミエリン鞘の減少 ・触覚受容体の能力の減少 ・手掌と毛のない領域の皮膚感度の低下	・短期記憶力の喪失 ・考察力の悪化 ・視力，聴力，味覚，嗅覚などの知覚が低下する ・痛みの感覚が減弱する ・深部腱反射の減弱
胸部・呼吸器系	・肺機能の低下 ・呼吸筋の弱化・萎縮 ・胸骨胸郭の石灰化と胸壁硬直化 ・気管支の線毛上皮の萎縮 ・肺胞減少と残存肺胞の弾性線維の厚み増加	・呼吸音の減弱 ・咳嗽反射が低下する ・息切れがみられる
心臓・血管系	・末梢血管抵抗の増加 ・心筋収縮力と心拍出量の低下 ・動脈の弾性力低下により，全身血管抵抗の増加 ・圧受容体の感度の低下 ・動脈壁平滑筋の β - アドレナリン刺激や他の血管刺激因子への反応性の鈍化 ・洞房結節のペースメーカー細胞数，ヒス束の線維の減少	・収縮期血圧が上昇していることがある ・収縮期雑音が聴取される場合がある ・心房細動がみられる ・運動持続力が低下する ・末梢動脈の脈拍の微弱がみられる
一般状態	・脊椎の後彎や骨密度の低下 ・筋・腱の縮小および硬化 ・体温維持能（自律神経系反応）の低下 ・腎重量の減少，腎糸球体数の減少 ・腸蠕動運動の減少と大腸への血流現象	・身長が縮む ・関節が硬直・屈曲する ・寒冷環境による体温の低下や感染徴候があっても体温が上昇しない ・腎血流量減少，クリアチニンクリアランスの低下 ・腸蠕動の減少

（千葉由美：身体・精神機能のアセスメント技術，水谷信子・他編：最新老年看護学，改訂版，日本看護協会出版会，2015，p.94-95. を参考に筆者作成）

た，問診を行う際に，同居している家族や友人，施設職員などに同席してもらうことで，ふだんのADLが把握しやすくなる．

次に，「いつからふだんの生活ができなくなったか」情報収集を行い，症状が急性発症なのか，または慢性的な経過をたどっているのかなど，病歴を推測する．

■ 基礎疾患が受診理由に関与していることが多い

「腹部の手術歴のある高齢者の腹痛なので腸閉塞から考える」「肝硬変のある患者の意識障害なので肝性昏睡から考える」など，既往歴が関係して

いることがある．高齢者は手術や入院をしていない場合は疾病と認識していないことがあり，指摘や検査のみの経験も含めて既往歴を細かく聞く必要がある．

■ 内服薬が影響することがある

65歳以上の高齢者では，平均して3つの疾病をもつといわれている．多くの薬剤を複数の医療機関から処方されている場合は処方内容全体が把握されていないため，重複して服用することで薬剤の副作用が発生することがある．また，抗凝固薬は出血時間を延長し，降圧薬や末梢血管拡張薬は，低容量であっても血管収縮を阻害する．β 遮断薬

表3 高齢者の身体・精神機能の特徴

- 恒常性の維持が困難である（防衛力が低下する）
- 予備力（肺活量など）・適応力（新しい環境）・回復力（骨折後など）が低下する
- 複数の疾患を有し，複数の薬剤を用いることが多い
- 症状が非定型的で見えにくい
- 意識障害・精神障害を起こしやすい
- 原疾患に関係ない合併症（寝たきりによる肺炎といった二次合併症）を起こしやすい
- 疾病が慢性化しやすい
- 身体・心理・社会の相互関係がみられる
- 個別性，個人差が大きい

（千葉由美：身体・精神機能のアセスメント技術．水谷信子・他編：最新老年看護学．改訂版，日本看護協会出版会，2015，p.90．を参考に筆者作成）

表4 ADLに関する情報収集の実際

食事に関する質問	「自分で食事をされていますか？」「食事の準備も自分でされていたのですか？」「買い物も自分で行かれますか？」「食事の量に変化はありませんか？」
トイレに関する質問	「トイレはどうされていますか？」「トイレまで自分で歩いていたのですか？」
着替えに関する質問	「着替えはどうされていますか？」「洗濯も自分でされていましたか？」
内服管理能力	「お薬は自分で管理して飲んでいましたか？　だれが管理していましたか？」「飲み忘れなどはなかったですか？」
介護サービス	「介護保険は利用していますか？　ケアマネジャーはいますか？」

（岩田充永：高齢者救急；急変予防＆対応ガイドマップ．医学書院，2013．p.29．を参考に筆者作成）

を内服している場合は，低容量性ショックに陥っても心拍数が増加しないなど，特徴的な症状が起こらないことがある．したがって，受診時には薬手帳や内服中の薬剤を持参してもらい，時にはかかりつけ医へ情報提供を依頼し，内服薬を確認することが必要である．

　高齢者の主訴は「あいまい」で非典型的な症状を呈することが多く，重症度判断に迷うことが多い．看護師が臨床推論をもとに問診や観察を行うことで，「あいまい」な主訴のなかから危険な徴候を発見する手がかりとなり，早期に重症度判断や看護上の問題をアセスメントすることにつながるのではないかと考える．

引用・参考文献
1) 岩田充永：高齢者救急；急変予防&対応ガイドマップ．医学書院，2013，p.59．

第 **3** 章　多様な特徴のある患者への初期対応

2. 初期対応の実際

② 妊娠中の患者

症例紹介

- ◆ **患者**　30歳，女性（妊娠36週1日）
- ◆ **救急隊情報**　乗用車の後部座席に乗車中，車と衝突し左側に横転，救急車で搬入される．
- ◆ **第一印象**　やや顔色不良あり
- ◆ **一次評価**
  - 【A】発語（＋），気道開通（＋），「下腹部が痛い．張りもあります．少しムカムカします．赤ちゃんは大丈夫ですか？」
  - 【B】頸静脈怒張（−），呼吸補助筋の使用（−），胸郭挙上左右差（−），打撲痕（−），RR 25回/分，
        皮下気腫（−），呼吸音左右差（−），鼓音・濁音（−）
  - 【C】皮膚の湿潤冷感（−），橈骨動脈の緊張良好，FAST 陰性
  - 【D】GCS 15（E4 V5 M6），瞳孔/対光反射（L＝R3.0/＋），四肢の麻痺（−）
  - 【E】活動性出血（−），破水や性器出血（−）
  - 【F】（胎児の評価と転送判断）：胎児心拍数130回/分，胎動（＋），6分おきに腹部緊満（＋）
  - 【検査】FAST 陰性，胸部・骨盤X線にて致死的胸部外傷や不安定な骨盤骨折は認めず．
- ◆ **バイタルサイン**　BP 128/60mmHg，HR 95bpm，RR 25回/分，SpO$_2$ 100%（リザーバー付き酸素マスク 10L/分），BT 36.9℃
- ◆ **二次評価**
  - 【主訴】下腹部痛，左大腿部痛，左腸骨部痛，左肩痛
  - 【現病歴】本日，後部座席に乗車中，車と正面衝突し左側に横転．シートベルトはしていなかった．受傷後より，
        上記症状が出現し，妊婦の高エネルギー外傷にて救急搬送された．
  - 【既往歴】なし，妊娠36週1日，経過は順調で合併症はなし
  - 【アレルギー】なし
  - 【内服薬】なし
- ◆ **身体所見**
  - 【胸部】左鎖骨部痛（＋）
  - 【腹部】下腹部痛と張り（＋），腹部打撲痕（−），腹部板状硬（−）
  - 【骨盤】左腸骨と恥骨部の痛み（＋），下肢長差（−）
  - 【四肢】左大腿部痛（＋）があるが腫脹・変形（−），左上肢〜左肩痛（＋）
- ◆ **診断**　#1 左恥骨骨折，#2 左鎖骨骨折，#3 切迫早産疑い

PSにおけるアセスメント

A

　発語はあり，気道は開通している．悪心を訴えている．妊娠末期では子宮の増大による圧迫から消化管の活動は低下し，胃内の食物残渣や胃液は停滞する（非妊時は食後6時間経てば胃から内容物はなくなるが，妊娠時は残っていることがある）．加えて，食道括約筋の機能は不完全となる．そのため胃内容物が逆流しやすく，意識レベル低下時には誤嚥も生じやすい．

B

　呼吸回数の軽度増加があるが，努力呼吸などその他の所見はなく，酸素化は安定している．呼吸回数は交通事故後の精神的要因や疼痛，妊娠中の生理学的特徴によるものが考えられる．したがって，明らかな異常は認めず，呼吸は安定していると評価できる．しかし，妊娠中は，胎児のぶんを含めて基礎代謝量と酸素消費量が増加しており，末梢組織は酸素欠乏に陥りやすい．さらに，胎児の体内における酸素分圧はもともと低いため，母体のショックや低酸素血症の影響を強く受けることを念頭に置いておく．

C

■ ショックの潜在化を考慮した継続観察と検査

　やや頻脈を認めており，母体の生理的変化による心拍数増加が考えられるが，ショックに伴う交感神経の緊張増強も考慮しながら対応する．血圧はプロゲステロンの影響を受け，血管拡張により不変または低下する．妊娠末期では循環血液量が増加しており，循環血液量の30〜35％（約1.2〜1.5L）の血液を失ってはじめて出血性ショックの症状が現れ始める．本症例のSI（ショックインデックス）[1]は95÷128＝0.74であり1（約1.5L）以下だが，バイタルサイン変化やショックの徴候がまだ出現していないだけで，ショックが潜在化している可能性はある．

　また，血液の生理的変化によりDICを起こしやすい状態にあり，急激に出血が増加するおそれがある．母体へのストレス（出血や低酸素）に対してカテコラミンが分泌されると，代償機転から子宮の血管が収縮することにより，血流は減少し胎児はさらなる低酸素状態にさらされることとなる．たとえ母体がショック徴候を示していなくても，子宮血流が低下している可能性は否定できず，胎児の低酸素状態が進んでいる可能性があることを考慮しておく必要がある．

　このような場合，症状と合わせて継続観察を行い，FAST，胸部・骨盤X線によりショックを呈する所見の有無を評価する．さらに，できるだけ早期にエコーやドップラー心拍計にて胎児心拍数を評価していく．検査に伴い，放射線被曝に対する患者の不安もあると考えられ，医師より十分な説明が必要となる．

■ 仰臥位低血圧症候群の予防

　妊婦が長時間仰臥位を保持すると，増大した子宮が下大静脈を圧迫することにより右心への静脈灌流が減少する．そのため，心拍出量が低下して，血圧低下，悪心，嘔吐，意識レベル低下などが出現する可能性がある（仰臥位低血圧症候群）．頻脈が増強し，急に血圧低下などの症状が出現した

第 **3** 章　多様な特徴のある患者への初期対応

場合は仰臥位低血圧症候群の疑いがある．本症例では搬入時に軽度の悪心を認めていることから，バイタルサインやその他の症状を経時的に観察し，体位調整にて予防していく．

D

意識レベル低下やクッシング現象などの神経学的所見は認めない．

E

下腹部の痛みと張り以外の症状として性器出血や破水などは認めないが，時間の経過とともに出現する可能性があり，経時的に観察していく．

F

母体のPSと蘇生が完了し，状態が安定していれば，引き続き胎児の評価に移る．JATEC[2]では，母体へのABCDEアプローチに引き続き，胎児の評価と転院の判断（Fetal assessment and Forward transfer）を行うとされ，ABCDEに続くFとして記載されている．ショックが潜在化している可能性や子宮への鈍的損傷による胎盤剥離，切迫早産などの産科合併症の出現を考え，胎児心拍の有無や心拍数を確認する．胎児は大人と異なり，血圧や呼吸数などのバイタルサイン測定はできないが，唯一の評価方法として胎児心拍数がある．

産科医の対応が困難な場合は，外傷の対応，産科と小児科の診察が行える病院への転院を急ぐ必要がある．

外傷における緊急度の判断

受傷機転

受傷機転（横転事故）より，高エネルギー外傷であり緊急と判断できる．また，主訴として下腹部の痛みと張り，骨盤～大腿部の痛みがあることから，母体の腹部や骨盤に直接大きな外力を受けたことが考えられ，腹部外傷，骨盤骨折が推測される．このような状況において緊急を要する病態として，出血性ショックと腹膜炎があげられる．

解剖学的・生理学的評価

生理学的評価として，本症例は一般成人と異なり，36週の妊娠末期の患者であるため，母体の解剖的・生理的変化が著しい時期であることを考慮しなければならない（**表1**）．患者には明らかなショックの徴候は現れていないが，妊婦の生理学的特徴上，ショック徴候が出現しにくく，出血性ショックが潜在化している可能性がある．さらに，ショック徴候が出現してからでは，DICを合併し出血のコントロールが困難になることが予測される．

妊娠末期で腹部外傷が疑われる場合は，腸管損傷よりも子宮や膀胱の損傷がある可能性が高い．解剖学的に妊娠36週の子宮底は最も高く（**表2**，**図1**），子宮壁は菲薄化し損傷に対して脆弱な状態である．そのため，産科合併症（**表3**）として切迫早産，胎盤剥離，子宮破裂，胎児損傷なども推測され，母体と胎児の生命が脅かされる危険がある．また，本症例は胎外生存可能時期であり，早産期（**図2**）ではあるが，34週以降の早産児は正

2. 初期対応の実際　②妊娠中の患者

表1　母体の生理学的変化

変化項目	変化の傾向	妊娠による変化
循環器	・循環血液量　↑ ・降圧系　↑	・循環血液量↑　➡血漿：約40%↑　赤血球：約20%↑ 　　　　　　　➡RBC, Hb, Htがみかけ上↓（水血症） 　　　　　　　➡鉄欠乏性貧血になりやすい 　　　　　　　➡心拍出量：約30%↑ ・心拍数 10～20回/分↑ ・末梢血管抵抗↓　➡血圧→～↓
血液	凝固系↑　線溶系↓ （分娩時の胎盤剥離による出血に備える）	・WBC↑（9,000～12,000/μL） ・血液凝固能↑　➡血小板→, フィブリノゲン・凝固因子↑ 　　　　　　　　血栓に注意 ・線溶系↓　➡DICの危険性↑
消化器	減弱	・妊娠初期につわり（悪心・嘔吐） ・消化管運動↓　➡食物残渣の残存, 誤嚥, 便秘, 痔
呼吸器	亢進	・酸素消費量↑（20%増加） ・呼吸数↑（40～50%増加）, 機能的残気量↓ ・PaO_2　100～108mmHgに上昇, 　$PaCO_2$　27～32mmHgに低下
腎・泌尿器	亢進	・腎血流量↑　➡腎肥大, GFR↑ ・GFR↑　➡BUN, 血清クレアチニン, 血清尿酸値↓ ・子宮による膀胱圧迫, GFR↑　➡尿意頻数

（医療情報科学研究所編：病気がみえる Vol.10 産科, 第2版, メディックメディア, 2012, p.38. を参考に筆者作成）

表2　妊娠期間と子宮の位置

妊娠初期 （妊娠15週：妊娠4か月末まで）	妊娠中期 （妊娠16～27週：妊娠5～7か月）	妊娠末期 （妊娠28週：妊娠8か月以降）
子宮は骨盤に守られ, 安全な位置にある	子宮底は小骨盤を出るが, 胎児は多量の羊水に守られ可動性も高い	・子宮が腹部の全面を占め, 胎児の頭部以外が骨盤より高い位置にある ・妊婦にも大きな生理学的変化が生じ, 胎児が損傷を受けやすい時期

（医療情報科学研究所編：病気がみえる Vol.10 産科, 第2版, メディックメディア, 2012, p.38. を参考に筆者作成）

期産児とほとんど変わらないといわれている．本症例の週数やショックの潜在化, 産科合併症の可能性を推測すると, 胎児の救命のため緊急帝王切開の適応となる．

受傷機転, 妊婦の解剖・生理学的変化を踏まえた評価から, 本症例は, 潜在的に母体と胎児両方の生命を失うおそれがある．そのため, 迅速な介入が必要になることが考えられ, 緊急と判断できる．

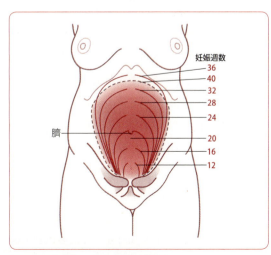

図1　妊娠週数による子宮底の位置

第 3 章　多様な特徴のある患者への初期対応

表3　外傷による産科合併症

	頻度	症状	処置・治療
子宮破裂	• 重篤な腹部鈍的外傷のうち 1％以下 • 骨盤骨折との関連が深く，下部泌尿器系の損傷を合併することもある	• 子宮の緊張，収縮 • 胎児心拍異常（胎児心拍消失） • 腹部の自発痛，圧痛 • 破水 • 性器出血	• 緊急開腹術
常位胎盤早期剥離	• 鈍的腹部外傷による胎児死亡の原因で最も多く，妊娠後期では頻度が増す • 重篤な鈍的腹部外傷の約 40％，軽微な外傷でも約3％合併する • 受傷後，24 ～ 48 時間経過してから発症することもある	• 性器出血 • 強い腹痛（非典型例では腹痛はあまり強くなく，緊満感のみの場合もある） • 腹部は板状硬 • 子宮収縮が規則的でない • 胎児心拍異常	• 緊急帝王切開
切迫流産，切迫早産，破水	• 重篤な腹部外傷の約 3 割で呈する • 妊娠中期以降では頻度が高まる	• 破水 • 腹痛（下腹部痛） • 性器出血	• 安静 • 胎児の週数と状態によっては娩出 • 子宮収縮抑制剤の使用には注意が必要
胎児損傷	• 外傷での頻度はまれ • 妊娠後期には頭部外傷が多く，母体の骨盤骨折との関連性が報告されている	• 胎児心拍異常	• 胎児の週数と状態によっては娩出

妊娠中の患者への看護のポイント

産科救急の特徴：母体と胎児両方の救命

　妊娠は解剖・生理学的に母体に大きな変化をもたらし，妊娠週数によって刻々と状態が変化する．また，産科救急の特徴として，①突発的である，②急激に進行する可能性が高い，③母子両方の生命がかかっている（母体の安定が第一優先），④迅速な対応が求められる，があげられる．これらは自覚症状，身体所見，緊急度，重症度，検査データなどに影響を与えるだけでなく，治療戦略や治療に対する反応に影響を与える．母体の解剖・生理学的変化の特徴を踏まえた経時的な観察とアセスメントを行い，予測性をもって迅速に介入することで，母体と胎児両方を救命することができる．

搬入前の準備：部署間連携と物品準備

　搬入前からの情報をもとに，母体と胎児両方の救命を考慮して準備を行うことが重要になる．産婦人科医，助産師への連絡に加え，緊急帝王切開も考慮し，手術室，小児科医，新生児集中治療室（NICU）あるいは小児集中治療室（PICU）へ連絡する．スタッフや部署との連携が必須であり，平常時から連携体制を確立しておくことや，救急看護師として医療チームを調整する役割も求められる．また，系統的にABCDEに則った準備物品（**表4**）に加え，クスコ式腟鏡などの器具や経腟超音波検査，胎児心拍モニタリング機器など診察で使用する物品も準備する．

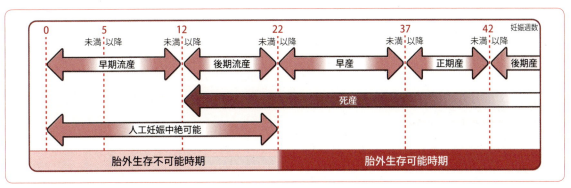

図2 正期産と流産・早産・過期産の関係

輸液管理・酸素投与・体位調整

　産科救急の患者はそれほど多くなく，さらに外傷となると，経験する頻度は少ない．頻度の少ない領域で苦手意識を感じやすいところだが，生理的指標を評価するうえで，妊娠に伴う解剖・生理学的変化をよく把握しておくことは非常に重要である．

　本症例では呼吸不全やショック徴候を認めていないが，妊婦の酸素消費量の増加，胎児の酸素分圧が低いこと，循環血液量の増加などの生理的変化より，潜在的なショックの可能性も考えられる．そのため，母体のみでなく，胎児の循環を維持するために早期から輸液を行い，血液型やクロスマッチテストなど輸血への準備，高濃度酸素の投与を継続する．不安定な骨盤骨折や頸椎損傷が否定されれば，仰臥位低血圧症候群予防として左側臥位15度の体位調整が必要である．場合によっては，仰臥位のまま右半身や腰の下にまくら，タオルなどを挿入する．

表4 ABCDEに則った準備物品

感染防御	ゴーグル，ガウン，マスク，手袋
環境調整	ベッド，室温，搬入経路の安全確保
A　気道管理	吸引物品，酸素マスク，気管挿管物品，輪状甲状靭帯穿刺・切開物品
B　呼吸管理	聴診器，静脈留置針16G（脱気目的），胸腔ドレナージ物品，人工呼吸器
C　循環管理	末梢静脈路確保物品，39℃加温輸液1〜2L
D　意識確認	ペンライト，瞳孔計
E　体温管理	裁断用はさみ，体温計，保温用リネンなど
各種モニター	心電図モニター類，胎児心拍モニタリング
検査物品	超音波診断装置，ポータブルX線撮影装置，腟鏡
貴重品管理	貴重品・所持品入れ，貴重品記録用紙

検査と評価：ショックの原因検索

　ショックの原因検索のために，FAST，胸部・骨盤X線にて致死的胸部外傷や不安定な骨盤骨折の有無を評価する．その際，患者は放射線被曝への不安もあると思われ，医師からの十分な説明が必要である．妊婦の放射線被曝については，妊娠中期以降，放射線による奇形発生は初期に比べてはるかに少なくなる．単純X線写真やCTなどの一般

第3章　多様な特徴のある患者への初期対応

的な検査で胎児被曝量を超えるものはなく，母体に本当に必要な検査であれば胎児に対する副作用は問題とならない．

持続的モニタリング：産科合併症を見逃さない

交通事故による胎児死亡の50〜70％は胎盤剥離，20〜40％は母体の重篤な状態ないし死亡，10％以下は子宮破裂に起因するといわれている[3]．また，『産婦人科診療ガイドライン―産科編2014』[4]では，腹部への軽微な外傷でも3％程度に常位胎盤早期剥離が起こったとの報告があり，母体は軽症であっても胎盤早期剥離徴候を見逃してはいけない．さらに，胎盤剥離は受傷後24〜48時間経過してから出現する場合もあるため，本症例においても胎盤剥離の可能性は否定できない．胎盤剥離や早産などの産科合併症を見逃さないために，産婦人科医や助産師とともに救急外来にて胎児心拍数陣痛図（cardiotocogram；CTG）を装着し，持続的モニタリングを開始する．胎児心拍は最低でも4〜6時間は連続モニタリングする必要があり[5]，可能なかぎりCTGを装着したままSSを行う．胎児心拍数110回/分未満（**表5**）の場合は徐脈であり，胎児が低酸素状態に陥っていることが予測されるため，緊急な対応が必要である．

搬入時の患者の言葉から，交通事故による精神的ショックに加え，胎児が安全な状態にあるかどうかについて大きな不安を抱えていることがわかる．常に胎児のモニタリングも行われていることを説明し，家族に付き添ってもらうなど，少しでも安

表5　胎児心拍数

正常脈	110〜160回/分
徐脈（徐脈は胎児異常の所見）	＜110回/分
頻脈	＞160回/分

心感が得られるように支援する必要がある．

本症例は左恥骨骨折（保存的治療）と診断され，産婦人科病棟に入院となり，CTG装着にてモニタリングを継続した．母体の状態悪化と胎児心拍の低下は認めず，左恥骨骨折があるため，38週で帝王切開にて娩出となった．もし母体が軽症で帰宅できる状態であったとしても，妊娠22週以降は最低4〜6時間CTGを装着してモニタリングする必要がある．母体が軽症でも，胎児の死亡に至る場合があり，十分すぎるほどの慎重な対応が望まれる．

引用・参考文献

1) 日本産科婦人科学会・他「産科危機的出血への対応ガイドライン」，2010．p.1．
http://www.jspnm.com/topics/data/topics100414.pdf
2) 日本外傷学会，日本救急看護学会監：外傷初期診療ガイドライン JATEC，改訂第4版，へるす出版，2012，p.199-206．
3) 角 由美子・他：産科救急；妊婦の交通外傷，救急＆トリアージ，2（6）：124，2013．
4) 日本産科婦人科学会，日本産婦人科医会編：産婦人科診療ガイドライン―産科編2014，日本産科婦人科学会事務局，2014，p.165．
5) 坪内弘明・他：救急医が婦人科疾患を見出す際のpitfallと妊婦の外傷（交通外傷など）対応，救急医学，32（9）：1086，2008．
6) 日本救急看護学会監：外傷初期看護ガイドライン JNTEC，改訂第3版，へるす出版，2014．
7) 医療情報科学研究所編：病気がみえる vol.10 産科，第2版，メディックメディア，2012，p.4-38．
8) 山畑佳篤：小児・高齢者・妊婦の外傷，レジデントノート，4（8）：99-102，2002．
9) 後藤摩耶子・荻田和秀・松岡哲也：妊婦外傷への対応，周産期医学，Vol.45 No.9，2015-9．

2. 初期対応の実際

③ 小児患者

症例紹介

◆ **患者**　2歳, 男児（walk in）

◆ **第一印象**　機嫌が悪い（＋）, 啼泣（＋）

◆ **一次評価**

【A】気道開通（＋）

【B】陥没呼吸（－）, 喘鳴（－）

【C】皮膚の蒼白（－）, まだら模様（－）, 湿潤（－）, 冷感（－）

【D】GCS 15（E4 V5 M6）, 母親から離れようとはしない

【E】低体温（－）

◆ **バイタルサイン**　RR 42回/分, HR 145回/分, BT 37.7℃, SpO$_2$ 100%

◆ **二次評価**

【主訴】腹痛（母より）

【現病歴】14時頃から間欠的腹痛が出現し18時から増強してきている. 最終飲食は7時間前で, 嘔吐や下痢などの随伴症状はない.

【OPQRST】

・O：突然

・P：食事や排便には関係なし, 最終排便は昨日, 最終飲食は7時間前

・Q：間欠的腹痛

・R：腹部, 限局部位は不明

・S：嘔吐や下痢, 腹部膨満なし

・T：14時に間欠的腹痛が出現, 18時から増強してきているようだ

【既往歴】手術歴や入院歴なし. 1〜2週間前から鼻汁あり

【内服薬】なし（お薬手帳の持参なし）

【アレルギー】特になし

【その他】

・母親の様子：不安そうな表情で「大丈夫だからね」と男児をあやしていた

・自宅での排泄物（吐物・血便）には異常がなかったので持参はなし

・満期産, 普通分娩

◆ **身体所見**　体重12kg, 身長87.5cm, 咽頭発赤（－）, 鼻汁（＋）, 腹部緊満（－）, 腸雑音（＋）, 呼吸音異常（－）

◆ **検査結果**

①静脈血採血：AST 30U/L, ALT 9U/L, LDH 272U/L, Na 136mEq/L, K 4mEq/L, Cl 105 mEq/L, CRP 1.79mg/dL, WBC 1.05×10^4/μL, RBC 4.54 × 10^6/μL, Hb 11.6g/dL, Ht 34.5%

②静脈血血液ガス分析：pH 7.38, PvCO$_2$ 39mmHg, PvO$_2$ 47mmHg, HCO$_3^-$ 23mEq/L, BE －1.8mEq/L, SvO$_2$ 83.7%, Lac 1.1mEq/L

③便検査：グリセリン浣腸後に血便確認. ロタウイルス抗原陰性, ノロウイルス抗原陰性, アデノウイルス抗原陽性

④腹部エコー：target sign 陽性, pseudokidney sign 陽性

⑤腹部X線：niveau 像陽性, 腸管拡張（＋）

◆ **診断**　#腸重積症

第 3 章　多様な特徴のある患者への初期対応

小児の訴えは不明瞭であり，的確に症状を表現できないことが特徴である．そのため，保護者の不安・心配を基点に受診することが多い．その症状のなかでも，腹痛には緊急度の高い疾患が隠れていることが少なくない．本稿では，症例をとおして小児患者への初期対応の実際について紹介する．

臨床推論

間欠的腹痛・機嫌が悪い・発熱を主訴に受診．幼児期に腹痛をきたす疾患で考えられるものとして，「腸重積症」「鼠径ヘルニア」「急性腸炎」「便秘症」などを想起する．機嫌が悪いのは腹痛からと推測され，また，発熱は感染症からの症状と判断される．本症例の年齢において腹痛をきたす疾患で緊急度が高いとされるものに「腸重積症」があるが，特徴的な嘔吐・血便の症状は呈していない．しかし，腸重積症において，3徴とされる腹痛・嘔吐・血便のすべての症状を示すことは少ない．よって，身体所見や未熟児出産などがないことから鼠径ヘルニアの可能性は低く，また便秘はないこと，さらに，1〜2週間前からの鼻汁を伴う上気道炎に起因するウイルス感染があることから，「腸重積症」「急性腸炎」の可能性が高い．

確定診断のため，小児には，侵襲が少なく短時間での診断が容易な腹部エコーを施行する．本症例では，target sign陽性，pseudokidney sign陽性となった．また，X線で腸管拡張niveau像陽性で腸管内の液体と気体の貯留を認めた．さらにグリセリン浣腸で血便を認め，便からアデノウィルスが陽性となったため，「腸重積症」と確定診断された．

緊急度判定のためのアセスメント

一般的に救急患者の観察においては，「呼吸で酸素を取り込み，循環によって臓器に酸素を供給している」という生命維持状態をいち早く把握することが重要である．そのため，第一印象による初期評価と，バイタルサインを重視した病態生理の理解に基づくアセスメントをすることがポイントとなる．

初期アセスメント

北九州市立八幡病院 小児救急センター（以下，当センター）では，図1のように小児緊急度評価法を問診票に取り入れて初期評価している．さらに，図2のようにバイタルサインを加えた小児早期警告スコアリングシステム（pediatric early warning system score；PEWSS）で一次評価を行い，緊急度を評価している．PEWSS項目の評価は図3のように行っている．PEWSSはA・R・C中の9項目の合計数で評価し，点数が高くなればなるほど緊急度が高くなるスコアである．PEWSS6点以上から緊急度が高いと評価する．

次に，初期評価と一次評価に沿った初期アセスメントについて述べていく．

> **初期評価**
> 意識・活動性では啼泣があったが，呼吸様式に異常はなく循環でも皮膚の蒼白や冷感はなかった．初期評価においては，機嫌が悪いという精神的不安定を呈していた．
>
> **一次評価**
> ・**PEWSS**：A1（活動性）苦痛表情，A2（意識状態）不機嫌，A3（体温）37.7℃，R1（努力呼

吸）なし，R2（SpO₂）100％，R3（呼吸数）42
回/分，C1（皮膚色）ピンク，C2（脈拍）正常，
C3（心拍数）145回/分
・**身体所見**：全身観察で外傷や腹部膨満・腫
瘤などの所見はみられなかった．

以上より，PWESS 8点（A1-2，A2-2，A3-1，
R1-0，R2-0，R3-2，C1-0，C2-0，C3-1）となり，
初期アセスメントでは準緊急と判断された．小児
は，年齢・発達段階によってバイタルサインの正
常値が異なる．加えて，協力が得られない，機嫌
が悪く体動がある，啼泣している，などによって
も左右され，正確な値を測定できないこともある．
当院では協力的，啼泣などの状況を**図1**の問診票
に記載できるようにしており，トリアージの参考に
している．

緊急度の判断

本症例は発熱・間欠的腹痛・機嫌が悪いことを
主訴に受診．嘔吐はないが，間欠的腹痛，機嫌が
悪いことから，最も緊急度の高い消化器疾患とし
て絞扼性イレウスが考えられる．小児の絞扼性イ
レウスの原因には腸重積症がある．本症例におい
ては，採血データでは著明な異常所見はないもの
の，初期アセスメントにおいて不機嫌などの項目
があったことから，PEWSS 8点と準緊急状態であっ
た．さらに，画像診断により腸重積症と診断され
た．上気道炎などのウイルス感染後に腸管リンパ
組織が腫脹して回腸が大腸に嵌入し，時間経過と
ともに血流障害を起こす危険性がある．したがっ
て，緊急度は高いと判断した．

小児への初期対応の実際

ここでは，本症例をとおして一般的な小児患者
の初期対応について述べる．

子どもへの配慮

幼児は表現能力が未熟であり，症状を言葉で表
現できないことが多い．そのため痛みを泣く・機
嫌が悪いなどで表出することが多い．本症例の男
児も腹痛で機嫌が悪い状態であった．子どもによっ
ては，看護師を見て「何かされるかも」という不
安を抱いたり，以前に病院で処置を受けた経験を
思い出したりすることで泣き出すことがある．看
護師は，このような小児の心理状態を考慮して接す
る必要がある．子どもに親しみをもって接する手
段として，保護者が呼んでいるニックネームで呼
びかけたり，興味のある物やキャラクターを使っ
てあやしたりして，精神的安定を図るとよい．また，
小児にはプレパレーションが重要であり，点滴な
どの処置を実施するときは，児の成長発達段階に
応じた内容で説明する．たとえば注射の際，乳幼
児であれば，「ちっくんするよ」などと子どもが理
解しやすいように声かけを行うとよい．また，処
置中も優しく声かけをし，処置が終了した後は子
どもを褒めることを忘れてはならない．

第3章　多様な特徴のある患者への初期対応

「子どもの緊急度」を優先したトリアージと診療を目指しています。診察順が前後する場合があります。

北九州市立八幡病院　小児救急センター
問診票と初期評価

来院日時		月	日	時	分

ふりがな		性	生年月日	年(西暦)
氏名		男	月	日
		女	現在の体重(kg)	診療希望医師
年齢　　歳　　カ月　　日				

どのようなことが心配で来院されましたか？

流行中の感染症	自宅での体温 ℃

該当する症状にチェックしてください。

症状の経過 を下の空欄に自由にお書き下さい。

- □発熱（はつねつ）
- □鼻汁（はなみず）
- □咳・喘鳴（ぜいぜい）
- □はきけ・嘔吐（おうと）
- □下痢（げり）
- □腹痛（ふくつう）
- □不機嫌（ふきげん）
- □頭痛（ずつう）
- □けいれん・意識障害
- □発疹（ほっしん）

- □ **頭部を打った**
- □ **転んだ・落ちた**
- □ **交通事故**にあった
- □ **けいれんがあった**

- □ **病状がとても不安**
- □ **育児のサポート**が欲しい
- □ **育児や療育に困っている**

今までにかかった病気や治療中の病気はありますか？　□ない　　□あり【病名　　　　　】

アレルギーと診断されたことはありますか？該当するものにチェックをお願いします。　薬物の場合はくすりの名前を記載してください。

□ 喘息	□ じんま疹	□ アトピー性皮膚炎	□ 薬【薬名　　　　】

かかりつけ診療所・病院欄	病院・診療所名【　　　　病院・診療所　　　　先生】
現在、他病院での処方がありますか？	□なし　□あり　*処方内容（お薬手帳）があれば、看護師・医師にご提示ください。

小児救急センター・トリアージシート
初期評価担当の医療スタッフが記入する欄です。

危急病態	□ 緊急気道	□ 心停止・呼吸停止	□ *ALTE*（病院前チアノーゼ・呼吸停止）
	□ 病着前意識障害・けいれん	□ 進行する意識障害	□ アナフィラキシー

Appearance	点	正常	異常	自由記載欄	下記に該当する外観に○を付けて下さい。
筋緊張(T)	3	□	□		動かない　座位が取れない　抵抗しない
周囲への反応(I)	2	□	□		物音に注意を払わない　興味を示さない
精神的安定(C)	2	□	□		あやしても落ち着かない
視線・注視(L)	3	□	□		視線が合わない　ぼんやりしている
会話・啼泣(S)	2	□	□		弱々しい泣き方　自発的会話が不能

□ 内因系　　小児早期警告スコアリング・システム　スコア・シート　　□外因系　CTAS外因系トリアージ

電子カルテに入力	A1 活動性&疼痛	R1 努力呼吸&喘鳴	C1 皮膚色orCRT	総点 PEWSS	早見表参照	□	I	蘇生
						□	II	緊急
	A2 意識状態	R2 SpO2 (%)	C2 脈拍(触診)	点		□	III	準緊急
				測定状況 ○		□	IV V	非緊急
	A3 体温 ℃	R3 呼吸数 bpm	C3 心拍数 bpm	啼泣・非協力的	トリアージ時間　時　分			医療スタッフサイン
				安静睡眠 覚醒	診察開始時間　時　分			

図1　問診票と初期評価（北九州市立八幡病院 小児救急センター）

YAHATA-Modified B-PEWS　　　　Ver2_2015_iPEWS
Bedside Pediatric Early Warning System Score

Pediatric Activity-Respiratory -Circulation- Scale

評価必須項目は9項目　*A1-3 R1-3 C1-3* それぞれ0〜9点で表記　　例）*A4 R6 C2* =12点　　で表現

Contents Point	**3**	**2**	**1**	*0*	**1**	**2**	**3**
A1 活動性【*AC*】	座位・立位が不能 頭と頸を支えれない 視線が合わない	異常 (裏面参照)		異常なし 通常睡眠 遊んでいる	裏面へ *Activity & Consciousness* 評価素点参照		
	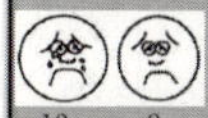 (10) (8)	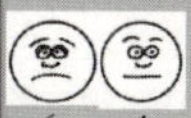 (6) (4)	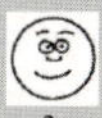 (2)	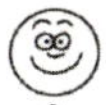 (0)	Wong-Baker Faces Pain Rating Scale ＊慢性の疼痛は レベルを1つ下げる		
A2 意識状態【*CS*】	刺激で反応 (P)	声をかけると目を開ける (V) 不機嫌 会話ができない		自発的に目を開ける (A) 指示に従う			
A3 体温 (℃)　【*BT*】	≧39.5	≧38.5	≧37.5	37.5-36.5	≦36.5	≦36.0	≦35.0
R1 努力呼吸【*RE*】 注1) 陥没呼吸 喘鳴 呼気/吸気 時間比	重度 Grade 4 or 3 ≧2.0	中等度 Grade 2 ≧1.5	軽度 Grade 1	なし Grade 0 <1.5	補助換気 → R1 = 3 points		
R2 SpO2 (%)【*SAT*】 注2) or 酸素投与【*OX*】	≦89% FIO2≧50% (右記参照)	90-91% FIO2<50% (右記参照)	92-94 %	≧95 % Room air	酸素テント ヘッドボックス リザーバーマスク → R2 = 3 points		
R3 呼吸数　0-5m 【*RR*】　6-11m	≧70 ≧65	≧60 ≧55	≧55 ≧50	55-30 50-25	≦30 ≦25	≦27 ≦23	≦23 ≦18
37.0℃ 以上 早見表参照　12m-36m 3y-5y 6y-12y 13y-	≧50 ≧40 ≧35 ≧35	≧40 ≧30 ≧30 ≧30	≧35 ≧25 ≧25 ≧20	35-20 25-18 25-15 20-12	≦20 ≦18 ≦15 ≦12	≦18 ・・・ ・・・ ・・・	≦15 ≦15 ≦12 ≦10
C1 皮膚色【*SK*】 or CRT【*CRT*】	灰色or チアノーゼ ≧4 秒	蒼白or 浅黒い ≧3 秒	≧2 秒	ピンク <2 秒			紅潮
C2 脈拍【*PR*】	微弱 跳脈	減弱		正常			
C3 心拍数　0-5m 【*HR*】　6-11m	≧180 ≧170	≧170 ≧160	≧160 ≧150	160-110 150-100	≦110 ≦100	≦100 ≦90	≦90 ≦80
37.0℃ 以上 早見表参照　12m-36m 3y-5y 6y-12y 13y-	≧160 ≧150 ≧130 ≧120	≧150 ≧130 ≧110 ≧100	≧140 ≧120 ≧100 ≧ 90	140-90 120-80 100-70 90-60	≦90 ≦80 ≦70 ≦60	≦80 ≦70 ≦60 ≦50	≦70 ≦60 ≦50 ≦40

A3 ≧38.5 → SIRSの評価

注1) R2 C1に関する算定方法: R2は【*SAT*】【*OX*】C1は【*SK*】【*CRT*】のいずれかを評価し、R2 C3の点数する。
注2) R1に関する算定方法: 陥没呼吸 喘鳴 呼気/吸気 時間比 3項目すべて評価し、素点の高い因子をR1の点数とする。
　　　R1 各項目の測定方法は裏面を参照ください。

図2　PEWSS (北九州市立八幡病院 小児救急センター)

第 3 章　多様な特徴のある患者への初期対応

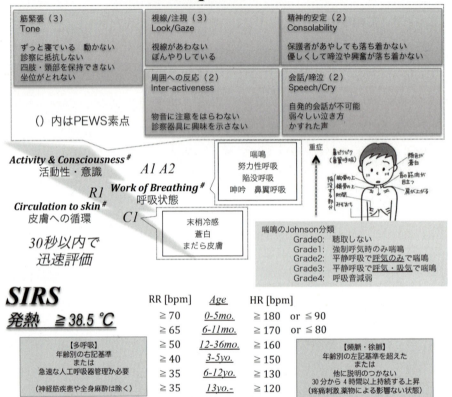

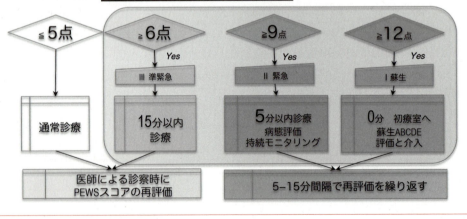

図3　小児緊急度評価法（北九州市立八幡病院 小児救急センター）

保護者への配慮

本症例の母親は口数が少なく、表情が硬かった。そのため、医師からのインフォームド・コンセントに付き添い、母親の表情を観察した。

保護者は、子どもの急な病気で動揺していたり、症状を特定できず受診が遅れたことに対して自責の念を感じたりと、三者三様な精神状態である。保護者の言動を観察し、保護者にも優しく声かけして傾聴する。疑問に対して適宜助言をするなどの配慮が重要である。処置中は保護者には処置室から退室してもらうことが多く、子どもの泣き声が待合室の保護者に聞こえると心配になる。そのため、処置室のドアは閉めること、処置に時間を要するときは看護師が保護者に経過を説明しに行くことが大切である。

バイタルサイン・身体所見

本症例の男児は、身長・体重は標準値であり、問題はなかった。バイタルサインと同様に、小児の体重測定は「発達・成長状態や栄養状態の評価、栄養の必要量・水分量・薬剤の投与の算出、疾病や異常の早期発見、浮腫や脱水の病状経過の把握・治療効果の判定」[1]の目的があり、重要である。測定時のポイントは、室温に測定値が左右されるため室温を調整すること、プライバシーに配慮することが重要となる。また、衣服の重量を測定しておくこと、飲食の時間を聴取しておくことも、正確な数値を知るためには必要である。小児が測定を嫌がる場合には、保護者や看護師が児を抱えて体重測定し、大人の体重を差し引くことも考慮する。

問診時に保護者から、いつもと比較して現在の状態が「どうなのか」「何が違うのか」を尋ねることも、状態を把握する一手段となる。身体所見を観察するときや待合室では聞きづらい内容に関して問診するときは別室で実施するなど、プライバシーに十分配慮することも重要である。

検査・処置

当センターでは、腸重積症に対してはエコー下整復を行っている。その際には、血管を確保して初期輸液開始後、鎮静薬を使用する。そのため、整復に必要な物品の準備、鎮静薬投与からの呼吸抑制に備えるための救急カートや酸素投与、BVM（バッグバルブマスク）の準備、モニタリングが重要である。

引用・参考文献

1) 山元恵子監：写真でわかる小児看護技術．インターメディカ，2006，p.53.
2) 野口善令監：カンファレンスで学ぶ臨床推論の技術．日経BP社，2015，p.10-14，p.138-139.
3) 白石裕子編：救急外来における子どもの看護と家族ケア．中山書店，2009，p.110-119.
4) 細井千晴：小児におけるファーストエイドの原則と観察・対応のポイント．臨牀看護，37（4）：544-549，2011.
5) 五十嵐 隆：ここだけは知っておきたい 小児ケアQ&A．総合医学社，2007，p.48-49，p.92-93，p.184-185.
6) 市川光太郎：内科医・小児科研修医のための小児救急治療ガイドライン．改訂第2版，診断と治療社，2011，p.128-139.
7) 山勢博彰：系統看護学講座 別巻 救急看護学．第5版，医学書院，2014，p.96-106.
8) 五十嵐 隆：小児科診療ガイドライン；最新の診療指針．第2版，総合医学社，2011，p.173-178.

第3章 多様な特徴のある患者への初期対応

2. 初期対応の実際

精神疾患をもつ患者/薬物中毒の患者/自殺企図者

症例紹介

- **患者** 40代，女性
- **救急隊情報** （家族より）意識がないと救急要請される．
- **第一印象** 呼吸促迫軽度あり，刺激に対して開眼し単語程度の返事あり．
- **一次評価**
  - 【A】気道開通（+）
  - 【B】呼吸促迫（軽度+），胸郭運動左右差（−），頸静脈怒張（−），呼吸補助筋の使用（−），呼吸音の左右差（−），副雑音（−）
  - 【C】橈骨動脈触知（良好），末梢冷感（−），湿潤（−），頻脈（+），リズム不整（−）
  - 【D】GCS 11（E3 V3 M5），JCS（Ⅱ−10），瞳孔/対光反射（R＝L3.0/+）
  - 【E】体温異常（−），外傷（−），嘔吐痕（+）
- **バイタルサイン** BT 36.9℃, BP 124/89mmHg, HR 124回/分（不整脈なし），RR 24回/分（リズム整），SpO₂ 99%（酸素5L/分マスク投与）
- **二次評価 — 問診（主に家族より聴取）**

  【主訴】意識障害

  【現病歴】10時頃，自室で倒れている本人を同居している家族が発見した．発見時は刺激に対する反応はみられなかったが，救急隊到着後病院搬送の間に刺激に対する反応が認められるようになった．本人の周囲には嘔吐物の痕が見られていた．自室のごみ箱の中には処方されていた多量の内服薬の空袋が捨てられていた．最終無事確認は前日の21時で，その際にはふだんと変わった様子はなかった．空袋から，薬の内容はコントミン®糖衣錠25mg 30錠，リスペリドン錠1mg 30錠，アキリデン®1mg 20錠，ソラナックス®0.4mg 30錠であることがわかった．呼吸困難なし，頭痛なし，悪心軽度あり．症状の増悪，軽減ははっきりしない．

  【既往歴】統合失調症

  【内服薬】
  ①リスペリドン錠1mg, アキリデン®錠1mg, ソラナックス®0.4mg 3錠，それぞれ毎食後に服用
  ②トリアゾラム錠0.25mg 1錠，エスタゾラム錠2mg 2錠，リスペリドン錠1mg 2錠，コントミン®糖衣錠25mg 1錠，センノサイド錠12mg 5錠，それぞれ就寝前に服用
  ③リスペリドン内用液1mg/mL 2包/回，コントミン®糖衣錠25mg 2錠/回，それぞれ頓用

  【アレルギー】なし

- **二次評価 — 身体所見** 胸郭運動左右差なし，両肺エア入り良好，雑音聴取なし．呼気のアルコール臭，その他異常臭気なし．呼吸困難感なし．末梢冷感・湿潤なし．橈骨動脈触知良好．瞳孔所見（右/左）：3.0mm/3.0mm，対光反射（迅速/迅速）．頭痛なし．悪心軽度あり，嘔吐の痕あり．単語ではあるが質問には返答あり

- **検査結果**

  【採血】Alb 3.7g/dL, BUN 6mg/dL, Cr 0.69mg/dL, AST 28U/L, ALT 16U/L, LDH 317U/L, γ-GTP 13U/L, CK₂, 081U/L, ChE 288U/L, AMY 55U/L, Na 128 mEq/L, K 3.6mEq/dL,

Cl 85mEq/dL, Ca 8.6mg/dL, IP 4.6mg/dL, CRP 0.08mg/dL, NH₃ 46μg/dL, WBC 1.11×10⁴/μL, PLT 28.5×10⁴/μL, PT-INR 1.12, BS101mg/dL

【動脈血液ガス分析】 異常データなし

【CT・X線】 頭蓋内異常所見なし

【心電図】 不整脈なし

【12誘導心電図】 異常なし

【薬物中毒検出用キット（Triage®DOA）】 BZO（＋）

◆ **診断** #急性薬物中毒

臨床推論

意識障害の鑑別

本症例では、統合失調症があること、および多量の処方薬の殻がごみ箱から発見されていることから、搬送前のアセスメントの時点で、過量服薬による急性薬物中毒が意識障害の原因である可能性が高いと考えられる。しかし、意識障害をきたす原因としては、くも膜下出血や脳出血、脳梗塞などの頭蓋内疾患、低血糖や高血糖によるもの、肝機能障害による高アンモニア血症など多岐にわたる。頭蓋内疾患や血糖異常による意識障害では、早期の診断と治療の開始が患者の予後を左右するため、鑑別が重要である。

患者は40代壮年期の女性であり、頭蓋内疾患や血糖異常の鑑別が必要である。意識障害は発見時から徐々に改善を認めていた。痛み刺激に対しては振り払う動作があり、麻痺は認めなかった。CTとX線検査を実施したものの、明らかな異常は認めなかった。採血結果においては、血糖値・アンモニア値に異常は認めず、血糖異常および肝性脳症による意識障害は可能性が低いと考えられた。採血上では軽度の低Naを認めている。統合失調症であることから、水分の過剰摂取による水中毒の可能性も考えられるため、輸液による補正を行った。Na128mEq/Lであり、意識障害をきたすとされる115mEq/L未満ではないため、意識障害の主因である可能性は低いと判断された。

急性薬物中毒の有無

急性薬物中毒の有無の診断として、救急医療の現場では患者の尿を用いた中毒薬物検出用キット（Triage®DOA）が使用される。本症例では、ベンゾジアゼピン系薬物に陽性反応がみられた。

身体所見、画像所見、採血所見において明らかな異常が認められず、中毒薬物検出キットにおいて陽性反応を認めることから、本症例では、過量服薬による急性薬物中毒が意識障害の原因であると診断された。

薬物による影響

患者宅のごみ箱から発見された内服薬の空袋の

第3章　多様な特徴のある患者への初期対応

内容は，ベンゾジアゼピン系薬物が3種類，ビペリデン製剤，クロルプロマジン製剤，リスペリドンであった．ベンゾジアゼピン系薬物の中毒症状として，意識障害，呼吸抑制，頻脈・徐脈などをきたす可能性がある．ベンゾジアゼピン系薬物に対しては，フルマゼニルが拮抗薬としてあげられる．しかし本症例では，意識障害が改善しつつあること，明らかな呼吸抑制および循環動態の変調を認めなかったことから，使用は必要ないと判断した．ビペリデン製剤では頻脈，不整脈，痙攣，呼吸抑制などの抗コリン作用が出現する可能性がある．クロルプロマジン製剤では血圧低下と錐体外路障害をきたす可能性があり，リスペリドンでは意識障害，呼吸抑制，頻脈，血圧低下，QT延長が生じるおそれがある．本症例においては，過量服薬によると思われる明らかな症状は意識障害のみであった．しかし，過量服薬した薬物による症状を確認し，異常出現時にすばやく対応できるように準備しておくことも重要である．

緊急度判断のためのアセスメント

初期アセスメントと臨床推論

本症例は，初期アセスメント・臨床推論の段階ではJTASレベル3（準緊急）と判断する症例である．気道・呼吸・循環には明らかな異常を認めず，意識障害を認めるものの，GCSは11点であり，切迫する状態ではないと判断できる．

精神状態の緊迫性を踏まえた判断

しかし，精神疾患をもつ患者，特に自殺企図の患者の場合は，精神状態の緊迫性を踏まえて緊急度を判断する必要がある．自殺未遂患者への初療場面での対応において，「情報収集」「自殺企図の手段と重症度の確認」「自殺企図の有無の確認」「現在の死にたい気持ち（自殺念慮・希死念慮）の確認」「自殺の危険因子の確認」「外来での対応と入院適応の評価」が必要であるとされている[1]．本症例においては，上記6項目中4項目について記載する．

「情報収集」では，救急隊や家族などから通常の情報収集に加えて，企図手段，発見状況，遺書の有無などの現場の状況を確認する．また，精神科病院の受診歴，最近の精神状況や動機の確認を行う．「自殺企図の手段と重症度の確認」では，自殺の手段と身体合併症，身体管理必要性の情報を確認する．過去に自殺企図の既往がある場合には，そのときと比較して，より致死的な手段を選択していないかも確認する．より致死的な手段へ変化している場合には，緊急性が高いと判断されるためである．本症例では，過去に薬物中毒の既往はなく，初回の過量服薬であることを確認した．企図の手段は処方薬の過量服薬であり，縊首や飛び降りと比較すると，致死性は低いと判断される．

「自殺企図の有無の確認」では，自殺企図であるかを6つの質問によって，できるかぎり正確に確認することが重要である（図）．「現在の死にたい気持ち」の確認については，希死念慮・自殺念慮の確認として，①具体的計画性，②出現時期と持続性，③強度，④客観的要素の4点において確認することができる．4つのうち1つでも存在が確認されれば，特にリスクが高いと判断できる．本症例では，徐々に意識回復を認めた患者より，「死のうと思ってたくさん薬を飲んだ」との発言があったため，自殺企図として対応することが必要とな

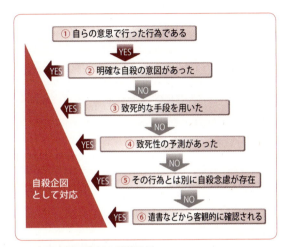

図　自殺企図の有無の確認方法
(日本臨床救急医学会：日本臨床救急医学会「自殺未遂患者への対応：救急外来(ER)・救急科・救命救急センターのスタッフのための手引き」，p.6．より一部改変)

る．また，現在の希死念慮については，「なぜ死ねなかったのか」「今も死にたい気持ちがある」との発言を認めており，自殺再企図のリスクが高い状態にあると考えられる．以上の状況から，本症例をJTASレベル2（緊急）と判断した．

精神疾患をもつ患者，薬物中毒患者対応のポイント

看護師の患者へのかかわり方

■ 医療者の苦手意識や敵意

　精神疾患をもつ患者，薬物中毒・自殺企図患者の対応については，多くの医療者が苦手意識をもっている．さらに，薬物中毒などの自殺企図患者に対して，医療者が無意識に敵意などの負の感情を向けてしまうことがある．医療者が自殺企図患者に対して敵意を向けると，患者の自殺念慮を助長させることがあるため，医療者は常に自らの言動

に注意しながら診療にあたる必要がある．患者のそばにいることが多い看護師の対応は，特に患者の治療に影響を及ぼす可能性があることを常に念頭に置いておくことが重要である．

■ 「TALK」の原則

　自殺企図患者への対応には，「TALK」の原則が重要である．TALKとは，①誠実な態度で話しかける（Tell），②自殺についてはっきりと尋ねる（Ask），③相手の訴えを傾聴する（Listen），④安全を確保する（Keep safe）の頭文字をとったものである．自殺未遂患者への対応では，「徹底して聞き役に回ること（傾聴）が重要である．看護師には自殺未遂患者の評価が求められているわけではなく，自殺した気持ちに共感することが求められているのである．そのために受容的な態度で，訴えを全身で聴くことが重要である」[3]とされている．医療者は，自殺企図という行為ではなく，その行為に至った患者の思いに焦点を当て，思いを受け止めながら，患者自身が自分の行った行為と向き合っていくことができるように援助することが重要である．

自殺企図患者，急性薬物中毒患者への対応の注意点

■ 精神疾患・薬物中毒患者とのかかわり

　患者とのコミュニケーションでは，①自分のなかの患者に対する嫌悪感などの否定的な感情を言動に表さないようにすること，②初回コンタクト時から聞けること，できることを遅滞なく行うこと，③希死念慮の有無，自殺企図の有無を複数回確認すること，④患者の訴えには時間を決めて対応し，患者と患者周辺の問題に深入りし過ぎないこと，⑤違法行為や迷惑行為，脅迫行為には毅然とした

表　精神疾患患者対応ですべきこと・してはならないこと

すべきこと		してはならないこと	
傾聴	ひたすら患者の言葉に耳を傾け，真剣に聞く	安易な激励	安易な「がんばれ」という激励はあいまいで具体性を欠く．「自分のことを理解してもらっていない」と患者に感じさせてしまう
共感と受容	患者の言葉を一度全面的に受け入れ，理解しようとする態度を示す		
ねぎらい	来院したこと，気持ちを吐露してくれたことをねぎらう	自らの価値観で相手を説得する	心の痛みは当事者にしかわからない．自らの価値観で説き伏せようとすれば，患者は「理解されない」という感情を抱く
両価性	「死にたい」と「生きたい」という両方の気持ちをさまよっているグレーゾーンにある患者の気持ちを理解する		
死以外の解決方法を考える	問題を解決するための他の方法について一緒に考え，探す努力をする	医療者が一方的に話す	自殺未遂患者は，医療者に対して「少しでも聞いてほしい」「感じてほしい」と思っている．何かを教えてもらいたいわけではない
患者の気持ちに焦点を当てる	行為によって生じた身体への影響だけでなく，行為に至った動機・心理的背景も積極的に取り上げる		
自殺企図の原因について聞く	身体的な治療を行うだけでは，患者の心の問題の解決にはつながらない	患者自身を批判・否定する 例）「死ぬ気なんて初めからないくせに」「自分でやったんだからがまんしろ」など	自殺未遂患者は自分自身の存在意義を見いだせないことが多い．そのため，医療者が陰性感情を抱き，暴言を発することで，自殺既遂へと患者を追い込むことがある
死の意思を伴った行動か聞く	その後の治療方針の決定に重要であり，複数回確認することが必要		
本人と家族の両方から情報収集する	一方の意思だけでは，正確な情報ではない可能性がある	カタルシスを精神状態の改善と勘違いする	自殺企図などの行為により，それまで患者のなかで極限まで高まっていたストレスが一時的に解消され，見かけ上，精神状態が改善したかのようにみえることを「カタルシスが得られた」*という．しかし，患者を取り巻く環境は何ら変化しておらず，適切な対応をしなければ，いずれは元の精神状態に戻ってしまう
精神医療に結びつける	精神科治療機関や行政機関の紹介を具体的に行い，継続した治療につなげていくことが必要		
自殺をしない約束	真摯な態度で患者の言葉に耳を傾けた後に，約束を行う．単なる口約束であっても，一定の抑止効果が期待できる		

＊カタルシスが得られる：抑えられていたストレスや苦痛による感情・葛藤を言葉や行動で表出させて心理的な緊張を解くこと
（日本臨床救急医学会「自殺未遂患者への対応；救急外来（ER）・救急科・救命救急センターのスタッフのための手引き」p.21-22を参考に筆者作成）

態度で対応すること，の以上5点に注意する．

■ 自殺企図患者とのかかわり

　自殺企図患者とのかかわりの際には，①医療者の不安感や無関心な態度を患者は敏感に感じ取ること，②患者に対して適切な距離を置いて対応すること，③無関心，批判的態度は自殺再企図防止につながらないこと，④患者を専門機関などへつなぐこと，を意識しておく必要がある．また，自殺未遂患者は「死にたい」気持ちだけでなく，「生きたい」気持ちをもっていることを念頭に置いて介入することが大切である．対応として，すべきこと・してはならないことを**表**に示すので，参考としてもらいたい．

精神疾患をもつ患者，自殺未遂の患者では，身体的な治療と合わせて精神的な介入が必要不可欠である．精神的な介入の際に医療者が，特に患者の最も近くにいる看護師がどのような姿勢で患者と向き合ったかが，患者のその後の治療に影響を与えていく可能性があることを常に念頭に置いておかなければならない．しかし，患者に対して陰性感情を抱いてしまうことは多々あると思われる．そのため，精神疾患をもつ患者や自殺未遂患者に対して自己が抱く感情と向き合いながらも，患者の思いに寄り添った看護を行うことができるようにしていくことが必要である．

引用・参考文献
1）日本臨床救急医学会「自殺未遂患者への対応；救急外来（ER）・救急科・救命救急センターのスタッフのための手引き」，p.3. http://jsem.umin.ac.jp/about/jisatsu_tebiki0903.pdf
2）前掲書1），p.6.
3）前掲書1），p.17.
4）前掲書1），p.21-22.
5）日本臨床救急医学会：PEECガイドブック；救急医療における精神症状評価と初期診療．へるす出版，2012.
6）宮岡 等監，上條吉人著：精神障害のある救急患者対応マニュアル；必須薬10と治療パターン40．医学書院，2007.

第 **3** 章　多様な特徴のある患者への初期対応

2. 初期対応の実際

⑤ 虐待を疑う患者

症例紹介

◆ **患者**　月齢3か月20日，女児（walk in 受診）

◆ **第一印象**　母親に抱っこされ眠っている状態．見える範囲で皮膚色は正常であり，衣服に覆われているため大腿部は見えない．

◆ **一次評価**

　1）**外観**：姿勢の異常はなく，筋緊張は正常．服装は天候に適しており，目立った汚れや悪臭などはない

　2）**呼吸努力**：呼吸平静であり，呼吸補助筋の使用なし．喘鳴や呻吟なし

　3）**末梢循環**：顔色・皮膚色良好．見える範囲に外傷なし．大泉門の膨隆・陥没なし，皮膚の乾燥や眼窩の陥没なし

　4）**その他**：両親（20代前半）・患児の兄姉（3〜5歳）と来院した．待機中，兄姉は待合室フロアを走り回って遊んでいるが，両親は気にする様子もなく携帯電話を触っている．トリアージ中や診察中，兄姉は親しげに看護師に声をかけ，周辺の医療機器を触ろうとする．

◆ **バイタルサイン**　RR 42回/分，HR 148回/分，BT 37.0℃，SpO$_2$ 100%，CRT 1秒

◆ **二次評価**

　【**問診**】本日昼頃，右大腿部の腫脹に気づき，おむつ交換や抱える際に右足を動かすと激しく泣くため受診した．両親は「昨日入浴させたときには異常はなかった．私たちは見ていないが，昼頃に兄姉と遊ばせていたため，そのときに兄姉が何かしたのかもしれない」と話す．

　【**身体所見**】右大腿部に明らかな腫脹あり．大腿径に左右差あり（右＞左）．右下肢は自動運動がなく，他動的に動かすと激しく泣きだす．右下肢に触れなければ，母親があやすと泣き止み眠っている．腫脹部位に皮下出血や発赤，熱感はなく，末梢側の皮膚色・皮膚温に異常なし．下肢末梢動脈触知に左右差はなく，触知良好．その他，全身を確認するが，明らかな打撲痕や皮下出血など，外傷を疑う所見なし．

◆ **検査**　両大腿部 X 線撮影で右大腿骨骨折あり

◆ **診断**　#右大腿骨骨折

2. 初期対応の実際　⑤虐待を疑う患者

臨床推論

骨折の原因を考える

　本症例の主訴は右大腿部の腫脹であり，そのほか確認すべきことは，変形や皮下出血，熱感，疼痛なども伴うのかということである．視診で皮下出血や発赤など皮膚色に異常はなく，右下肢以外に症状はないこと，触診で皮膚温にも異常はなく，右下肢運動時のみ激しく啼泣することから，筋骨格系に由来する痛みや腫脹である可能性が高いと考えられる．救急外来で頻繁に遭遇する疾患としては，外傷による骨折がある．しかし，生後3か月の乳児に骨折が疑われる状況は通常ではありえない．このため，外傷以外にも何らかの疾患が隠れている可能性を考え，初療にあたる必要がある．外傷以外に骨折の原因となりうる疾患は骨形成不全症，骨減少症，先天性梅毒などがあり，そのほかに，骨由来の腫脹・疼痛であれば，骨髄炎や悪性疾患などもある．筋肉由来であれば，筋炎，電解質異常などがある．

小児虐待を念頭に置いて考える

　小児で外傷が考えられる場合，救急看護師として必ず念頭に置いておくべきものが小児虐待である．小児・高齢者・障害者・女性といった社会的弱者が外傷で救急外来を受診した場合，医療スタッフは虐待の可能性を念頭に置いて初療にあたる必要がある．

　救急医療の現場では，救急部スタッフが虐待の第一発見者となる機会が少なくない．だが，医療者が意識的に虐待の可能性を考慮してかかわらな

ければ，それは簡単に見逃されてしまう．そして，虐待を見つける機会は失われ，被虐待者の身の安全は確保されないままとなってしまう．しかし，無思慮に虐待と決めつけてしまうことも危険である．保護者からの信頼は失われ，受診という唯一の接点もなくなり，被虐待者によりいっそうの被害が及んでしまうおそれもある．

　小児虐待を見極めるポイントとしては，保護者から聴取した問診内容が道理に適っているのか，患児の成長発達段階と合致しているのか，観察した身体所見と話の内容が一致しているかといった点に注意する．また，待合室での患児と保護者の関係も注意して観察する必要がある．小児虐待を疑うヒントとして，**表1**に「Child abuse」を示す[1]．

患児を取り巻く人々に注意を払う

　この症例で気に留めるべき内容としては，現病歴に「両親は見ていないが，昼頃に兄姉と遊ばせていたため，そのときに兄姉が何かしたのかもしれない」とある．生後3か月の乳児は，首がすわるかすわらないかといった成長発達段階であり，これくらいの子どもを両親の目が届かない状況下で，兄姉だけで遊ばせるという環境は通常考えにくい．この病歴が本当であるなら，看護師はネグレクトを考慮するべきであるし，本当の病歴は両親によって隠されていると考えるならば，身体的虐待を考慮しなければならない．

　また，待合室での様子は「幼い兄姉が走り回って遊んでいるにもかかわらず，両親は関心を示さない状態」であり，兄姉の様子も看護師に親しげに声をかけてくる．待合室や観察室など医療者を意識しにくい場所のほうが，より自然にふだんの親子関係を観察することができる．看護師は受診

205

表1 Child abuse

C	Care delay	受診が遅すぎる
H	History	問診上の矛盾（話が合わない．受傷機転がおかしい）
I	Injury of past	以前にもけがをしたことがある．よくけがをする
L	Lack of nursing	ネグレクト（季節に合わない服装，汚れた服装）
D	Development	発達段階との矛盾（異様に体重が軽いなど）
A	Attitude	養育者・子どもの態度
B	Behavior	子どもの行動特性：やけに馴れ馴れしい，非常にびくびくしている
U	Unexplainable	けがの説明がない or わからないという
S	Sibling	幼いきょうだいが加害したとの訴え
E	Environment	環境上のリスク，養育困難な環境，アルコール依存，内縁の夫がいる．望まぬ妊娠

（林 寛之編著：Dr.林のワクワク救急トリアージ；臨床推論の1st step!，メディカ出版，2014，p.183．を参考に作成）

する患児だけでなく，兄姉や親の夫婦関係など，患児を取り巻く人間関係にも注意を払わなければならない．

そして，観察された事象は，事実のみを客観的に記録し，小児科医や救急医，MSWなどと情報を共有できるようにする．

表2 虐待を疑う「あざ」の部位

4か月以下	全身どこにあざがあっても虐待を疑う
4歳以下	下記のどこかにあざがあったら虐待を疑う ・体幹：他の人に見つからないように体幹をつねるとあざができる ・耳，鼻：耳や鼻をつまんで引っ張るとあざができる

虐待を疑う場合の観察・検査

虐待を疑う場合，その患児の全身を観察し隠れた部位に外傷がないか確認すべきである．検査や処置などを理由に保護者から離し，身体を覆っている物をすべて取り除いて確認する必要がある．虐待による「あざ」の特徴を**表2**に示す[1]．

本症例では，検査として両大腿のX線撮影が施行されているが，骨折の状況でも虐待の可能性が高まる所見がある．長管骨らせん骨折や骨幹端骨折であれば，足や腕を掴んで引っ張りねじった可能性が考えられる．このような所見を認める場合は全身のX線検査を行い，ほかに陳旧性の骨折がないか確認するべきである．

虐待に対応するシステム構築と関係法規の知識

虐待が確定もしくは疑われる場合，その状況が切迫している状況なのかを評価し，状況に応じて院内での通報・報告システムを構築しておくことも重要である．

DV（ドメスティック・バイオレンス）の場合は本人の希望により保護や通報を行うが，小児虐待の場合は，虐待を受けたと思われる児童を発見した者は，速やかに市町村や都道府県の設置する福祉事務所もしくは児童相談所に通告しなければならない[2]と定められている．救急看護師にはこのような関係法規に関する知識も必要とされる．

2. 初期対応の実際 ⑤虐待を疑う患者

表3 小児初期評価の3要素の具体的観察内容

外観	呼吸	循環
筋緊張：動いているか？ 筋緊張は良いか？ 元気はあるか？ ぐったりしていないか？	呼吸数を評価する	皮膚の色調を評価する：斑状皮疹, 皮膚の蒼白, チアノーゼなどを認める場合, 循環の異常があると示唆される
周囲への反応：人・物・音が容易に注意をそらすか, あるいは注意をひくか？ 年齢相応の反応があるか？ 遊びや保護者からの干渉に無関心ではないか？	呼吸の様子を評価する：呼吸補助筋の使用, 鼻翼呼吸, 陥没呼吸など	止血されていない出血の有無を確認する
精神的安定：保護者があやすことで落ち着きを取り戻すか？ 優しくすることにより啼泣や興奮が落ち着くか？	呼気性呻吟, 呼気性あるいは吸気性の喘鳴など, 聴診器を当てなくても聞こえる副雑音に注意する	脱水徴候に注意する：大泉門や眼球の陥没, 粘膜の乾燥, 涙が出ない状態
視線／注視：視線が合うか？ 正気がなくぼんやりしていないか？	匂いを嗅ぐような姿勢, 三脚位などに注意する	毛細血管再充満時間の正常値は2秒未満である
会話／啼泣：会話や啼泣の声が力強くて自発的であるか？ 弱く, こもった, あるいはかすれた声ではないか？		意識レベルを評価する

（日本救急医学会・他監：緊急度判定支援システムJTAS2017ガイドブック, へるす出版, 2017, p.38-39. より引用改変）

緊急度判断のための アセスメント

小児初期評価の3要素： 外観・呼吸・循環

　小児における初期アセスメントは, 重症感から評価する. その際に用いるのが「小児初期評価の3要素」である. 外観・呼吸・循環の3点を5〜15秒程度で迅速に評価する. 具体的な評価内容を**表3**に示す. これにより生理学的な問題点を見分けることができ, これに異常を示す場合は緊急度が高く, 重症度も高い可能性がある.

　本症例の場合, 母親に抱えられて眠っている状態で筋緊張は正常, 努力呼吸の増強はなく, 皮膚色にも異常を認めないため, 重度の生理学的問題はないと判断される. しかし, 乳幼児の特徴として, 眠っている患児と意識障害のある患児は同じように見えることも少なくない. 意識レベルを評価

することは, 大脳への適切な灌流と酸素供給を評価することにつながり, 循環を評価する一指標となる. そのため, 眠っている患児は起こしてみなければ適切な重症感の評価をすることはできない. 眠っている患児を起こし, 再び泣かせてしまうことは気が引けてしまうが, 患児の状態を正しく評価するためには必要なことであり, 保護者が納得できるよう説明することも重要である.

バイタルサインの評価と測定方法

　次に, 生理学的指標としてバイタルサインを評価する. バイタルサインを測定するうえで注意すべきことは, 小児のバイタルサインは泣くことで容易に変化し, 正常から逸脱してしまうことである.

　特に乳幼児の場合, 医療者を見ただけで泣いてしまうことをしばしば経験する. ましてや, 医療機器を使用してバイタルサインを測定しようとしたり,

観察のために全身を触ったり，疼痛部位を触ったりすることで患児は泣き出し，よりいっそう興奮させてしまう．このため，小児初期評価の3要素で重症感に問題がない，もしくは時間的余裕があると判断されるなら，患児に触れる前に患児・保護者から問診を行い，可能な範囲での視診を行ってから患児に触れる．また，始めから疼痛部位を触ると泣いて嫌がり，どこを触っても泣いている状態となることで正しい評価ができなくなってしまうため，侵襲を与えるような観察は最後に行う．しかし，バイタルサインの異常は「泣いているから」と安易に決めつけてしまうと，重要なサインを見逃してしまう危険があるため，全身状態と統合して評価しなければならない．

この患児のバイタルサインは，RR 42回/分と生後3か月の正常範囲内であり，SpO2 100%と酸素化も良好．呼吸平静であることから，呼吸障害と思われる所見はない（**表4**）．循環に関しても，HR 148回/分は生後3か月の正常範囲内で，全身状態から循環不全を疑う所見はない（**表5**）．体温も低体温・高体温はなく正常範囲内である．

以上の重症感・バイタルサインより，生理的所見に異常はなく，ただちに治療・処置を開始すべき緊急度の高い状態ではないと判断される．

非生理学的所見の評価

次に，非生理学的所見を評価する必要がある．この患児で評価しなければならない点は「疼痛」である．生後3か月の乳児にとって，痛みの表現方法は泣くことである．泣き声の強さや高さ，手足をばたつかせる様子，眉をひそめるといった表情，身体を弓状に反らせるなど，自ら言葉で表現することができないぶん全身で痛みを表現する．その

ため，医療者は疼痛部位のみの局所的な観察ではなく，全身を十分に観察しなければならない．

この患児の疼痛発症は本日昼頃であり，「急性疼痛」と判断される．痛みの強度に関しては，乳幼児や認知障害のある患者に対して用いられる疼痛スケールである「FLACCスケール」（**表6**）を用いて評価する．FLACCスケールは3/10点（Face：右下肢を触ると顔をゆがませ激しく泣く＝1点，Legs：母親に抱かれ筋緊張正常＝0点，Activity：おとなしく母親に抱かれて眠っている＝0点，Cry：右下肢を触ると激しく泣く＝1点，Consolability：あやすと泣き止み眠る＝1点）であり，軽度の疼痛と判断される．急性軽度の疼痛は低緊急となり，非生理学的所見の評価においても，顕在的または潜在的に生命や四肢の機能を失うおそれは少なく，緊急度は高くない．

しかし，前述したように小児虐待を疑う症例であれば，「患児の福祉への懸念」として「虐待や不適切な扱いの既往・徴候」があれば低緊急と判断され，「身体的または性的暴行」と判断されるなら準緊急，「逃走の危険や虐待が行われている状態」が確認されれば緊急となる．

この症例の場合，生後3か月の乳児が骨折を疑う状況となっており，前述したように，家庭環境などからも，やはり身体的虐待を否定しきれない状況である．だが，看護師が緊急度を判断するトリアージの時点で確実にいえることは，虐待や不適切な扱いの徴候のみである．虐待があったと判断しがたいならば，低緊急もしくは準緊急と判断し，待機中も医療者の目が届く場所で待機させ，注意深く観察を行う必要がある．

2. 初期対応の実際 ⑤虐待を疑う患者

表4　呼吸数

年齢 ＼ レベル	JTAS1	JTAS2	JTAS3	JTAS4/5	JTAS3	JTAS2	JTAS1
0	＜17	17～26	26～35	35～53	53～62	62～71	＞71
3か月	＜16	16～25	25～33	33～51	51～60	60～68	＞68
6か月	＜15	15～23	23～32	32～48	48～57	57～65	＞65
9か月	＜14	14～22	22～30	30～46	46～54	54～62	＞62
12か月	＜14	14～22	22～29	29～44	44～52	52～59	＞59
15か月	＜14	14～21	21～28	28～42	42～49	49～56	＞56
18か月	＜14	14～20	20～27	27～39	39～46	46～52	＞52
21か月	＜14	14～20	20～26	26～37	37～43	43～49	＞49
24か月	＜14	14～19	19～25	25～35	35～40	40～45	＞45
3歳	＜14	14～18	18～22	22～30	30～34	34～38	＞38
4歳	＜15	15～18	18～21	21～24	24～30	30～33	＞33
5歳	＜15	15～18	18～20	20～23	23～28	28～31	＞31
6歳	＜15	15～17	17～19	19～22	22～27	27～29	＞29
7歳	＜14	14～16	16～19	19～21	21～26	26～28	＞28
8歳	＜13	13～16	16～18	18～20	20～25	25～27	＞27
9歳	＜13	13～15	15～17	17～20	20～24	24～27	＞27
10歳	＜12	12～15	15～17	17～19	19～24	24～26	＞26
11歳	＜12	12～14	14～16	16～19	19～24	24～26	＞26
12歳	＜11	11～14	14～16	16～18	18～23	23～26	＞26
13歳	＜11	11～13	13～16	16～18	18～23	23～25	＞25
14歳	＜10	10～13	13～15	15～17	17～22	22～25	＞25
15歳	＜10	10～12	12～15	15～17	17～22	22～24	＞24
16歳	＜9	9～12	12～14	14～16	16～21	21～24	＞24
17歳	＜9	9～11	11～13	13～16	16～21	21～23	＞23
18歳	＜9	9～11	11～13	13～15	15～20	20～22	＞22

（日本救急医学会・他監：緊急度判定支援システムJTAS2017ガイドブック，へるす出版，2017，p.78. より引用）

第 **3** 章　多様な特徴のある患者への初期対応

表5　心拍数

年齢＼レベル	JTAS1	JTAS2	JTAS3	JTAS4/5	JTAS3	JTAS2	JTAS1
0	79 <	79 ～ 95	95 ～ 111	111 ～ 143	143 ～ 159	159 ～ 175	> 175
3か月	95 <	95 ～ 111	111 ～ 127	127 ～ 158	158 ～ 173	173 ～ 189	> 189
6か月	91 <	91 ～ 106	106 ～ 121	121 ～ 152	152 ～ 167	167 ～ 183	> 183
9か月	86 <	86 ～ 101	101 ～ 116	116 ～ 145	145 ～ 160	160 ～ 175	> 175
12か月	83 <	83 ～ 97	97 ～ 111	111 ～ 140	140 ～ 155	155 ～ 169	> 169
15か月	79 <	79 ～ 94	94 ～ 108	108 ～ 137	137 ～ 152	152 ～ 166	> 166
18か月	76 <	76 ～ 90	90 ～ 105	105 ～ 134	134 ～ 148	148 ～ 163	> 163
21か月	73 <	73 ～ 87	87 ～ 102	102 ～ 131	131 ～ 145	145 ～ 159	> 159
24か月	71 <	71 ～ 85	85 ～ 99	99 ～ 128	128 ～ 142	142 ～ 156	> 156
3歳	64 <	64 ～ 78	78 ～ 92	92 ～ 120	120 ～ 135	135 ～ 149	> 149
4歳	59 <	59 ～ 73	73 ～ 88	88 ～ 116	116 ～ 130	130 ～ 144	> 144
5歳	56 <	56 ～ 70	70 ～ 84	84 ～ 112	112 ～ 126	126 ～ 140	> 140
6歳	53 <	53 ～ 67	67 ～ 81	81 ～ 109	109 ～ 123	123 ～ 136	> 136
7歳	50 <	50 ～ 64	64 ～ 78	78 ～ 105	105 ～ 119	119 ～ 133	> 133
8歳	47 <	47 ～ 61	61 ～ 75	75 ～ 102	102 ～ 116	116 ～ 129	> 129
9歳	45 <	45 ～ 59	59 ～ 72	72 ～ 99	99 ～ 113	113 ～ 126	> 126
10歳	43 <	43 ～ 57	57 ～ 70	70 ～ 97	97 ～ 110	110 ～ 124	> 124
11歳	42 <	42 ～ 55	55 ～ 68	68 ～ 95	95 ～ 108	108 ～ 122	> 122
12歳	40 <	40 ～ 53	53 ～ 67	67 ～ 93	93 ～ 106	106 ～ 120	> 120
13歳	39 <	39 ～ 52	52 ～ 65	65 ～ 92	92 ～ 105	105 ～ 118	> 118
14歳	37 <	37 ～ 51	51 ～ 64	64 ～ 90	90 ～ 103	103 ～ 116	> 116
15歳	36 <	36 ～ 49	49 ～ 62	62 ～ 89	89 ～ 102	102 ～ 115	> 115
16歳	35 <	35 ～ 48	48 ～ 61	61 ～ 87	87 ～ 100	100 ～ 113	> 113
17歳	34 <	34 ～ 47	47 ～ 60	60 ～ 86	86 ～ 99	99 ～ 112	> 112
18歳	33 <	33 ～ 45	45 ～ 58	58 ～ 85	85 ～ 97	97 ～ 110	> 110

（日本救急医学会・他監：緊急度判定支援システムJTAS2017ガイドブック，へるす出版，2017，p.79．より引用）

2. 初期対応の実際　⑤虐待を疑う患者

表6　FLACCスケール

カテゴリー	0点	1点	2点
表情 （Face）	表情の異常なし，または笑顔である	時々顔をゆがめたり，しかめ面をしている，視線が合わない，周囲に関心を示さない	頻回または持続的に下顎を震わせている，歯を食いしばっている
足の動き （Legs）	正常な姿勢で，落ち着いている	落ち着かない,じっとしていない，ぴんと張っている	蹴る動作をしたり足を縮こませたりしている
活動性 （Activity）	おとなしく横になっている，正常な姿勢，容易に動くことができる	身もだえしている，前後（左右）に体を動かしている，緊張状態	弓状に反り返っている，硬直または痙攣している
泣き声 （Cry）	泣いていない（起きているか眠っている）	うめき声を出すまたはしくしく泣いている，時々苦痛を訴える	泣き続けている，悲鳴を上げている，またはむせび泣いている，頻回に苦痛を訴える
あやしやすさ （Consolability）	満足そうに落ち着いている	時々触れてあげたり，抱きしめてあげたり，話しかけてあげたり，気を紛らわすことで安心する	あやせない，苦痛を取り除けない

＊使用法：乳児や小児を観察し，各々のカテゴリーのスコアを記録する．すべてのカテゴリーについて合計し10点満点中何点であるか，スコアを算出する

（日本救急医学会・他監：緊急度判定支援システムJTAS2017ガイドブック，へるす出版，2017，p.77. より引用）

引用・参考文献

1) 林 寛之編著：Dr.林のワクワク救急トリアージ；臨床推論の1st step!，メディカ出版，2014，p.181-186.
2) 豊原清臣・他：開業医の外来小児科学，第5版，南山堂，2007，p.50.
3) 日本救急医学会・他監：緊急度判定支援システムJTAS2017ガイドブック，へるす出版，2017，p.38-39，p.78，p.79.
4) Amal Mattu・他編，岩田充永監訳：ERエラーブック，メディカル・サイエンス・インターナショナル，2012，p.382-385，p.512-514，p.783-784.
5) 伊藤龍子，矢作尚久：小児救急トリアージテキスト，医歯薬出版，2010.
6) 茎津智子編著：発達段階を考えたアセスメントにもとづく 小児看護過程，医歯薬出版，2014.
7) David A.Lewis，James J.Nocton著，衛藤義勝監訳：当直医のための救急マニュアル 小児科編，エルゼビア・ジャパン，2004，p.120-132.

第 **3** 章　多様な特徴のある患者への初期対応

2. 初期対応の実際

⑥ 飲酒患者

症例紹介

◆ **患者**　20歳，男性
◆ **患者情報**　友人に付き添われ救急外来受診.
◆ **第一印象**　顔面蒼白（＋），冷汗（＋），嘔吐（＋），尿失禁（＋）
◆ **一次評価**
　【A】発声（＋）気道開通（＋）
　【B】頻呼吸（＋），呼吸補助筋の使用（＋），胸郭運動の左右差（－）
　【C】橈骨動脈触知（＋），頻脈（＋），末梢冷感（＋），冷汗（＋），蒼白（＋）
　【D】GCS 6（E2 V2 M2），開眼（－）
◆ **バイタルサイン**　BP 148/80mmHg，HR 102回/分，RR 27回/分，SpO$_2$ 96%（room air），
　BT 35.8℃
◆ **二次評価 ― 問診**
　【主訴】飲酒後の意識障害
　【現病歴】19時頃から，友人と共に飲み会に参加した. チューハイ3杯，日本酒を1合飲んだ後に悪心が出現し，
　頻回の嘔吐. 顔色が悪くなり，21時30分頃トイレで倒れていた. 呼びかけに反応が鈍くなったため，友人が心
　配して車で病院へ連れてきた. 友人の介助で車椅子に乗せられ ER 受診した.
　【随伴症状】頭痛・悪心・嘔吐
　【既往歴】なし
　【内服薬】不明
　【喫煙・飲酒】喫煙（－），機会飲酒
◆ **二次評価 ― 身体所見**
　【頭部・顔面】頭部外傷（－），左顔面に打撲痕（＋），擦過傷（＋），顔面蒼白（＋），
　　　　　　　　瞳孔・対光反射（L＞R・5.0＋/3.5＋）吐瀉物付着（＋）
　【胸部】頻呼吸（＋），呼吸音左右差（－），副雑音（－），胸郭運動の左右差（－），呼気アルコール臭（＋）
　【腹部】腹鳴聴取（＋），腹部膨満（－），板状硬（－）
　【四肢】腕落下試験（L＝R/＋），左下腿挫傷（＋），活動性の出血（－）
　【その他】尿失禁（＋）
◆ **検査結果**
　【血液検査】簡易血糖値 130mg/dL，血中アルコール濃度（BAC）112mg/dL，ほかに問題はなし
　【頭部・胸部 X 線】左側頭骨骨折・左第3・4肋骨骨折
　【頭部・顔面 CT】左急性硬膜下出血・左側頭骨骨折
◆ **診断**　#左急性硬膜下出血
◆ **治療**　緊急手術（尖頭血腫除去術）

臨床推論（図）

情報収集

まずは，主訴を中心に患者情報を整理し，手掛かりとなる情報を収集する．

- **主訴**：飲酒後の意識障害
- **年齢・性別**：20歳，男性
- **既往歴**：なし
- **生活背景**：機会飲酒
- **その他**：飲酒後から急性発症した意識障害，アルコール臭，非常飲酒者，嘔吐，左顔面擦過傷

意識障害の鑑別疾患（AIUEOTIPS）を用いた鑑別診断は，臨床推論のプロセスとして精度は高いが，救急外来で緊急度の判断を行うトリアージの場面ではスピードも求められるため，適さないと言える．しかし，意識障害をきたしうる疾患を緊急度に限らず網羅しているため，鑑別疾患を想起する過程では活用できる．

仮説形成

表1に「飲酒患者」の見逃してはいけない緊急度の高い疾患を示す．緊急度判断の場面では，キーワードから，「頻度の高い疾患」と「緊急度の高い疾患」の2つの軸で疾患を想起する．「頻度の高い疾患」として，アルコールに対してまだ耐性が低い若年者であること，既往もなく，常飲酒者ではないこと，意識障害の発症が飲酒後からであるというエピソードと，急性アルコール中毒で救急搬送された半数以上が20代の若者と未成年者で占められる[1]というデータから，最も頻度が

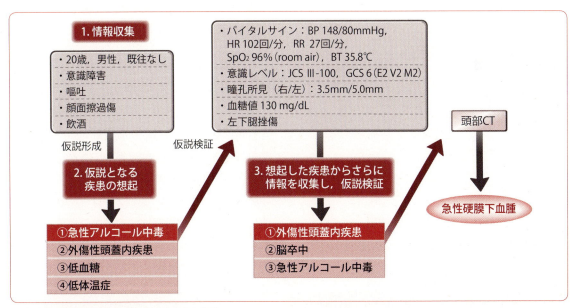

図 本症例における仮説演繹法による臨床推論

第3章　多様な特徴のある患者への初期対応

表1　飲酒患者の見逃してはいけない疾患

疾　患	背　景
Wernicke（ウェルニッケ）脳症	慢性的, 過剰なアルコール摂取により, 慢性的なビタミン B_1 欠乏から脳症を発症する
脳卒中 （脳出血, くも膜下出血, 脳梗塞）	・高齢者では, 脱水, 血圧低下を誘因として, 脳梗塞を発症することがある ・常習飲酒者で, 糖尿病や高血圧などの合併症を有する場合, 脳出血, くも膜下出血のリスクが高くなる
低血糖, アルコール性ケトアシドーシス	糖新生が障害され, 低血糖をきたす
低体温症	体温調節中枢の抑制, 末梢血管拡張, 発汗, 環境因子により偶発性低体温をきたす
外傷性頭蓋内疾患 （硬膜下出血, 硬膜外出血, 脳挫傷）	・無意識に転倒することがある ・頭部打撲による頭蓋内出血をきたすことがある

高そうな意識障害の原因は「急性アルコール中毒」である. 飲酒患者における「緊急度の高い疾患」は, 常飲酒者で高齢者, 肝機能障害や, 糖尿病を合併している場合などで, リスクが高くなる.

「20歳男性」「飲酒」「意識障害」「嘔吐」「顔面擦過傷」をキーワードとし, 「頻度の高い疾患」「緊急度の高い疾患」を統合することで, 仮説となる疾患を想起する. 次の鑑別があげられる.

①急性アルコール中毒
②外傷性頭蓋内疾患（脳挫傷, 急性硬膜下出血, 急性硬膜外出血）
③低血糖
④低体温症

▌仮説検証

初療室入室後にモニタリングを開始. バイタルサイン測定し, 身体所見から, 必要な情報を追加で収集し, 仮説を検証する.

・バイタルサイン：BP 148/80mmHg, HR 102回/分, RR 27回/分, SpO_2 96%（room air）, BT 35.8℃
・意識レベル：JCS Ⅲ-100, GCS 6（E2 V2 M2）
・中枢神経所見：瞳孔所見（右3.5mm/左5.0mm）, 対光反射左右差（右迅速/左反射緩慢）, 腕落下試験で両側とも同時に落下
・簡易血糖測定：血糖値 130 mg/dL
・身体所見：左下腿に挫傷, 活動性の出血なし

バイタルサインと簡易血糖測定により, 「低血糖」「低体温症」は除外される.

血中アルコール濃度と臨床症状の相関は**表2**のとおりである. 飲酒量から推測すると, 本症例は酩酊〜中等度酩酊レベルであり, 患者の状態［顔面蒼白, 発汗, バイタルサインの異常（血圧上昇, 頻脈, 呼吸促迫）］は, 急性アルコール中毒で一般的にみられる交感神経緊張症状と一致する. しかし, 酩酊レベルでは伴わないはずの意識障害がある. 意識レベルのみでみると, 本症例は深酔・泥酔レベルである.

神経所見で「瞳孔不同」を認める. 「急性アル

2. 初期対応の実際　⑥飲酒患者

表2　血中アルコール濃度と臨床症状

血中濃度（mg/mL）	臨床症状
1）酩酊（0.5〜1.5）	顔面紅潮，軽い興奮，多弁，血圧上昇
2）中等度酩酊（1.5〜2.5）	言語不明瞭，運動失調，判断力の低下，嘔吐などの明らかな中毒症状が出現
3）深酔（2.5〜3.5）	意識混濁，麻痺症状，歩行失調，瞳孔散大
4）泥酔（3.5〜4.5）	昏睡，反射消失，不整脈，呼吸筋抑制，血圧低下，低血糖，低体温，代謝性アシドーシスが発生，呼吸抑制により死亡する
5）昏睡（4.5〜）	呼吸麻痺，心不全により死亡する．常飲酒者では，エタノール濃度が 10.0〜15.0mg/mL であっても死亡しない報告例もあり，逆に，2.6mg/mL での死亡例もあり，個人差が激しい

＊上記は目安．慢性アルコール中毒患者の場合，血中濃度が高くても症状が出ない場合もある．
（臨床医マニュアル編集委員会編：臨床医マニュアル，第4版，医歯薬出版，2008，p.204．を参考に筆者作成）

コール中毒」では，交感神経緊張によるカテコラミン濃度の増加により瞳孔は散大する．「瞳孔不同」は片側大脳腫脹に伴う鉤ヘルニアを示唆する所見であり，外傷性頭蓋内疾患に加え，脳卒中の可能性も出てくる．最初の仮説形成に加え検証していく必要がある．身体所見の結果，意識障害が急性アルコール中毒だけで起こっている可能性は低いことが推測できる．

これらを踏まえ，さらに仮説を形成すると，本症例の「意識障害」の原因として，次の疾患があげられる．

①外傷性頭蓋内疾患（脳挫傷，急性硬膜下出血，急性硬膜外出血）
②脳卒中（脳出血，くも膜下出血，脳梗塞）
③急性アルコール中毒

そこで，ABCの安定を図るため，気管挿管，静脈路確保が行われ，ただちに頭部CTが行われた．

緊急度判断のための アセスメント

A・Bの評価

発声はあり，気道は開通している．呼吸は軽度促迫しているが，SpO2値，呼吸リズムの異常は認めない．しかし，意識障害に加え，嘔吐もみられる．自ら気道保護できない状況であり，舌根沈下，嘔吐（吐物）による気道閉塞の危険がある．よって，吸引・気管挿管の準備が必要である．気管挿管による確実な気道確保が行われるまでは，頭部を軽度挙上して側臥位をとらせ，気道閉塞と吐物の誤嚥を予防する必要がある．

Cの評価

顔面蒼白，発汗，末梢冷感という身体所見とともに，頻脈（HR 102回/分）を認める．血圧の低下は認めないが，これらの交感神経緊張症状を示唆している．ただちに静脈路を確保し，モニタリングを開始して血圧，心拍数の変化に留意する必要がある．

第3章 多様な特徴のある患者への初期対応

Dの評価

高度の意識障害（GCS 3-8）がある．中枢神経の障害（切迫するD）は，生命維持機能の破綻に直結する．ABCの安定を最優先し，経時的に意識レベルの変動を確認するとともに，自発呼吸の有無，呼吸リズムの変調にも注意する必要がある．

Eの評価

アルコールを摂取している状態では，体温中枢の抑制，シバリングの抑制，末梢血管拡張により，低体温となりやすい．本症例でも，吐物や尿失禁などで衣服は濡れており，今後低体温をきたす可能性がある．したがって，衣服を脱がせ，保温に努める必要がある．

以上，ABCDEの評価から，緊急処置が必要であり，緊急度は高いと判断できる．

臨床推論による病態予測の過程における緊急度判断

JTASのトリアージ分類における1次補足因子，

第1段階「意識レベル」では，意識障害（高度，GCS 3-8）はJTASレベル1（蘇生），意識障害（中等度，GCS 9-13）であってもJTASレベル2（緊急）に分類される（**表3**）．本症例では，高度の意識障害と交感神経緊張症状の徴候があり，重篤な疾患が進行していることが予測できる．その原因にかかわらず緊急度は高い．

また，気道の閉塞はなく，酸素化も保たれているが，交感神経緊張症状を認める．血圧は維持できているが，アルコールによる末梢血管拡張から急激な血圧の低下も考えられる．意識状態のさらなる悪化から，呼吸・循環が維持できなくなる可能性がある．

さらに，アルコールの影響から，突然の興奮状態なども予測できる．患者周囲の危険物を除去し，必要に応じて身体拘束で安全確保を図るなどの対応も必要となるため，継続した観察，ケアが必要である．

これらのことから，本症例をJTASレベル1（蘇生）と判断する．

表3 意識レベルと緊急度

状態‐意識レベル	GCS	AVPU	JTASレベル
意識障害（高度）： 気道の保護ができない．痛み刺激や大きな音にのみ，目的のない反応を示す．けいれんが持続または意識レベルが次第に増悪するもの．	3-8	U：（刺激に対して反応なし） P：（痛みに反応）	1
意識障害（中等度）： 言語刺激に対し不適切な反応を示す．人，場所，時間に関する見当識障害がある．短期記憶の新たな障害，行動の変容	9-13	V：（呼びかけに反応）	2
意識清明	14-15	A：（意識清明）	3,4or5

（日本救急医学会・他監：緊急度判定支援システム JTAS2017ガイドブック．へるす出版．2017．p.27．より引用改変）

飲酒患者の看護のポイント

患者背景の聴取

本症例は，飲酒後に原付バイクに乗り自己転倒した．友人が自宅に連れ帰ったが，嘔吐を繰り返し，意識状態が悪いため来院した．飲酒運転した患者のためにと，友人が自己転倒による外傷の経過を伏せていた症例であった．

本症例は既往もなく，健康な大学生であり，飲酒の経緯があった．来院時もアルコール臭が強く，だれもが急性アルコール中毒を疑う症例である．アルコールを多量に摂取した経緯とそれによる意識障害があれば，一般的には急性アルコール中毒と考える．しかし，飲酒患者の場合，本人への問診は困難なことが多く，救急隊や家族，付添者からの情報に頼ることが多い．本症例のように，実際とは異なる現症経過を聞かされることも，初療の場面ではまれに遭遇する．

飲酒患者の看護のポイントとして，緊急度判断の際には，年齢，性別，既往歴，内服歴，生活背景などの患者背景の情報聴取は非常に重要である．飲酒患者は問診・身体所見ともにとりづらく，一概に信頼できない状況があるが，経時的に何度も試みる必要がある．

本症例のように意識障害が高度（GCS 3-8）の場合はその原因を問わず，ABCの安定化が最優先で行えるよう，対応場所の選定，物品準備（気管挿管，吸引，静脈路確保）を行う必要がある．

保温

体温中枢の抑制，シバリングの抑制，末梢血管拡張により偶発性低体温症となりやすい状態である．吐物や尿失禁などで濡れた衣服は脱がせて室温を調整し，ブランケットや電気毛布で保温に努める．

興奮状態への対応

前述のとおり，酩酊の程度によっては興奮状態になることがある．そのため患者周囲の危険物を除去し，必要に応じて身体拘束で安全を図るなどの対応も必要となる．場合によっては，保護観察室での継続した観察を考慮する．

急性アルコール中毒以外の原因検索

急性アルコール中毒が疑われていても，二次的もしくは他の原因もあると考え，積極的に評価することが必要である．特に高齢者で，高血圧既往や抗凝固薬服用歴がある患者は，高血圧性脳出血，偶発性低体温症などの器質的疾患を発症することがあるため注意が必要である．また，常習飲酒者のケースであれば，糖尿病や高血圧などの合併症を有することが多いにもかかわらず，治療を受けていない場合もある．このような状況下で脳出血や脳梗塞を呈した場合，アルコール中毒との鑑別が十分になされない場合がある．

いずれの場合も，通常のアルコール中毒とは異なる意識状態の変化を認める場合には，脳血管障害の鑑別疾患に留意すべきである．瞳孔所見をはじめとする総合的な神経学的所見から脳血管障害が疑われる場合には，速やかに医師に報告する必要がある．

飲酒患者の外傷

「アルコール酩酊状態のための，転倒や墜落による外傷事故，溺水，低体温症の報告は多い．外傷患者の14％が飲酒中であったという報告や，アルコールが原因で，ERに搬入された患者の38％が外傷を合併していた報告がある」[2]．酩酊時には無意識に転倒することがあり，四肢の外傷とともに，頭部外傷を呈する場合が多々あるため，綿密な視診が必要である．外傷が比較的軽微と判断されても，意識状態の程度によっては，常に頭部打撲による外傷性頭蓋内疾患（硬膜下出血，硬膜外出血，脳挫傷）の存在を念頭に置くべきである．

仮に，本症例において意識障害が軽度であった場合，多忙な夜間，救急外来の現場ではアンダートリアージとなる可能性が高く，観察室に休ませて，頭部CTも施行されず，診察を待っているあいだに呼吸停止，という最悪のシナリオになっていた危険性を孕んでいる．意識障害患者がアルコール臭を伴っていたからといって，急性アルコール中毒患者であると即断してはならない．意識障害＋飲酒＝急性アルコール中毒のような直観的思考（バイアス）がスクリーンとなり，緊急度判断に影響されることがあってはならないのである．頻回に遭遇するアルコール飲酒患者だからこそ疑ってかかる姿勢をもつことで，重要な疾患を見逃すことなく，効率的に緊急度の判断を行うことができる．

引用・参考文献
1）東京消防庁「平成24年度急性アルコール中毒による搬送人員」
2）千代孝夫：急性アルコール中毒，前川和彦・他監：今日の救急治療指針，第2版，2012．
3）山勢博彰編著：院内トリアージのためのフィジカルアセスメント，照林社，2013，p.13，p.80．
4）河野寛幸：急性アルコール中毒，寺沢秀一監，安藤裕貴編：ERでの非典型症状にだまされない！救急疾患の目利き術．羊土社，2013，p.23．
5）日本救急医学会・他：緊急度判定支援システム JTAS2017ガイドブック．へるす出版，2017．
6）臨床医マニュアル編集委員会編：臨床医マニュアル，第4版．医歯薬出版，2008，p.204．
7）大友康裕：救急患者のフィジカルアセスメント．メディカ出版，2011，p.98．
8）元宿めぐみ，山本五十年：急性アルコール中毒．EMERGENCY CARE，21（1）：20-22，2008．

第4章

救急場面における家族への対応

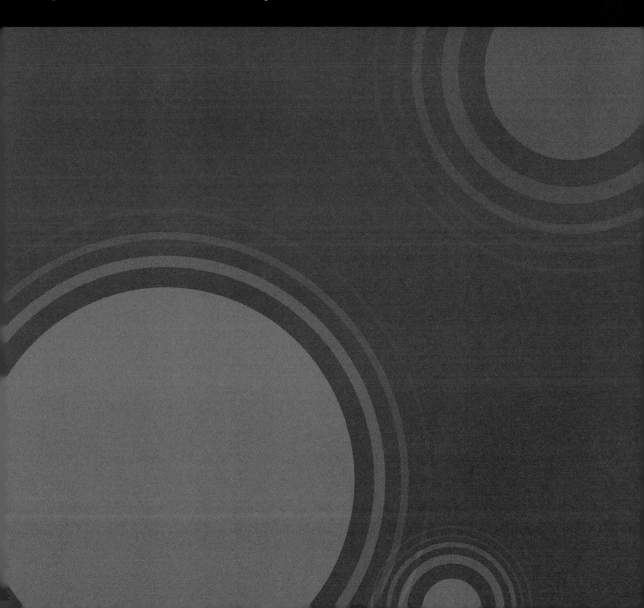

第4章

救急場面における家族への対応

救急患者の家族への看護介入

救急患者は，突発的な外傷や発病，慢性疾患の急性増悪などにより，生命の危機的状態にある．このような救急患者は，疼痛や炎症などの急性症状の出現，機能喪失，四肢の切断などによるボディイメージの変化などの身体的特徴はもちろん，不安や緊張感などの心理的特徴がある．このような救急患者の家族は，突然のできごとに動揺し，情報不足のため現状を認識するのが難しく，過度の期待または悲嘆を抱えやすい．家族は患者のそばに付き添えないことや，治療に参加できないことで無力感をもつ．そして，患者の予後や死への不安などから，患者と同様に精神的に危機状態となる．

看護師には，患者のみならず家族への看護介入が求められ，その家族の特徴をとらえた看護が重要となる．救急現場での家族への看護には，家族への情緒的な援助，家族の身体変化の観察や対応，患者に関する情報提供，治療や処置，患者の状態や検査結果の説明，家族の相談役などがある．

このように，救急初療で実践されている家族看護は，精神的危機状態にある家族をとらえて援助することであり，家族ケアの基本的特徴は家族ニードを満たすことでもある．

危機理論：アギュララの危機モデル

救急搬送された患者が生命の危機にあり，その状態を目の当たりにした家族は，精神的に動揺し激しい不安と恐怖，悲嘆などから精神の危機状態に陥ることが多い．このような危機状態にある患者家族の心理を理解し，適切な介入を行うために危機理論が活用される．

臨床で危機理論を用いる場合は，危機モデルを使用する．特に，危機理論のなかでも救急患者家族の危機あるいは危機回避のために，アギュララのモデルを活用することがある．アギュララの危機モデルは，人が危機的な出来事に遭遇したときに，それを解決する過程に焦点をあて，均衡を回復させるはたらきをするバランス保持要因の有無によって，危機であるかどうか判断する問題解決型危機モデルである（図1）．バランス保持要因には，出来事の知覚，社会的支持，対処機制があり，その一つあるいはそれ以上が欠如していると，問題解決が妨げられ，不均衡状態となり危機に陥る．

救急場面での家族対応：交通事故で救急搬送された患者

症例紹介

◆ **患者** 45歳，男性，会社員
◆ **診断名** 外傷性くも膜下出血，右血気胸，右上腕骨骨折，右大腿骨骨折
◆ **家族構成** 妻と娘（11歳）と3人暮らし．患者の転勤のため，3か月前から現在の場所に住んでいる．親族は遠方に住んでいる．
◆ **経過** 患者は自転車で出勤途中にトラックと接触し，5mほど飛ばされた．救急隊が現場に到着し救命救急センターに搬送され，搬入時の意識レベルはJCS Ⅲ-100，RR 15回/分，BP 80/40mmHg，HR120回/分であった．初療室で気管挿管・胸腔ドレーン挿入の処置が行われた．妻が連絡を受け病院に到着し，受付の前で立ったり座ったりを繰り返していた．しばらくして看護師のそばに行くと，「主人はどうなっているのですか」「大丈夫ですよね」と夫のことについて尋ねた．そこで看護師は妻を説明室に案内し，医師から患者の状況説明が行われた．しかし，説明の途中で妻は，身体を震わせながら「夫はいつ帰れますか」「はやく夫に会わせてください．夫のところにつれていって」といって泣き崩れ，話を聞ける状況ではなかった．看護師は妻をベッドに臥床させ，泣いている妻の横で患者の状況について説明していた．初療室では集中治療室への入院準備をしていた．

本症例は，突然の事故で生命の危機状態に陥った患者の家族である．その家族の問題解決過程に焦点をあて，看護ケアを実践する．ここでは，アギュララの問題解決型危機モデルを活用し，3つのバランス保持要因（出来事の知覚，社会的支持，対処機制）から，危機を促進している出来事と問題解決要因をアセスメントしていく．

危機理論（図2）

初療で生命の危機状態となって搬送された患者の家族は，突然の出来事に動揺し，ストレスの多い出来事に不均衡状態となる．不安を抱きながら病院に駆けつけた妻は混乱のなかにあり，説明の途中で現状を受け入れられなくなり，不安と恐怖が高まることで均衡回復への切実なニードが生じた．出来事に関する歪んだ知覚は，「主人はどうなっているのですか」「大丈夫ですよね」「夫はいつ帰れますか」と表出されていた．妻は一人で病院に駆けつけており，親族は遠方に住んでいるため，適切な社会的支持がない．説明を聞いて泣き崩れ，医療者の話が聞けない状態にあり，「夫に会いたい」と叫んでいることから対処機制がない．このままでは妻は，不安と恐怖が募り，危機に陥ることになる．

バランス保持要因のアセスメント

■ 出来事の知覚の分析（図2 アセスメント①）

先ほどまで元気だった患者が交通事故にて生命の危機状態となり，妻は突然の出来事に衝撃を受け，受付の前で立ったり座ったりを繰り返していた．医師の説明時には，身体を震わせながら「夫は，いつ帰れますか」「はやく夫に会わせてください．夫のところにつれていって」と発言し，夫の現状と予後に不安や恐怖を感じ，受け入れられない状況にあると考える．

■ 社会的支持の分析（図2 アセスメント②）

妻がこのまま一人で説明を受けなければならないが，今後の治療や予後に関する代理意思決定ができる状況ではないと考える．本症例の家族は3

第 4 章

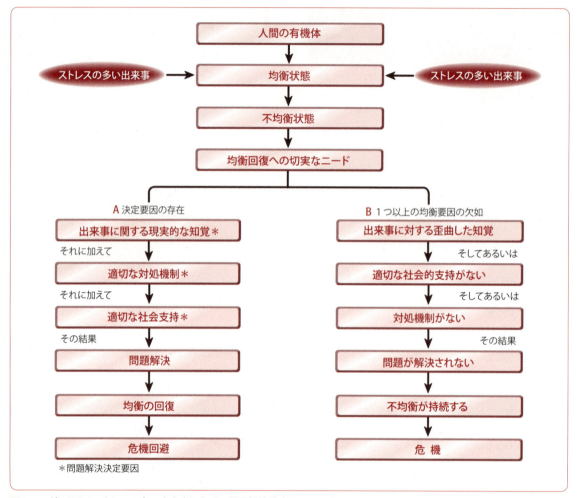

図1 アギュララのストレスの多い出来事における問題解決決定要因の影響

か月前から現在の場所に住んでおり，親族は遠方にいることから，病院に来るまでに時間がかかると考える．また，娘がいるがまだ11歳であり，母親のサポートは難しい．

■ **対処機制（図2 アセスメント③）**

妻は突然の出来事に，落ち着きのない行動，身体を震わせる，泣き崩れるなどの情緒的コーピングが主になっている．問題志向的コーピングには至っておらず対処機制がはたらいていない．

本症例において，妻は夫の突然の事故によって，夫の状態と予後への不安と恐怖から現状の知覚ができず，また社会的支持も受けておらず，対処機制ができていない状況にある．このままでは不安や恐怖が募り，危機に陥りやすいと考える．したがって，それを防ぐための看護介入が必要となる．

■ **本症例の看護介入**

この場面での看護目標は，妻がバランス保持要

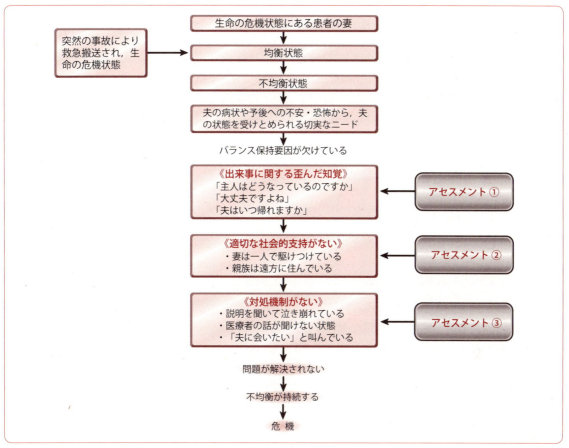

図2　アギュララの危機モデルの使用例

因を整え，初療という短い時間のなかで，他者や医療者からのサポートを受けながら，夫の現状を受け入れることができるようになることである．

■ 出来事の知覚
- 妻のそばにいて情緒的コーピングを受け入れ，妻の表情や言動，身体症状などを観察しながら，妻の言葉を傾聴する．この場面で妻は情緒的コーピングが強く，夫のそばに行きたいと泣いている．夫のそばに行くことは大切だが，この段階で夫のそばに行くことは，妻の危機を促進

することにつながりうる．この場面では，妻が夫の状況を理解するまで妻からの質問に正確に答え，情報提供を行う．また，妻が理解していない状況で看護師が一方的に夫の状況を説明するのは，妻が混乱するだけである．
- 妻が夫の状況や夫の話について語り出し，問題志向中心のコーピングがみられはじめたら，妻に夫に関する医師からの説明を聞くか確認する．
- 夫への面会の前には，夫の状況はもちろん，生命維持器具や機器についても説明する．夫と面会する際には，夫の身体や初療室の環境を整え

る．そして立ち会い時には，看護師が妻のそばに付き添い支える．
・妻が夫の状況や予後について理解しているか確認する．また，不足している情報があれば提供する．

■ 社会的支持
・妻は1人でいるため，近くにいる医師や看護師がサポートする．看護師が妻を擁護することを妻に伝えることが重要である．
・院内でリエゾンナースや臨床心理士などによる専門的サポートができれば活用し，調整を行う．
・親族が遠くにいるため電話での連絡を行い，妻への今後のサポート体制を調整する．娘は現在学校に行っているが，連絡して病院に来られるように調整する．

■ 対処機制
・妻のそばに付き添い，妻を受容し，共感的態度で接する．
・思いを表出してよいことを説明し，情緒的対処を規制しない．
・不均衡状態では，情緒的対処が当然であることを医療スタッフも認識しておく．
・断定的発言は控える．
・妻が問題志向的コーピングがとれるようになったら，それを促進できるように支援する．
・妻の安寧・安楽を確保する．

本症例では，初療という短い時間のなかで家族の反応をアセスメントし，家族のバランス保持要因に対して介入した．

このような初療からの家族介入は重要であり，看護師のかかわり方が，その後の患者ー家族ー医療者の関係に影響することもある．そのため，救急看護師は，家族が病院に来たときから家族に介入し，ケアを始めることが必要である．

引用・参考文献
1) 山勢博彰：危機理論，佐藤栄子編著：中範囲理論入門．第2版，日総研出版，2009．p.213-224．
2) Aguilera DC著，小松源助，荒川義子訳：危機介入への問題解決アプローチ．危機介入の理論と実際；医療・看護・福祉のために．川島書店，1997．p.25．

索引　英数字〜あ

▶▶ 英数字 ◀◀

4 killer chest pain	34
ACS	37
airway	17
AIUEOTIPS	62
Alvarado スコア	45
AWS による気管挿管	126
breathing	17
Child abuse	206
circulation	17
CO₂ ナルコーシス	56
COPD の増悪	52
CRT	17
CTG	190
disability	17
DV	206
early goal-directed therapy	48
EGDT	48
environmental control	17
exposure	17
FAST	138
FLACC スケール	211
GCS	21, 116
Glasgow Coma Scale	20
Japan Coma Scale	21
JCS	21
JTAS 頭痛トリアージ簡単早見表	28
LEMON	126
MIST	124
Nohria-Stevenson 分類	36
OPQRST 法	19
PCI	37

PEWSS	192
primary survey	20, 104
PS	104
qSOFA スコア	96
RSI の手順	126
Rubenstein 分類	73
SAMPLER 法	18
SI	171
slow edema	54
SOFA スコア	46, 96
STEMI	35, 37
ST 上昇型急性心筋梗塞	35
ST 上昇型急性心筋梗塞の診断アルゴリズム	38
TALK	201
TALK の原則	175, 201
tertiary survey	109
t-PA 治療	65
VF	37
warm shock	98
Wernicke（ウェルニッケ）脳症	214

▶▶ あ ◀◀

アギュララの危機モデル	220
圧挫症候群	162
アトロピン	75
アルコール依存	176
アルコール離脱症状	176
意識	20
意識障害	62, 216
異常呼吸	65
異常肢位	114
一次性（機能性）頭痛	24

一次性脳障害	62	
一次性脳損傷	116	
一次評価	17	
一過性脳虚血発作	74	
イレウス	44	
ウェルニッケ脳症	176, 214	

▶▶ か ◀◀

外傷看護	104
外傷死の三徴	105, 141
外傷性血気胸	132
開放骨折	160
仮説演繹法	10
喀血	87
カテコラミン	110
看護過程	11
眼前暗黒感	74
完全房室ブロック	179
顔面・頸部外傷	122
気胸	53, 106
危機理論	220
気道	17, 19
気道確保	123
気道緊急	105
虐待	175, 204
救急看護実践	9
救急看護師の役割	8
急性アルコール中毒	213
急性化膿性胆嚢炎	44
急性冠症候群	37
急性心筋梗塞	35
急性膵炎	44

急性大動脈解離	34
急性虫垂炎	44
急性腸間膜動脈塞栓症	44
仰臥位低血圧症候群	185, 189
胸痛	34
胸部外傷	106, 129
起立性失神	72
緊急度の判断	11, 16
筋区画症候群	162
緊張性気胸	34, 107, 138
クスマウル大呼吸	65
口すぼめ呼吸	55
クッシング現象	119
くも膜下出血	26
グリセオール	119
クロルプロマジン製剤	200
群発呼吸	65
頸椎カラー	156
経皮的ペーシング	75
痙攣	117
血栓溶解療法	65
血中アルコール濃度	215
高エネルギー外傷	104
高エネルギー事故	109
交感神経系	35
喉頭展開	156
高二酸化炭素血症	56
高齢者	168
呼吸	17, 20
呼吸困難	52
呼吸不全の分類	54
骨盤骨折	143

骨盤骨折の分類……………………… 145

▶▶ さ ◀◀

再灌流療法……………………………… 37
サイトカイン…………………………… 98
産科救急………………………………… 188
産科ショック…………………………… 171
産科ショックインデックス…………… 171
酸素運搬量……………………………… 140
散瞳……………………………………… 115
子宮破裂………………………………… 188
止血法…………………………………… 107
自殺企図……………………… 174, 200
四肢外傷………………………………… 160
持続性吸息呼吸………………………… 65
失神……………………………………… 72
失調性呼吸……………………………… 65
収縮期血圧……………………………… 146
重症外傷………………………………… 109
重点的アセスメント……………… 10, 17
十二指腸潰瘍…………………………… 88
縮瞳……………………………………… 115
出血性ショック………… 21, 88, 106, 139
出血性ショックの重症度分類………… 146
循環…………………………………… 17, 20
循環血液量減少性ショック…………… 163
常位胎盤早期剥離……………… 188, 190
小児……………………………………… 172
小児虐待………………………………… 205
小児救急医療…………………………… 172
小児早期警告スコアリングシステム……… 192

食道静脈瘤……………………………… 88
ショック……………… 21, 35, 46, 88, 106, 147
ショック指数…………………………… 125
ショックの5P……………… 35, 88, 98
ショックの重症度分類………………… 137
ショックの徴候………………………… 139
除脳硬直………………………………… 114
除皮質硬直……………………………… 114
徐脈…………………………………… 75, 154
徐脈性不整脈…………………………… 73
心筋梗塞………………………………… 44
神経学的障害…………………………… 17
神経原性ショック……………………… 154
心血管性失神…………………………… 72
心原性ショック………………………… 36
心タンポナーデ………………………… 107
心拍出量………………………………… 75
心不全…………………………………… 53
心房細動………………………………… 75
水平性眼球運動………………………… 115
髄膜炎…………………………………… 25
頭痛……………………………………… 24
脊髄ショック…………………………… 155
脊髄損傷………………………………… 153
切迫するD ………………… 108, 117
切迫早産………………………………… 188
切迫流産………………………………… 188
挿管困難予測…………………………… 126
早期ショック…………………………… 146
鼠径ヘルニア…………………………… 192

▶▶ た ◀◀

第一印象	17
体温	17
体温管理	20
対光反射	115
胎児心拍数	190
胎児心拍数陣痛図	190
胎児損傷	188
胎児の評価と転院の判断	186
代謝性アシドーシス	148
体性痛	47
大動脈解離	44
チェーン・ストークス呼吸	65
致死的不整脈	37
中枢性過呼吸	65
中枢性めまい	80
中毒薬物検出用キット	199
腸重積症	192
低血糖	66
低酸素血症	56, 134
低体温	90
デブリドマン	161
頭位挙上	119
瞳孔不同	115, 215
頭部外傷	114
動脈血酸素含有量	161
吐血	87
ドメスティック・バイオレンス	206

▶▶ な ◀◀

内臓痛	47
二次性（症候性）頭痛	24

二次性脳障害	62
二次性脳損傷	116
二次評価	17
妊産婦	169
脳灌流圧	28
脳血管性失神	72
脳血流量	28
脳浮腫	28
脳ヘルニア	67

▶▶ は ◀◀

肺炎	54
敗血症	95
敗血症性ショック	48, 96
肺血栓塞栓症	34
肺挫傷	133
肺塞栓症	53, 74
バイタルサイン	109
破水	188
バックボード	157
発熱	95
パニック発作	174
晩期ショック	146
ビオー呼吸	65
ビペリデン製剤	200
頻呼吸	35
頻脈性不整脈	73
フィジカルイグザミネーション	18
フォーカスアセスメント	10
腹痛	43
腹部外傷	136
腹膜炎	140

腹膜刺激症状	139
防ぎえた外傷死	104
フランケル分類	155
フルマゼニル	200
閉塞性ショック	107
ヘルスアセスメント	10
ベンゾジアゼピン系薬物	200
片麻痺	115
ポジショニング	133

▶▶ ま ◀◀

末梢性めまい	80
マロリー・ワイス症候群	88
マンニトール	119
ミオグロビン	163
右共同偏視	115
めまい	80
毛細血管再充填時間	17

▶▶ や ◀◀

腰背部痛	95

▶▶ ら ◀◀

リスペリドン	200
緑内障	25
輪状甲状軟骨切開	126
臨床推論	10, 14
レニン・アンジオテンシン・アルドステロン（RAA）系	35

▶▶ わ ◀◀

ワレンベルグ症候群	81

看護師の判断が患者を救う!!　　急性症状・外傷の初期対応

2019年6月26日　　第1版第1刷発行　　　　　　　　　　　　　　　　定価（本体2,800円＋税）

編　集　　増山　純二 ©

＜検印省略＞

発行者　　小倉　啓史

発行所　　㈱株式会社 メヂカルフレンド社

〒102-0073　東京都千代田区九段北3丁目2番4号
麹町郵便局私書箱48号　電話（03）3264-6611　振替00100-0-114708
http://www.medical-friend.co.jp

Printed in Japan　落丁・乱丁本はお取り替えいたします　　　印刷／（株）太平印刷社　製本／（株）村上製本所
ISBN978-4-8392-1644-3　C3047　　　　　　　　　　　　　　DTP／コンデックス（株）　　　　106134-293

　　本書の無断複写は，著作権法上での例外を除き，禁じられています。
　　本書の複写に関する許諾権は，㈱メヂカルフレンド社が保有していますので，複写される場合はそのつど
　事前に小社（編集部直通 TEL 03-3264-6615）の許諾を得てください。